PEPARS 【ペパーズ】 100号を迎えて

本誌は若く経験を必要とする医師のみならず，第一線で活躍されている医師やCo-workerの方々が，一つの疾患をテーマに，その知識と治療法を学ぶことを目的とし，2004年2月4日に第一回企画委員会を持ち，誌名をPEPARS：Perspective Essential Plastic Aesthetic Reconstructive Surgeryとして第1号を2005年1月に発刊しました．

PEPARSは，基本的な診断能力と手術法，治療方針の基本，長期成績に基づいたエビデンスの認識，臨床に直結した基礎研究，臨床を裏付ける臨床研究，チーム医療体制，補助診断を学ぶ助けとなる企画，編集を基本姿勢としました．したがって，全てを依頼原稿方式とし，第1号から第6号までに60名の先生方に寄稿いただき，お陰様で100号の発刊となりました．寄稿いただく施設，先生方の選考に偏ることがなく，広く国内の先生方に寄稿をお願いし，今日に至ったことに心より感謝申し上げます．

電子媒体の発達により本の購買数の減少が危惧されていますが，本誌は数年の周期で同じ分野のテーマを企画していますので，過去の数号と対比しながらページを捲ることで治療の選択と治療成績を見ることができる大きな利点があります．また，本誌を起点として文献の孫引きをし，100年も前の治療や研究のオリジナルな文献を見つけ，治療法の変遷を学ぶことをお勧めします．

葦の髄から天井を覗くことなく，飛耳長目の姿勢で，本邦の形成外科を担ってゆかれる麒麟児たる先生方に読んでいただける書としてさらに企画・編集に努力します．

編集顧問　東京慈恵会医科大学前教授　栗原邦弘

形成外科診療の醍醐味は対峙する難治性疾患との戦いにあり，通常の方法では攻略不可能とされる疾患に対して鋭い洞察力と着眼力で疾患を見つめ弱点と解決法を探し出し，QOLの面からも最良の治療結果を勝ち取ることにあります．これまで多くの術者や臨床医により優れた治療法が開発されており最近では形成外科のガイドラインも作成されていますが，一定水準以上の治療成績を上げるには「経験と勘」を基にした治療が主体となります．しかし経験豊富な術者の技術を正確に伝授してもらうのは並大抵のことではありません．また名医とされる先生の間でも各人の考えは一様ではなく，その到達目標もそれぞれ異なっています．

PEPARSは実際の臨床に寄与する「形成外科特集雑誌」として，「秘伝」とされている高度な手技がどのようないきさつにより開発されたかの解説と手技上のコツを施設の垣根をこえてわかりやすく公開してもらうことを意図として創刊されました．あれから10年，掲載論文は質的に充実の一途をたどり，PEPARSの論文が多数参考文献として他雑誌に引用されているのを見かけます．本誌が引き続き多くの読者に愛読され形成外科を牽引する力として発展し続けることを期待しています．

編集顧問　慶應義塾大学名誉教授・池袋PSクリニック理事長　中島龍夫

PEPARS 100号の発刊を祝して一言を認(したた)めるものである．まず何よりこのような先進的かつ実践的な雑誌を考案された関係者に敬意を表するものである．本誌の特徴は各施設の首脳である形成外科医に得意分野と思われる分野の編集を依頼し，その時の最も実戦的な形成外科医に項目を振り分けて原稿を依頼するという独自の編集方法である．こうすることによって，その時々の新しい手術法も含めて後進に伝播するべき刺激的な総説が示され，日々の臨床に貢献するのみならず，新しい手術法の開発のヒントを与えるという，如何にも形成外科らしい発想に則った雑誌である．これが100号も続いて発刊されたかと思うと，テーマを考案してきた編集主幹としても感慨無量である．これから更に200号に向けて，本誌が形成外科の世界にますます刺激的な一石を投じ続けることを願うものである．

編集主幹　日本医科大学教授　百束比古

＜今後期待すること：世界への発信雑誌となってほしい＞

この10年間でPEPARSの果たした役割は大きい．

PEPARS第1号は「口唇裂初回手術マニュアル」(2005年1月号)で，慶應義塾大学中島龍夫教授の編集によるものであった．それ以降10年間発刊され続け，この間形成外科専門医のみでなく関連領域の専門家にも形成外科の本格的な知識と技術の啓蒙に努めてきた．

PEPARSは，それまでの月刊誌とは全く違うもので以下のような特徴があった．

まず，free paperの投稿は受け付けず，パネル形式で各号1つのトピックを多くの専門家で論ずる本格的な専門雑誌として形成外科領域では初めて登場した．それぞれの分野の専門家によって現時点における最新の知識と手術手技が詳しく紹介され，常に時代の最先端を行くものであった．同一のテーマであっても異なる執筆者が担当することによって異なった見方で,その知識手技を深く知ることができた.大学のスタッフはもちろん，一般病院の優れた治療を行っているエキスパートが編集者・執筆者となっており，真の最新の治療法を知ることができた．また，形成外科のみでなく関連領域のエキスパートを招聘して執筆してもらい，かつ科を超えた確実な情報の交換もその特色であった．時々出される青色表紙の増大号は，編集者の予想通りその発行部数を伸ばし，関連領域の専門家にも読まれていることが予想されている．また，予想していなかったことであるが，海外，特に韓国の形成外科医にも読まれていた．さらに，極めて安価で採算割れを覚悟した上での出版という出版社の姿勢がその背景にあった．

＜今後の編集者としての希望と夢＞

まず，これまでの基本姿勢を保ちたい．特に，形成再建美容のみならず関連領域(他領域)の専門家の知識と技術の特集を組みたい．これからは国際化時代である．世界に発信する雑誌になり得るのではなかろうか．私の経験では，欧米の形成外科医も日本の得意とする分野の最先端の術式や知識については詳細を知りたがっている．本邦の雑誌を見た海外の若手臨床医からよく頼まれることは，写真に関しては英語で説明する必要があり，本文に関しても簡単な英語による説明を入れて欲しいとのことである．さらに臨床のみでなく基礎医学も含めた基礎医学と臨床医学のコラボした各領域における特集号が望まれているのではないだろうか．基礎医学に立脚した臨床医学・臨床応用を世界に発信することも夢としたい．最後に，他の雑誌の模範となる編集者と全日本病院出版会の一貫した哲学・姿勢を貫きたいものである．

編集主幹　東京大学教授　光嶋　勲

PEPARS 100 号おめでとうございます．

私は約 3 年前から編集主幹の 1 人に加えていただきました．編集主幹の最も大きな仕事は読者に対して魅力のある企画を立案することであります．私は経験がとても豊富な百東先生，光嶋先生の中に加わって，いろいろな意見を自由に述べさせていただいております．それだけで幸せなことですが，同時に痛感しているのが，この仕事が非常に創造力が必要で，エネルギーを要するということです．そして魅力的な企画が立案されると，満足で充実感が得られます．これは新しい皮弁や手術のデザインを考えついた満足感に通じる所があります．編集会議でのこのワクワクとした感覚がとても新鮮です．

私の今までの経験の中で気付いたことは，原著論文や症例報告の中には手術を進めていくにあたっての一番重要なコツや注意点などがあまり記載されていないことです．科学論文であるので，論文の意図するところは手術方法を伝えることではないことは理解できますが，その意味するところは論文を読んだだけでは手術ができない可能性があるということです．そこで私が常に考えていることは，PEPARS が実際に手術を進めるにあたって原著論文や症例報告にない知識を補てんする位置付けになってほしいということです．そこで術者が手術を始めるにあたって一番必要な知識は何であるか，手術を進めていくにあたって必要なコツ，注意点などについて特に重点的に記載するようにお願いしております．もちろん，手術にあたって症例報告や原著論文を読むことは一番重要であることは否定しません．しかし，さらに PEPARS を読んでいただいて，実際の手術で役立ったと実感していただけるような雑誌を目指して努力していきたいと考えております．

編集主幹　大阪医科大学教授　上田晃一

PEPARS

【ペパーズ】

編集企画にあたって…

形成外科医が皮膚軟部腫瘍の診療に携わる機会は非常に多く，日本の形成外科医が行う手術の約半数が皮膚軟部腫瘍に関わるものとも言われている．そのため，皮膚軟部腫瘍の手術を行う皮膚外科の分野は，形成外科診療の根幹をなすと言っても過言ではないが，その領域は実に壮大で奥深い．

皮膚軟部腫瘍の診療は診断と治療の双方の上に成り立つのは論を俟たないが，形成外科はチーム医療において外科的治療でその専門性を発揮し従事するため，どうしても治療に重きを置きがちになる．ただし，診断によって治療の選択や行い方も大きく異なり，個人で判断し実践しなくてはならない場面も多々あるため，診断学にある一定のしっかりとした見識を持つことは，洗練された治療を実践する上で必須である．無論，高度な病理診断などは専門家に任せるべきで，お互いの専門性や役割・立場を弁えることは大切だが，各々の領域の基礎をしっかりと抑え，専門家と共有できるような共通言語や感覚を持ち合わせることが，より良い診療ならびにチーム医療での連携に非常に重要なのではないかと思われる．診療科の枠にとらわれず，各々の疾患や領域に精通したもののみがその治療を許される，そんな時代になってきているのではないかとさえ感じている．

近年の皮膚軟部腫瘍診断の発展は目覚ましく，各種画像診断装置の発達やダーモスコピーの開発は，これまでの診断学に革命的な変化をもたらしている．それらの分野はまだ新しく，十分に学んでいける段階であるし，治療そのものに大きな影響を及ぼすとなれば，診療に携わる臨床医は，その手法や考え方を取り入れなくてはならないと考えている．

今回の特集においては，皮膚軟部腫瘍の診断に必要な考え方や検査，外科的手技について，基礎的な内容を中心に，皮膚外科の領域でご活躍の先生方に，診療科を跨ぎご執筆を依頼させて頂いた．

より内容を鮮明に捉えやすくするために，アブストラクトとして重要なポイントを箇条書きで書いて頂くとともに，多くの写真で具体例の呈示をお願いしたところ，大変ご高名な数多くの先生方が，ご多忙にも関わらず論文のご指導のみならず，自ら筆をとり大変読み応えのある論文をご執筆して下さった．若輩者である私からの依頼にもかかわらず，かくも素晴らしき数々の論文をご執筆・ご指導頂いた先生方には心から感謝申し上げる次第で，皮膚科・放射線科の先生方も含め多くの先生方から寄せられた内容の充実ぶりには目を見張るものがあった．

そこには診療科の枠を越え，この皮膚外科領域を共に良いものにしていきたいという気概が溢れており，我々に課せられた使命のようなものすら感じとることが出来る．

著者の一人に名を連ねて頂いている東京医科大学皮膚科の三橋善比古先生には，様々な方からの御厚意で直接指導を受ける機会を得たが，その類い稀なる診断能力と知識の奥深さは，本企画を考案する大きなきっかけとなった．その上大変温かなお人柄で，ただただ尊敬の念を抱き，本企画のご執筆にもいつもの笑顔でご快諾頂いたが，病に伏し本誌出版を待たずにご逝去された．大きな喪失感に苛まれ今尚想いは尽きないが，残してくれた数々の功績やお言葉をこれからも伝え育んでいくことが現世を生きる我々に出来ることなのだと改めて感じた．おそらく温かな笑顔で我々の行く末をじっと見守ってくれているのであろう．その偉大な功績を称えるとともに，心よりご冥福をお祈りしたい．

最後に，本企画を実現するにあたり大幅なページ超過なども必要となったが，全日本病院出版会の鈴木由子氏，末定広光氏，そして編集主幹の百束比古先生，光嶋　勲先生，上田晃一先生の大いなるご配慮で，100 号記念特別臨時増大号として取り上げて頂き，出版を現実のものとして頂いた．このことは身に余る光栄であり，その御厚情に心より御礼申し上げる次第である．100 号を迎え一つの大きな節目となるが，今までを振り返り，そして新たなスタートとなる本特集号が，形成外科診療の根幹とも言うべき皮膚軟部腫瘍診療に何らかの形で寄与することを切に願っている．また，皮膚科はもとより整形外科，一般外科と皮膚外科領域に携わる全ての先生方にとっても有益なものになることを望むとともに，皮膚外科診療そのものが，今後良い形で発展を遂げていくことを心より祈るばかりである．

2015 年 2 月

林　礼人

CONTENTS 皮膚外科のための皮膚軟部腫瘍診断の基礎

編集／順天堂大学先任准教授　林　礼人

Ⅰ．臨床ならびに病理診断

皮膚軟部腫瘍の診断と治療―明日の皮膚外科医に向けて―……………………大原　國章　**1**

皮膚軟部腫瘍の治療にあたっては良性腫瘍か悪性腫瘍かの見極めが肝要であり，それによって治療の方向性が全く違ってくる．形成外科医からみると，皮膚科医は手術もできないくせに些末な病理所見をあげつらっているだけだと感じるかもしれない．しかし，逆に皮膚科の目からみると，形成外科医は診断無視で不必要・無謀な手術にふけっているとも映る．本特集はおそらくその隙間を埋めるべく企画されているので，長らく腫瘍外科に携わってきた皮膚科医としてその橋渡しとなるような考え方を述べたい．

皮膚軟部腫瘍に対する診察のポイント……………………………………………入澤　亮吉ほか　**15**

軟部腫瘍の診断は臨床，画像，病理の３本柱で行われる．トップバッターである臨床診断の重要性とそのための診察のコツについて述べた．

皮膚外科のための腫瘍病理の見方…………………………………………………寺師　浩人ほか　**23**

皮膚悪性腫瘍手術においては，皮膚表面の手術ではなく機能をもった三次元の表面再建手術であるという認識を持ち，術前に得た病理組織を最大限に利用して必要最小限度の切除術を施行することが重要である．

Melanoma を中心とした黒色病変に対する皮膚腫瘍病理の見方…………中村　泰大　**34**

黒色を呈する代表的な悪性腫瘍はメラノーマである．本稿ではメラノーマと鑑別を要する黒色皮膚病変について，代表的な病理所見とメラノーマとの具体的な鑑別のポイントについて述べる．

有棘細胞癌をはじめとする Non-Melanoma Skin Cancer に対する皮膚腫瘍病理の診方……………………………………………………………松下　茂人ほか　**42**

Non-Melanoma Skin Cancer の中で有棘細胞癌を中心に，その上皮内病変である日光角化症，Bowen 病の病理の診方，ケラトアカントーマとの相違などについて詳述する．

ダーモスコピーの見方―疾患毎の代表的所見と診断上の留意点について―……………………………外川　八英　**53**

メラノサイト病変において，手掌・足底では皮丘・皮溝のどちらに優位かを判定する．同じく生毛部では，ネットワーク構造が atypical か否かを判断する．

Ⅱ. 画像診断

コラム ワンポイントアドバイス

超音波診断のススメ……清原　祥夫　65

①エコー診断のメリットはリアルタイムに，かつ非侵襲的に検査が行えることである．
②新技術により皮膚・軟部腫瘍の良性・悪性の鑑別や胎児奇形の出生前診断が容易にできる．

コラム ミニアトラス

皮膚軟部腫瘍の代表的疾患における超音波所見……林　礼人　69

皮膚軟部腫瘍診断に重要な代表的疾患の超音波所見を過去の報告から集めて掲載する．実際の臨床の現場で，参考にしていただければ幸いである．

血管腫・血管奇形に対する超音波検査……野崎　愛ほか　71

超音波検査では，病変の大きさ，性状，周囲組織との関係を把握することに加え，ドップラーで血流を検出することができ，血管腫・血管奇形の診断に有用である．

皮膚軟部腫瘍診断における画像検査(MRI)……藤本　肇　82

軟部腫瘍のなかにはMRIで特徴的な所見を呈するものがあり，臨床所見や他の画像診断モダリティと組み合わせることにより質的診断が可能である．

皮膚軟部腫瘍における画像検査(CT，PET検査)……林　礼人ほか　95

皮膚軟部腫瘍の診断・治療における，CTならびにPET検査の意義や特徴，特記事項などについてまとめ，記載した．

皮膚悪性腫瘍におけるリンパ節の画像評価……元村　尚嗣ほか　103

皮膚悪性腫瘍のリンパ節転移の有無は，予後決定因子として重要で，画像検査による検索が必須である．各画像診断の特徴を理解し，リンパ節転移の診断・SLNの同定を行うことが重要である．

Ⅲ．外科的治療

生検術の行い方……清澤 智晴 109

生検の方法に加えて，良性腫瘍や悪性腫瘍に対する考え方や迅速病理組織診断を利用する際の注意点を述べた．特に病理組織診断をもとに，臨床診断を加味しての最終診断を行う重要性を述べた．

皮膚軟部悪性腫瘍の切除範囲……大芦 孝平ほか 116

良性腫瘍と悪性腫瘍では手術時の準備や心構えが異なってくることから，確実な診断に基づいて十分に治療方針を検討してから手術に臨むことが極めて重要である．

皮膚軟部悪性腫瘍に対する再建術の考え方……林 利彦ほか 126

皮膚軟部悪性腫瘍の切除後の再建術の考え方について形成外科的な観点だけではなく腫瘍学的な観点からも解説した．この２つの観点から検討された治療計画に基づいて再建法を選択すべきである．

ライターズファイル……前付 9
Key words index……前付 10, 11
PEPARS バックナンバー一覧……138, 139
PEPARS 次号予告……140

「PEPARS®」とは Perspective Essential Plastic Aesthetic Reconstructive Surgery の頭文字より構成される造語．

WRITERS FILE

ライターズファイル（五十音順）

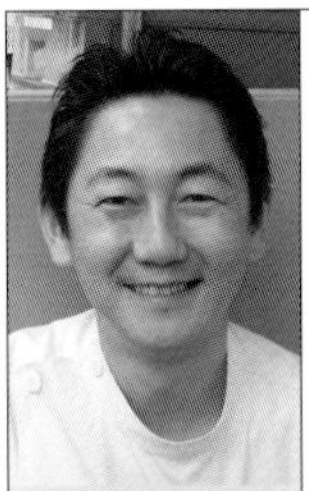

入澤　亮吉

（いりさわ　りょうきち）

1988年　東京医科大学卒業
1989年　同大学病院皮膚科学教室入局
1998～2002年　厚生中央病院皮膚科，医員
2002年　東京医科大学病院皮膚科，助教
2005年　同，医局長
2007年　同，病棟医長
2013年　同，助教

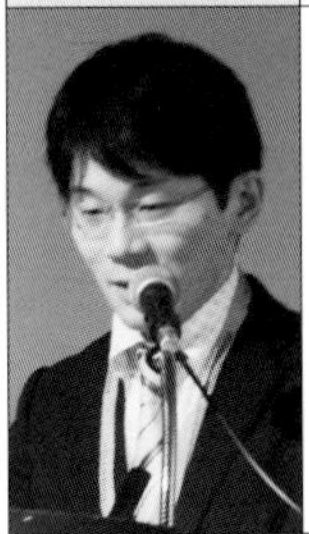

大芦　孝平

（おおあし　こうへい）

2003年　北海道大学卒業
同大学形成外科
2006年　函館中央病院形成外科
2008年　北海道大学病院形成外科
2012年　同大学大学院医学研究科修了
国立がん研究センター中央病院皮膚腫瘍科
2014年　日本形成外科学会学術奨励賞受賞
日本皮膚悪性腫瘍学会賞受賞

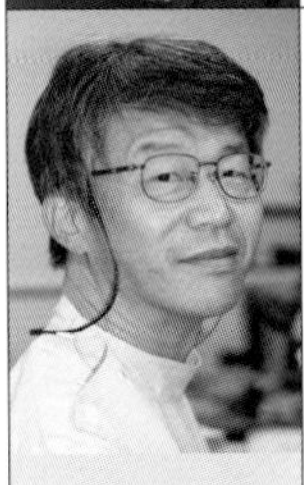

大原　國章

（おおはら　くにあき）

1973年　東京大学卒業
同大学皮膚科，助手
1980年　同，講師
1984年　虎の門病院皮膚科，部長
2007年　同，副院長
2012年　同，退職

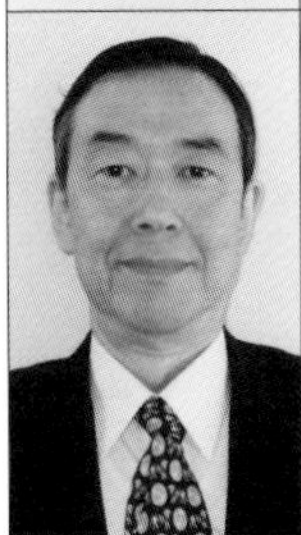

清澤　智晴

（きよさわ　ともはる）

1982年　筑波大学卒業
同大学付属病院，外科系レジデント
1988年　筑波大学大学院医学研究科卒業
1989年　理化学研究所，国際フロンティア研究システム研究員
1994年　筑波大学臨床医学系形成外科学，講師
2002年　防衛医科大学校形成外科，助教授
2008年　同，部長(兼任)
2012年　同，臨床教育教授

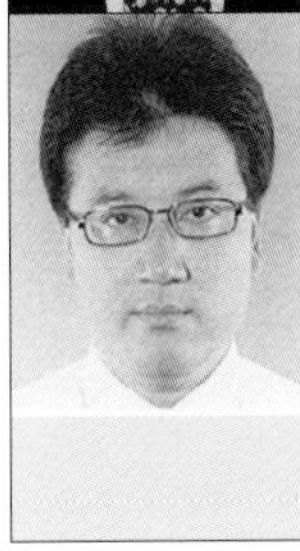

清原　祥夫

（きよはら　よしお）

1982年　埼玉医科大学卒業
同大学皮膚科入局
1984年　同，助手
1986年　国立がんセンター，レジデント
1988年　埼玉医科大学皮膚科，助手
1996年　同，講師
2002年　静岡がんセンター，皮膚科部長

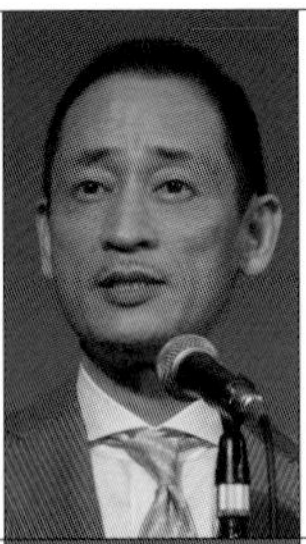

寺師　浩人

（てらし　ひろと）

1986年　大分医科大学(現，大分大学)医学部医学科卒業
1986年　同，皮膚科形成外科研修医
1989年　同，助手
1997年　ミシガン大学形成外科留学
2001年　大分医科大学附属病院皮膚科形成外科診療班，講師
神戸大学形成外科，助教授
2007年　同，准教授
2012年　同，教授

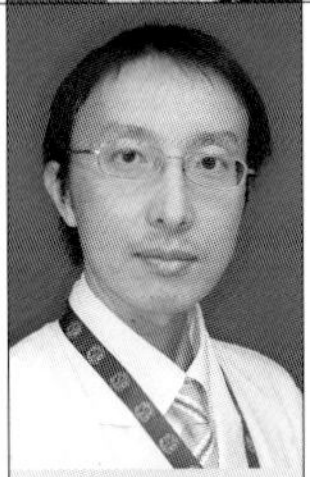

外川　八英

（とがわ　やえい）

1999年３月　東京慈恵会医科大学卒業
1999年５月　国保旭中央病院，研修医(スーパーローテート)
2001年５月　千葉大学皮膚科入局(医員)
2003年４月　同，助手
(2005年４月～2007年３月皮膚科病棟医長)
2007年４月　同，助教
(2008年４月～現在　皮膚科外来医長)

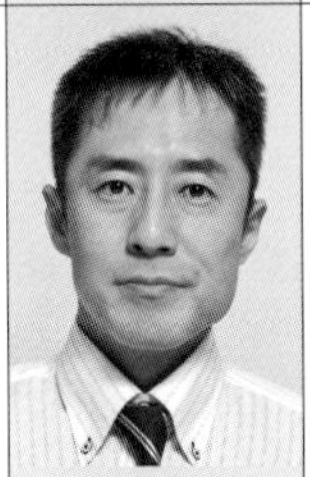

中村　泰大

（なかむら　やすひろ）

1997年　筑波大学卒業
同大学附属病院皮膚科，研修医
1998年　日立製作所多賀総合病院皮膚科，医員
1999年　虎の門病院皮膚科，後期専修医
2002年　筑波大学附属病院皮膚科，医員
2007年　同大学大学院修了
2007年　同大学皮膚科，講師
2013年　埼玉医科大学国際医療センター皮膚腫瘍科・皮膚科，准教授

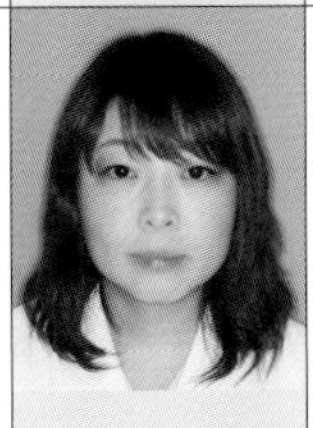

野崎　愛

（のざき　あい）

2006年　北海道大学卒業
2008年　同大学病院初期臨床研修修了
同大学形成外科入局
2014年　KKR札幌医療センター斗南病院形成外科，血管・血管奇形センター

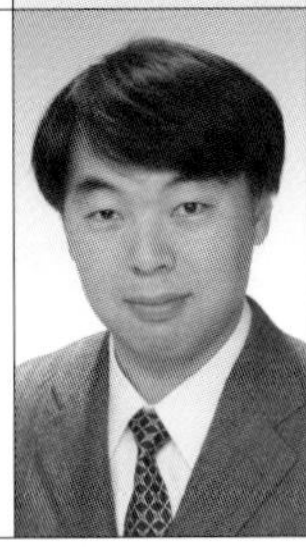

林　礼人

（はやし　あやと）

1995年　順天堂大学卒業
同大学医学部附属順天堂医院皮膚科，臨床研修医
1997年　同大学医学部形成外科学講座，専攻生
2003年　同，大学院卒業
2003年　同大学医学部付属静岡病院形成外科，医長
2005年　米国ワシントン大学セントルイス留学
2007年　順天堂大学医学部形成外科学講座，准教授
2011年　同，先任准教授

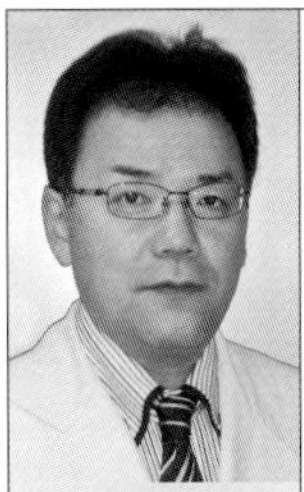

林　利彦

（はやし　としひこ）

1989年　北海道大学歯学部卒業
1996年　同大学医学部卒業
同大学形成外科入局
2006年　同大学大学院修了
2006年　福井大学皮膚科形成外科診療班，助手
2009年　北海道大学病院形成外科，助教
2013年　同，客員臨床准教授
同大学歯学研究科口腔顎顔面外科，准教授

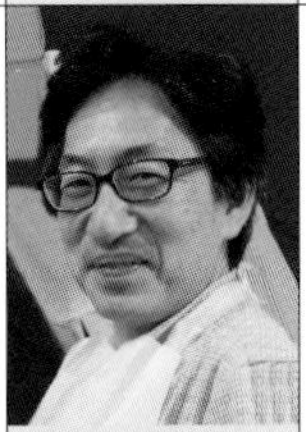

藤本　肇

（ふじもと　はじめ）

1984年　千葉大学卒業
国立病院医療センター放射線科，臨床研修医
1985年　千葉大学医学部附属病院放射線科，研修医
1986年　山梨医科大学医学部放射線医学講座，助手
1987年　千葉大学医学部放射線医学講座，助手
1988年　沼津市立病院放射線科
2004年　同，部長

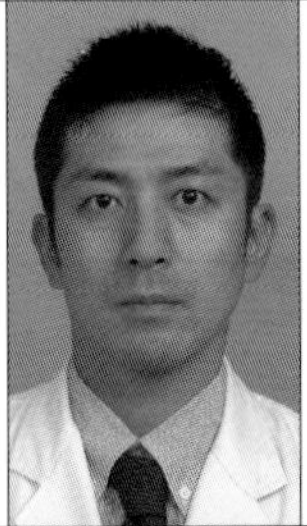

松下　茂人

（まつした　しげと）

1993年　熊本大学卒業
鹿児島大学皮膚科入局
北里大学病院救命救急センター，研修医
1994年　鹿児島大学皮膚科，研修医
1999年　鹿児島県出水郡医師会立阿久根市民病院皮膚科，医長
2001年　熊本大学皮膚科形成外科診療班
2004年　佐賀大学形成外科，助手
2005年　鹿児島大学皮膚科，講師
2013年　同，准教授
2014年　スイス University Hospital Zurich 留学
独立行政法人国立病院機構鹿児島医療センター皮膚腫瘍科・皮膚科，医長

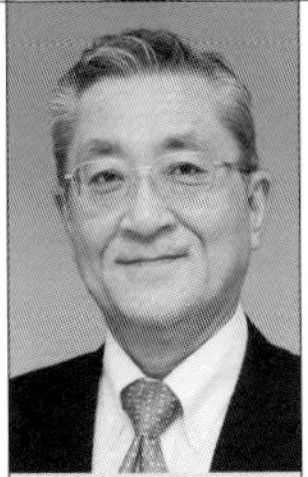

三橋善比古

（みつはし　よしひこ）

1977年　北海道大学卒業
1981年　弘前大学医学部大学院修了
1985～87年　スイスチューリッヒ大学皮膚科留学
1987年　弘前大学皮膚科，講師
1994年　山形大学皮膚科，助教授
2007年　東京医科大学皮膚科，教授
2014年10月　ご逝去

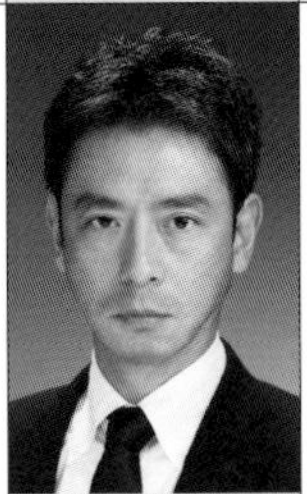

元村　尚嗣

（もとむら　ひさし）

1995年　大阪市立大学医学部卒業
同大学形成外科入局
1995年　浜松労災病院形成外科
1997年　石切生喜病院形成外科
1999年　天理よろづ相談所病院形成外科
2001年　大阪市立大学形成外科，医員
2005年　同大学形成外科，講師
2011年　独国 Ludwig-Maximilians-Universität München 留学
2014年　大阪市立大学形成外科，准教授
2015年　同，教授

KEY WORDS INDEX

和　文

― あ　行 ―

悪性黒色腫　34,116
悪性軟部腫瘍　126
エクリン汗孔腫　34

― か　行 ―

海面状血管腫　34
画像診断　71,95
画像評価　103
カラードプラ法　65
基底細胞癌　34,42,116
偽ネットワーク　53
局所皮弁　126
血管奇形　71
血管腫　71
血管肉腫　116
ケラトアカントーマ　42

― さ　行 ―

再建　126
再建方法　1
磁気共鳴イメージング　82
色素ネットワーク　53
視診　15
樹枝状血管　53
術中迅速病理組織診断　109
触診　15
植皮　126
脂漏性角化症　34
神経浸潤　23
浸潤様式　23
診断　1
Spitz 母斑　34
生検　109
切除範囲　1
全切除生検　109
センチネルリンパ節　103
造影検査　82
組織弾性イメージング　65

― た　行 ―

胎児超音波診断　65
超音波検査　71
超音波診断　65
治療　1
T2 強調像　82
T1 強調像　82
ドップラー超音波検査　71

― な　行 ―

軟部腫瘍　15,82
日光角化症　42
乳房外パジェット病　42,116

― は　行 ―

パワードプラ法　65
皮丘平行パターン　53
皮溝平行パターン　53
皮膚悪性腫瘍　103,126
皮膚軟部腫瘍　95
病理　1,23
病歴　15
部分切除生検　109
Bowen 病　42

― ま　行 ―

マッピング生検　109
脈管浸潤　23
メルケル細胞癌　42,116
面皰様開孔　53

― や　行 ―

有棘細胞癌　42,116
遊離皮弁　126

― ら　行 ―

隆起性皮膚線維肉腫　116
臨床診断　15
リンパ節転移　103
リンパ流　126

欧　文

― A・B ―

actinic keratosis　42
angiosarcoma　116
arborizing vessels　53
basal cell carcinoma　34,42,116
biopsy　109
Bowen's disease　42

― C・D ―

cavenous hemangioma　34
clinical diagnosis　15
color Doppler imaging　65
comedo-like openings　53
contrast-enhanced study　82
CT；computed tomography　95
dermatofibrosarcoma protuberance　116
diagnosis　1
diagnostic imaging　71,95
Doppler ultrasonography　71

― E・F ―

eccrine poroma　34
Elastography　65
excision range　1
excisional biopsy　109
extramammary Paget's disease　42,116
FDG-PET　95

fetal ultrasonographic diagnosis 65
free flap 126

— H～K —

hemangioma 71
history 15
image evaluation 103
incisional biopsy 109
intraoperative frozen section diagnosis 109
invasion to nerve 23
invasion to vessel 23
keratoacanthoma 42

— L・M —

local flap 126
lymph drainage 126
lymph node metastasis 103
magnetic resonance (MR) imaging 82
malignant melanoma 34
malignant skin tumor 103
mapping biopsy 109
melanoma 116
Merkel cell carcinoma 42, 116

— P・R —

palpation 15
parallel furrow pattern 53
parallel ridge pattern 53
pathology 1, 23
patterns of invasion 23
PET ; positron emission tomography 95
pigment network 53
power Doppler imaging 65
pseudonetwork 53
reconstruction 1
reconstructive surgery 126

— S・T —

sarcoma 126
seborrheic keratosis 34
sentinel lymph node 103
skin and soft tissue tumor 95
skin cancer 126
skin graft 126
soft tissue tumor 15, 82
Spitz nevus 34
squamous cell carcinoma 42, 116
T1-weighted images 82
T2-weighted images 82
treatment 1

— U・V —

ultrasonographic diagnosis 65
ultrasonography 71
vascular malformation 71
visual aspect 15

PEPARS No.100：1-13, 2015

◆特集／皮膚外科のための皮膚軟部腫瘍診断の基礎

Ⅰ．臨床ならびに病理診断

皮膚軟部腫瘍の診断と治療

―明日の皮膚外科医に向けて―

大原 國章*

Key Words：診断(diagnosis)，治療(treatment)，病理(pathology)，切除範囲(excision range)，再建方法(reconstruction)

ポイント

1）診断と治療は不可分.
2）患者の QOL が優先.
3）先ずは軽い方法から考え始めること.
4）画一的な思考は捨てて柔軟な発想を.
5）切除と再建は表裏一体だが裏腹.

皮膚の腫瘍を扱ってきた皮膚科医として，常日頃の基本的考えの一端を図説したい．本特集では皮膚軟部腫瘍の診断と治療について，各腫瘍ごとに詳しく執筆されているので，ここではなるべく重複を避け，良性腫瘍も含めて述べる．

良性・悪性の判断

皮膚・軟部腫瘍の診断と治療にあたって先ず考えるべきことは，良性病変であるか悪性腫瘍なのかである．良性であれば治療目的は外観，機能の保全が優先され，悪性であれば病変の完全除去が目標となる．しかし，良悪が初めからわかっているとは限らず，病理結果で初めて判断がつくこともあり得る．特に，皮表に変化のない，真皮や皮下の病変において，その頻度は高まる．表皮囊腫(粉瘤)と思ってとったら隆起性皮膚線維肉腫だったということで紹介される患者は珍しくない．また，非典型例に足をすくわれることもあるので，ステレオタイプな固定概念を慎み，柔軟な発想も必要である．

病理診断についても然りであって，腫瘍病理に詳しくない形成外科医にとって，頼みの綱は病理報告書であろうが，すべての病理医が皮膚腫瘍に通暁しているわけではなく，誤診もあり得ることを忘れてはいけない．日本においては，医療訴訟となった場合に目標とされるのは臨床医であって病理医ではない．そのような不幸な事態にならないように，常に細心の注意を払っておく必要がある．

* Kuniaki OHARA，〒105-8470 東京都港区虎ノ門2丁目2番2号 虎の門病院，前副院長

生物学的な悪性と病理学的な悪性，そしてメスの限界

悪性腫瘍は，自律性に無限に増殖し，局所浸潤・破壊，転移を生じて生体を死に至らしめる．良性腫瘍は死の転帰は招かないが，一定に増殖し，不完全切除であれば再発する．しかし，細胞学的な悪性度はなくても，境界不鮮明に周囲組織に浸潤して組織を破壊し，完全切除が困難な病態がある．

そのような病態として最もよく知られているのは，レックリングハウゼン氏病の巨大な神経線維腫である（図 1，2）．また，厳密な意味での腫瘍ではないが，広範囲な動静脈奇形（AVM）もその範疇に入る（図 3，4）．これらの症例では，機能，形態を温存しながら病変を完全除去するという二律背反はほぼ不可能に近い．そして悪性腫瘍のなかでも，外科的治療が無効な病態の代表は血管肉腫である（図 5，6）．

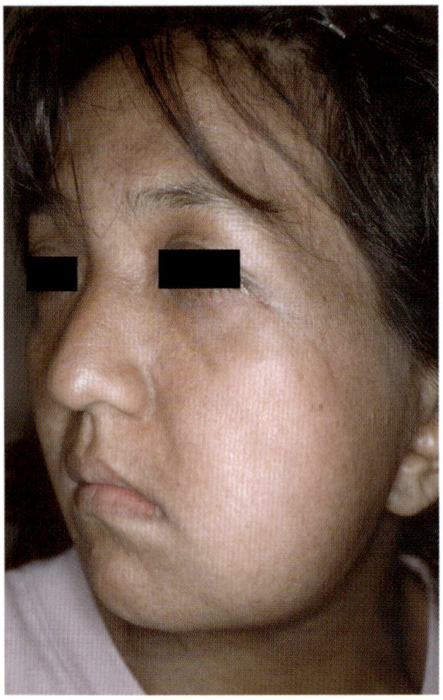

図 1. レックリングハウゼン氏病の柔らかい，境界不鮮明な病変
皮下に索状の plexiform neurofibroma を触れる．

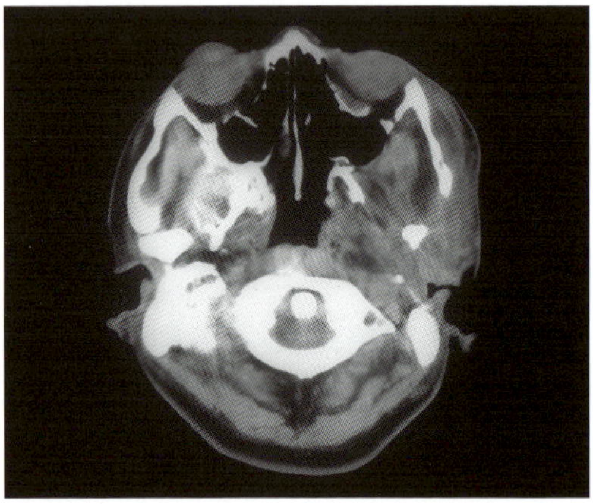

図 2. 上顎骨を越えて腫瘍が増殖している．

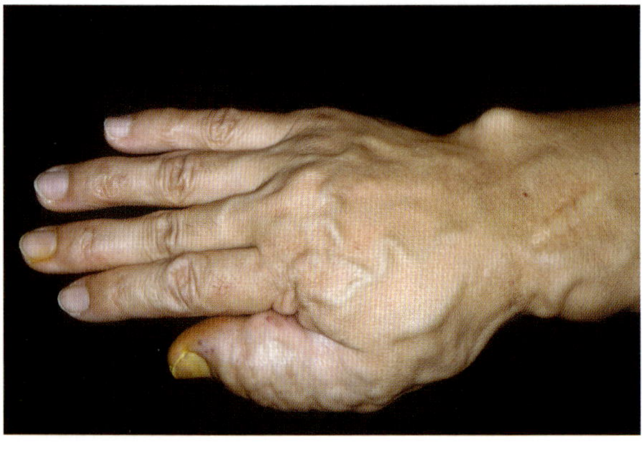

図 3. 手～腕の動静脈奇形

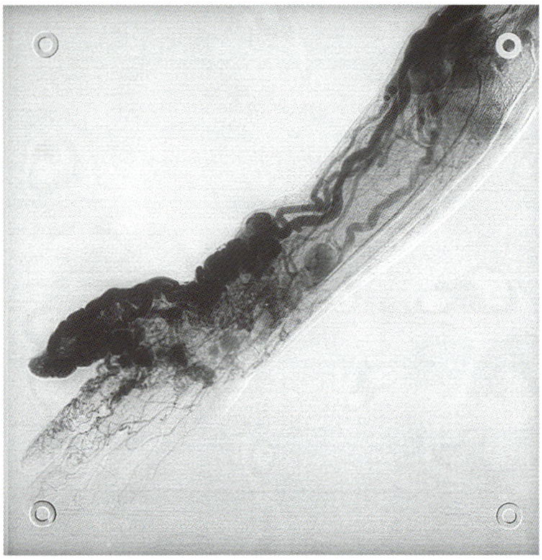

図 4. 同症例の血管撮影

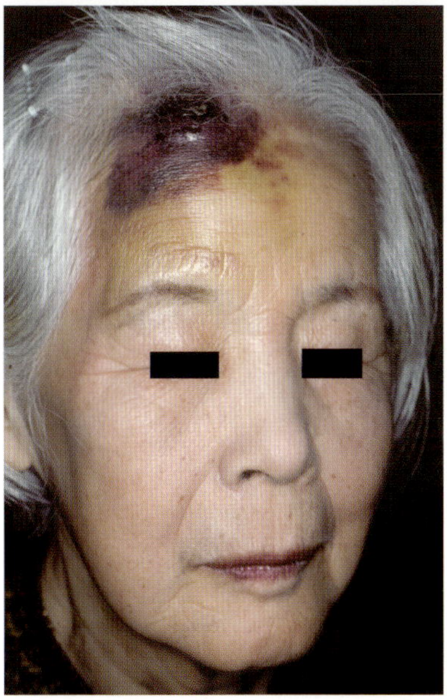

図 5. 高齢女性の前額の暗紫色結節と紫斑，hemosiderosis
これほどの進行例でなくても，外科的制御は不能である．

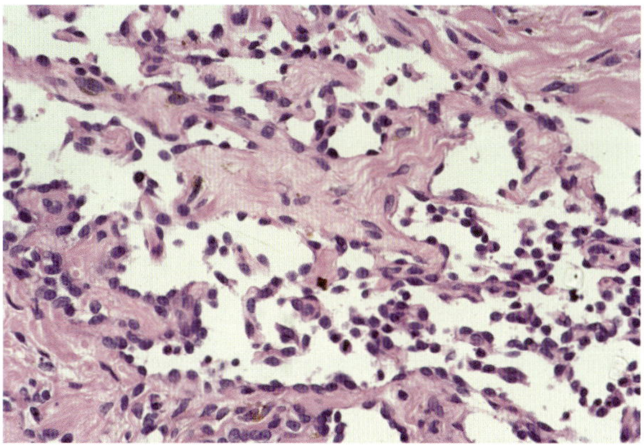

図 6. 血管壁が乳頭状(papillary)に内腔に増殖，突出し，腫瘍細胞が血管内に流入，浮遊している．

多発する腫瘍

顔面に多発し，いつまでも増数，増大する良性腫瘍がある．Bourneville-Pringle 病(図 7，8)や多発性丘疹上毛包上皮腫(trichoepithelioma papulosum multiplex)がその代表である．

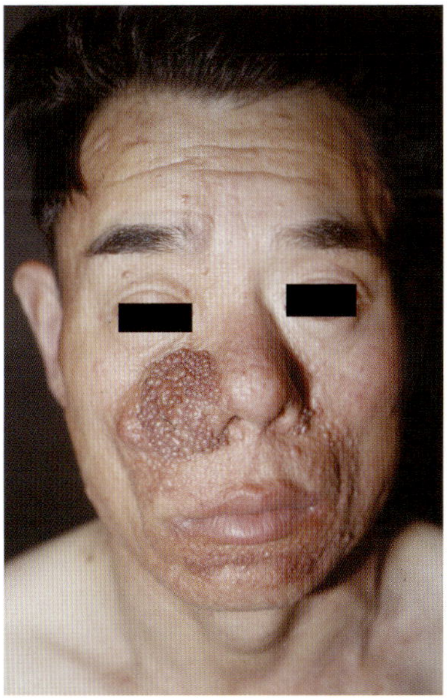

図 7. 頬に大小の angiofibroma が多発している．増殖を抑制する保存的治療は現時点では研究段階で，まだ実用化されていない．

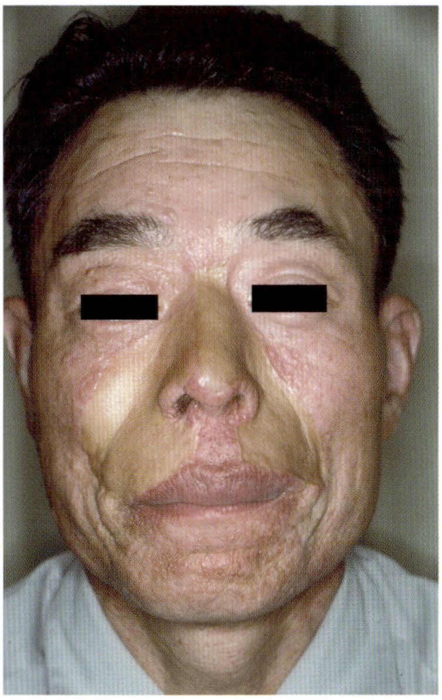

図 8. 止むを得ず，植皮してあるがどうしても color match，texture match に問題が残る．

これらよりは程度としては軽いが，汗管腫(syringoma)もきれいに治すには多少の経験が必要とされる(図 9，10)．汗管腫は眼瞼に好発する小腫瘍で，数が少なければさほど苦労しないが，多発していたり大型であったりすると難しいし，躯幹などの多発例では残念ながらよい対処法がない(図 11，12)．

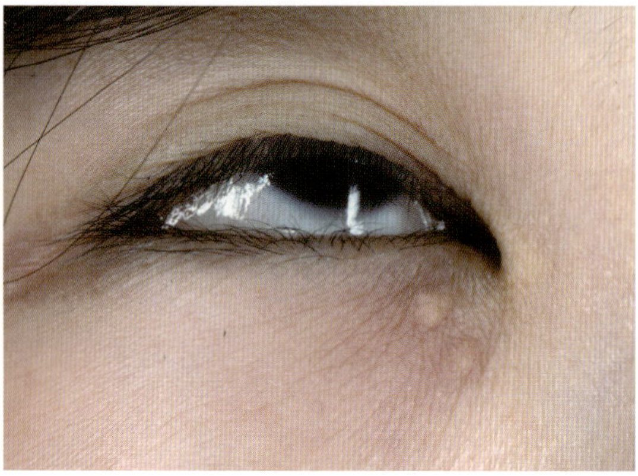

◀**図 9.**
下眼瞼に皮膚色の小結節が集簇している．

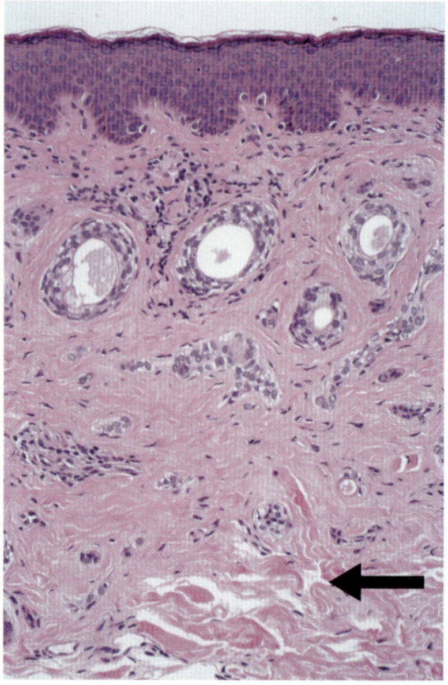

図 10. ▶
拡張した管腔構造以外にも上皮細胞索が真皮中層まで(矢印)，結合織の増生を伴いながら増生している．完全に除去するためには切除するしかないが，それでは瘢痕を多数残してしまう．

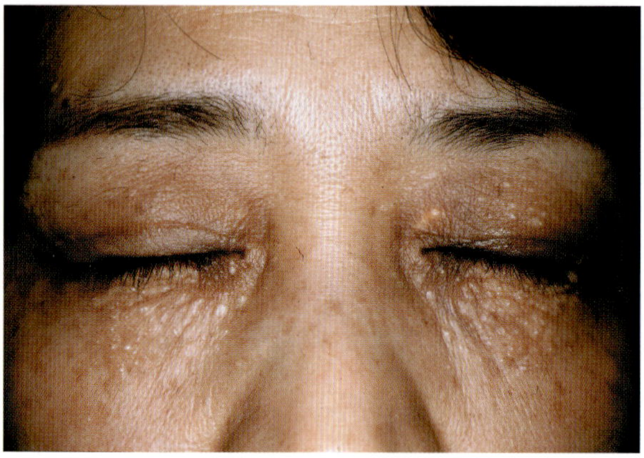

図 11. やや大型の多発例

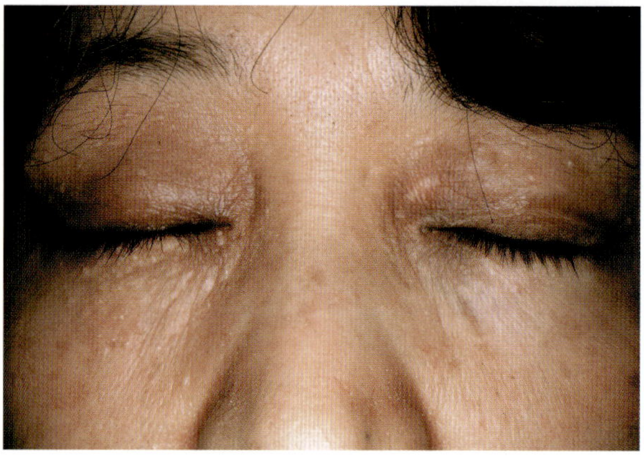

図 12. 再発したら追加治療をするという前提で，CO_2 レーザーで浅めに焼灼した．小じわも伸びて，一石二鳥である．

切るか，切らぬか，それが問題だ

たとえ悪性腫瘍であっても，腫瘍の悪性度や患者の状態を考慮して，メス以外の方法も一考するべきだ．

最近は，日光角化症(actinic keratosis)に対してイミキモドによる外用治療が保険適用になった．5 FU 軟膏やブレオ軟膏のような抗癌剤の外用薬と違い，局所免疫を賦活することで腫瘍を排除しようとする治療である．日光角化症は病理的には

squamous cell carcinoma in situ，SCC in situ と表現されることがあり，その癌という言葉に惑わされて過剰な治療をしてはいけない．日光曝露の多い高齢者に多発する病態であり（図 13，14），出来るだけ侵襲の少ない方法を選ぶべきである．もちろん，このような保存治療が 100％有効なわけではないので，効果がないのに漫然と継続するのはよくない．そして多発する病巣のなかには浸潤癌，れっきとした有棘細胞癌（SCC）に発展しているものもあり得るので，注意が必要である．

長期の外来治療が面倒だという考えならば，CO_2レーザー（図 15，16）や液体窒素治療も考慮してよいが，症例・組織型によっては，被覆表皮だけでなく毛包や汗管などに沿って腫瘍細胞が下方に伸展している場合があり，再発の有無はよく観察しなければならない．たとえ，in situ であっても悪性腫瘍には変わりがないのだから．

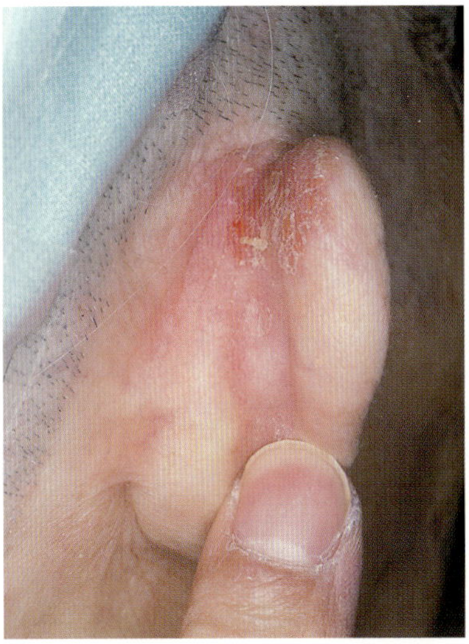

◀図 13．
耳後部の紅色びらん面．切除して分層植皮した．

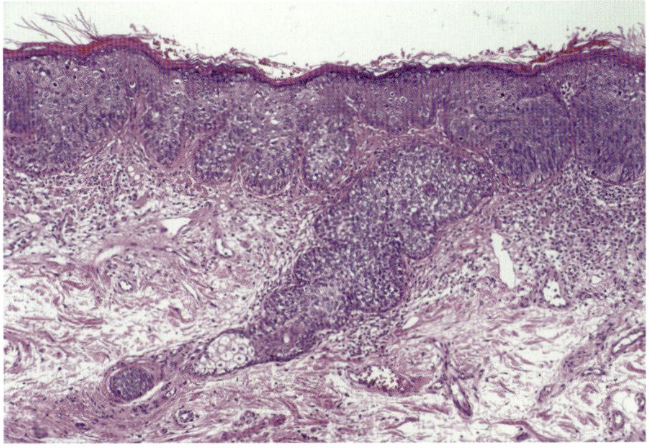

図 14．異型細胞が毛包に沿って下方に伸展している．前図の臨床所見からはここまでの予想は難しい．

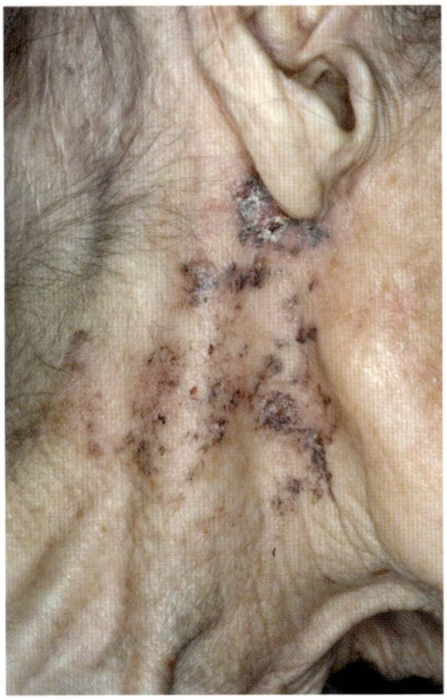

◀図 15．
施設に入居中で独歩不能の 95 歳，表在型の基底細胞上皮腫
耳後部の結節型の病変だけを外来切除し，残りは EMLA-cream で表面麻酔して CO_2 レーザーで焼灼した．

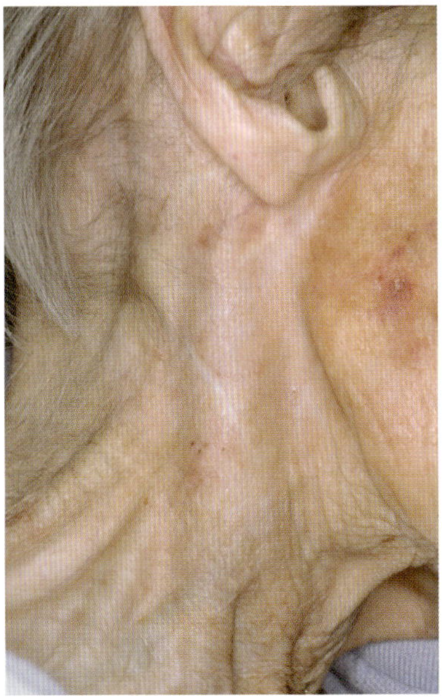

図 16．▶
経過中，所々に再発したが追加治療で治癒，3 年後の状態
1 年に数回の外来通院のみで済んだ．

表在型，in situ と浸潤癌（図 17～28）

同一の癌であっても，病期によって in situ と浸潤癌，あるいは病型によって表在型と浸潤型があり，それぞれ対処の仕方は異なってくる．浸潤性の有棘細胞癌であれば，十分な深さと広さでの切除が必須だが，日光角化症であれば手術するとしても小範囲切除で十分である．病名のみにこだわったり，マニュアルやガイドラインを無前提的に盲信せず，患者個人個人に合わせた過不足のない手術を行うのが大切である．

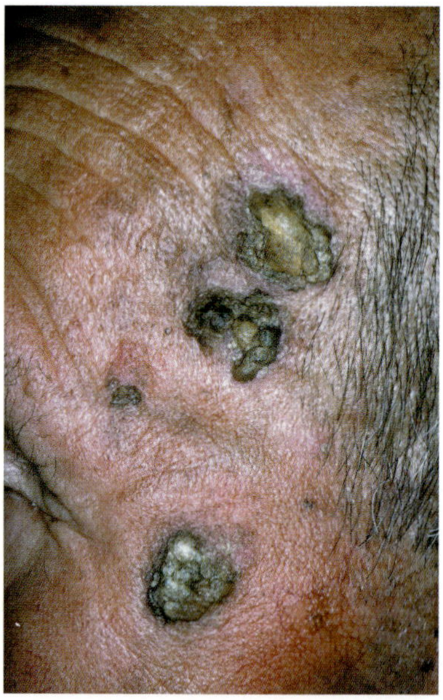

◀図 17.
角化性の日光角化症が多発している，SCC in situ である．保存的治療で間に合う．

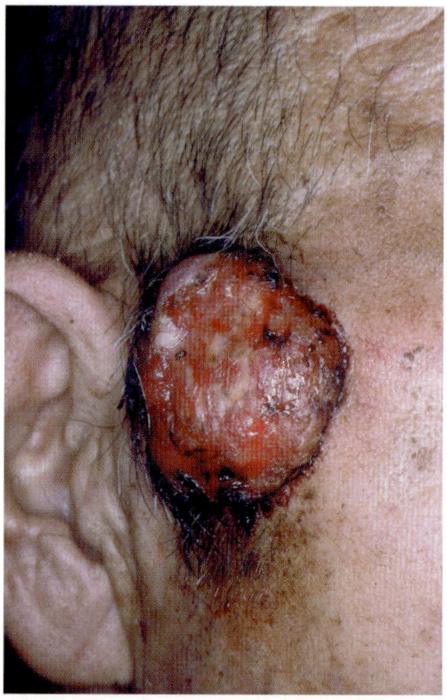

図 18. ▶
同一例の反対側の耳前部．腫瘤型の大型の SCC が生じている．顔面神経を温存しつつ，広範囲に切除し植皮した．

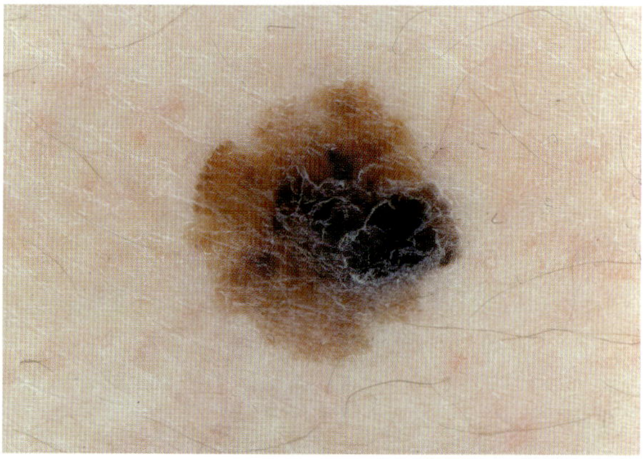

図 19. 表在拡大型黒色腫の in situ 症例
小範囲切除のみで十分で，センチネルリンパ節生検もまして郭清も不要である．

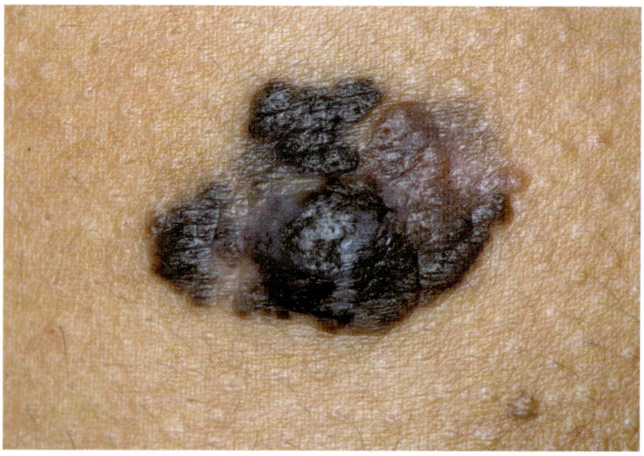

図 20. 浸潤性の表在拡大型黒色腫
リンパ節転移の危険性が高く，画像検査やセンチネルリンパ節生検，あるいは一期的な郭清も必要で，定期的な術後観察も怠ってはならない．

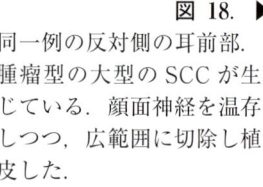

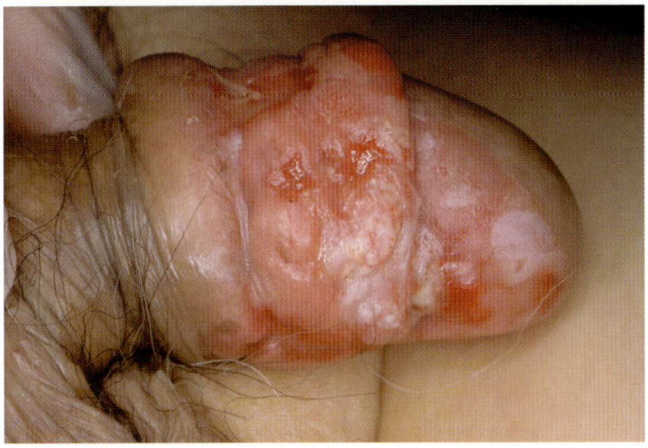

図 21. 陰部のボーエン病
In situ なので，表層の切除と植皮でよい．
陰茎切除は不必要で過剰である．

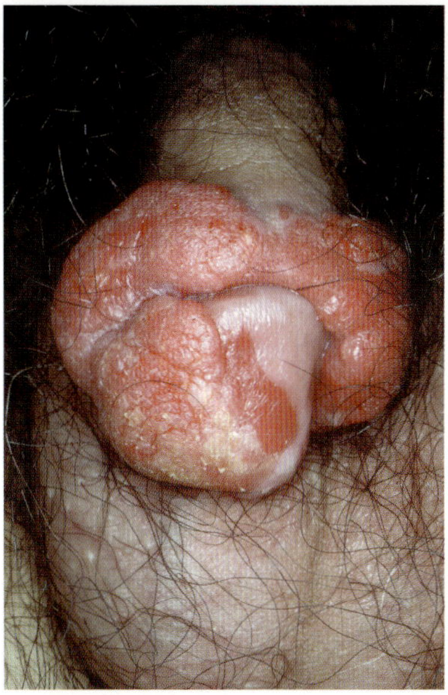

図 22. ▶
隆起性のボーエン病

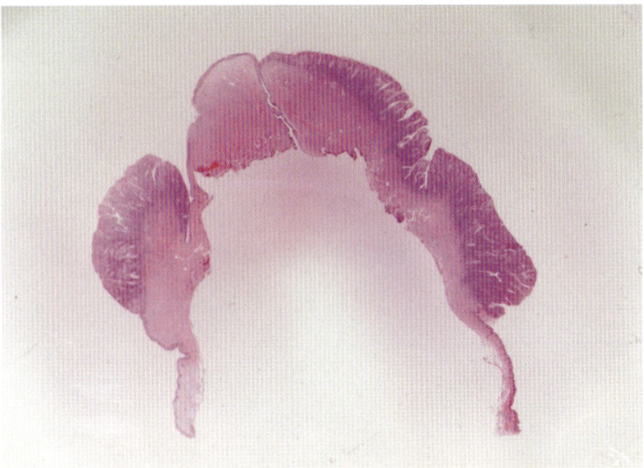

図 23. 外方増殖性ではあるが，基本的には in situ であり，表層切除と植皮で対応した．臨床的な結節形成，腫瘤化は腫瘍細胞の上方への増殖のためであり，皮膚の基底層が保たれていれば in situ としての扱いでよい．ただし，下方に向かっての浸潤・増殖ならば，この限りではない．

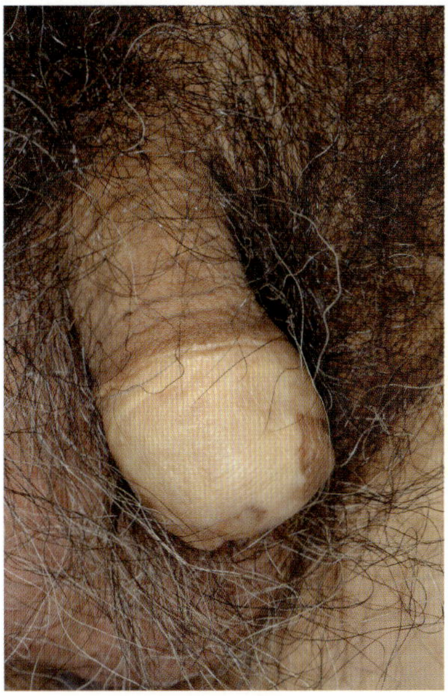

図 24. ▶
再発も転移もなく良好な経過をたどっている．排尿障害もなし

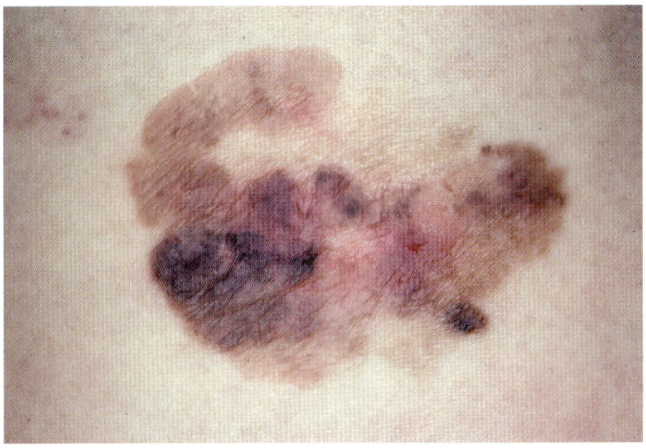

図 25. 躯幹の連圏状，紅褐色局面で所々に痂皮を付着する．定型的なボーエン病であり，一次縫縮した．

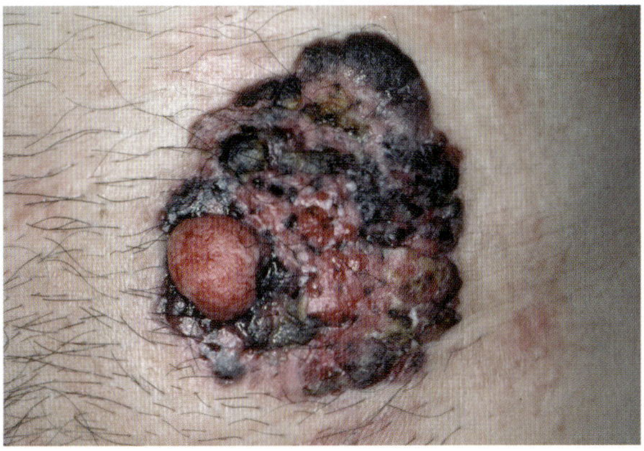

図 26. ボーエン病からボーエン癌に発展している．広範囲切除とリンパ節郭清の適応である．

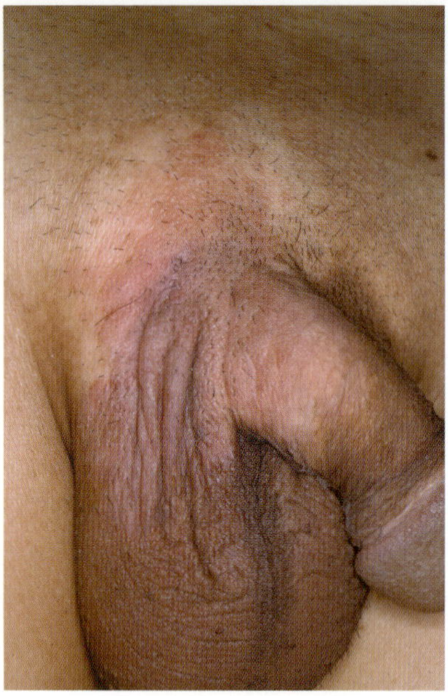

◀図 27.
紅斑と脱色素斑が混在する陰部病変
In situ の Paget 病であり，単なる植皮で治癒する．

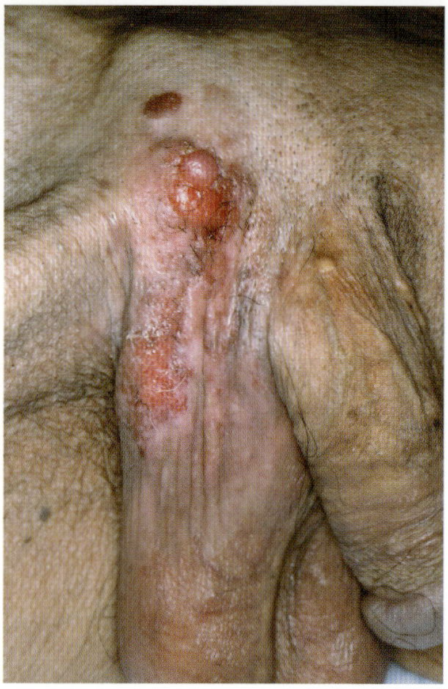

図 28. ▶
紅斑・脱色素斑の局面内に結節を生じていて，両側鼠径リンパ節が硬く腫脹している．予後不良であり，手術に化学療法・放射線治療を併用しても予後は不良である．

敵を知り己を知らば

皮膚原発の悪性腫瘍であれば，通常は皮膚も一緒に合併切除することになる．しかし，脂肪肉腫や骨肉腫のような深在性の軟部悪性腫瘍ならば，皮膚は腫瘍に到達するための通過点にすぎず，皮膚を合併切除することはない．では，真皮内，脂肪織内の良性腫瘍の場合はどうだろう（図 29～34）．上皮細胞性の腫瘍の場合，周囲の間質との間に裂隙，線維性被膜が形成されるので，それに沿って剝離を進めれば腫瘍だけを摘出できる．

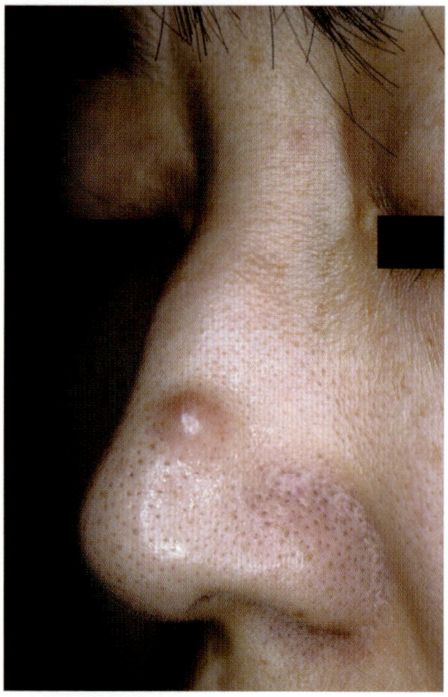

図 29．鼻背に生じた皮膚混合腫瘍（mixed tumor of the skin）である．被覆皮膚をすべて含めて切除したら，何らかの局所皮弁が必要となる公算が高い．

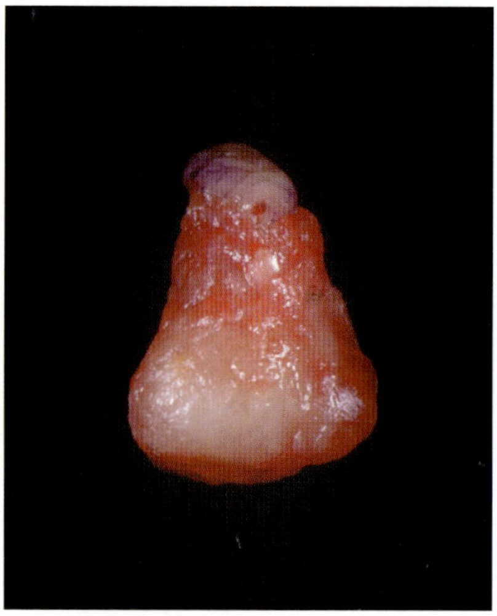

図 30．切除検体である．
被覆皮膚は，腫瘍によって expand された部分だけしか取らずに，きれいに摘出・核出できている．

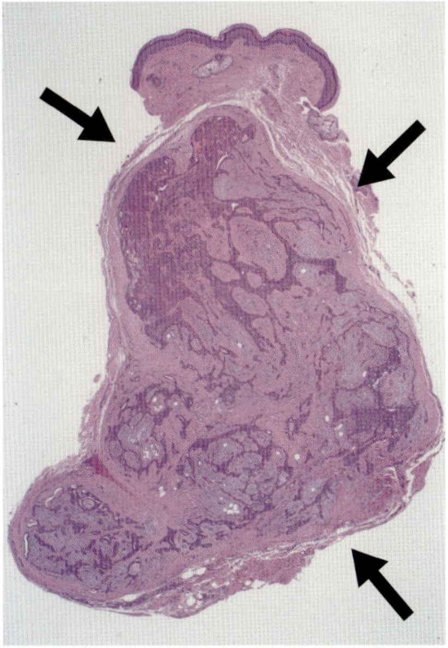

図 31. 病理検体の弱拡大像
腫瘍の周囲には裂隙がある.

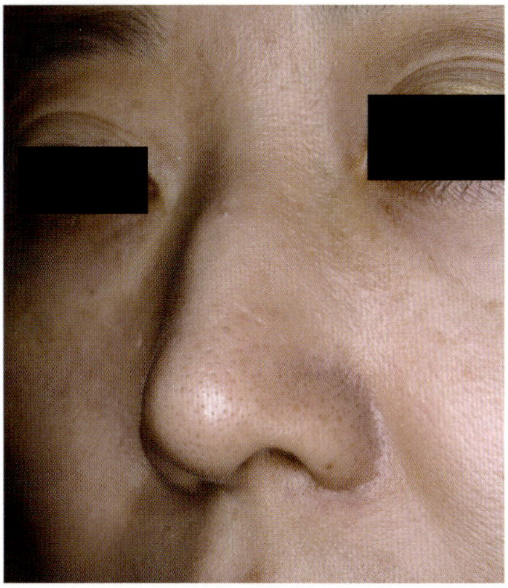

図 32. 最少の皮膚欠損なので，一次縫合で済んだ.

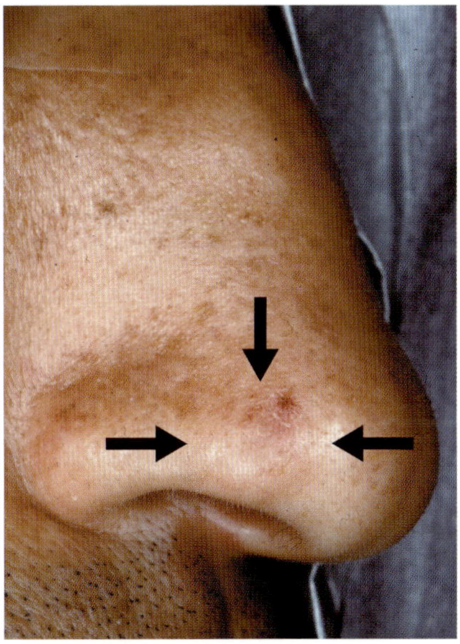

図 33. 鼻翼縁の混合腫瘍
被覆皮膚や周囲組織との可動性があり，境界鮮明な充実性結節である.

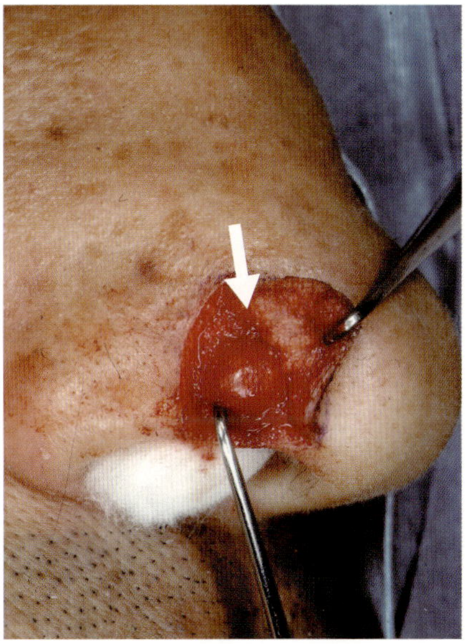

図 34. 皮面に突出していないので，皮膚は切開剝離するだけで，腫瘍を直視下に確認・摘出している．皮膚は一次縫合だけである.

しかし，良性であっても結合織性病変だと被膜の形成はなくて周囲組織の間隙に入り込み，境界は不鮮明となる．そして，皮膚線維腫(dermatofibroma)のような浅在性病変は表皮と接しているので皮膚を含めて切除せざるを得ない(図 35, 36)．

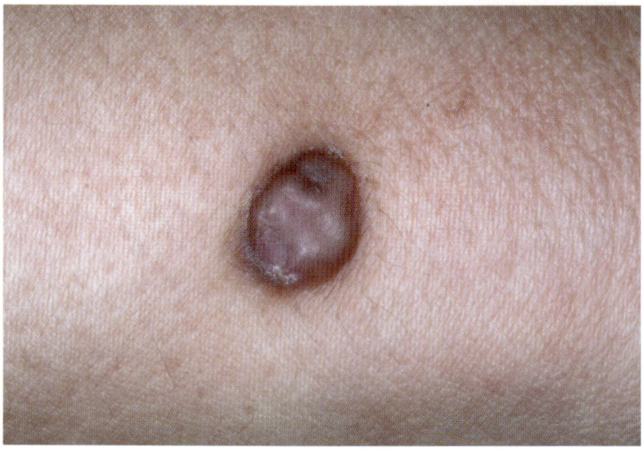

図 35．硬く触れる，前腕の紅褐色結節．弾力性のない硬さである．

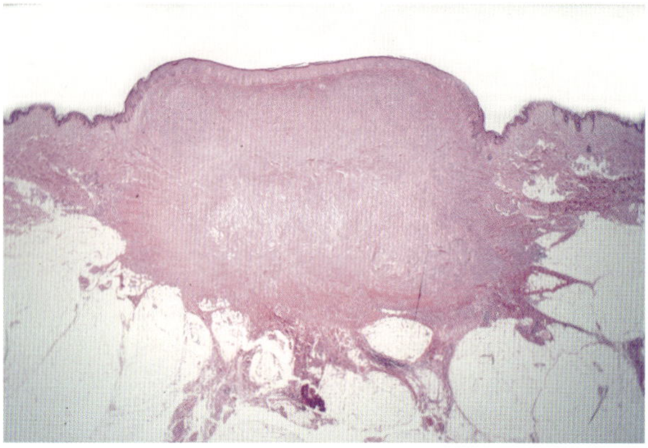

図 36．表皮直下から脂肪織にかけて触手状に拡がっている．隆起性皮膚線維肉腫(DFSP)と混同してはいけない．

切除と再建は表裏一体，そして裏腹

再建手技の飛躍的な発展に伴い，それまでは切除不能とされていた進行癌に対しても根治手術が可能となってきた．しかし，本稿はそれを論じるのは趣旨ではないので，むしろ“策士，策に溺れない”ための，皮膚科医からの助言・忠告を述べる．

繰り返しになるが，皮弁手術の進歩により皮膚・軟部の深くて広い欠損創でも修復が容易となり，皮膚外科領域での恩恵は大きい．その 1 例を踵の悪性黒色腫で考えてみると，体重負荷・歩行の点で内側足底皮弁の登場は画期的であった(図 37〜39)．

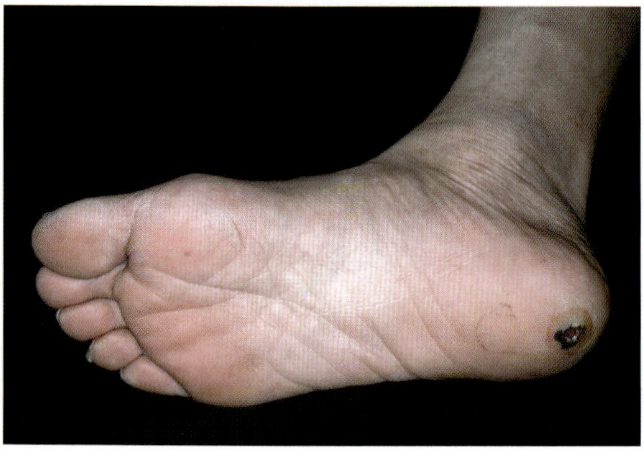

図 37．踵の潰瘍化した悪性黒色腫

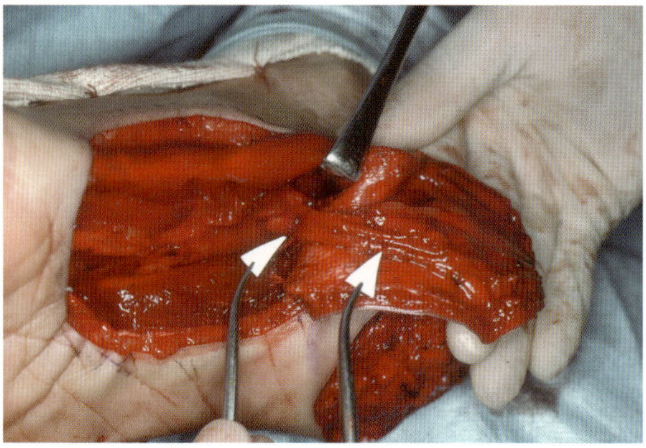

図 38．軟部組織欠損を埋めるための皮弁を挙上したところ．△で血管・神経束を示す．

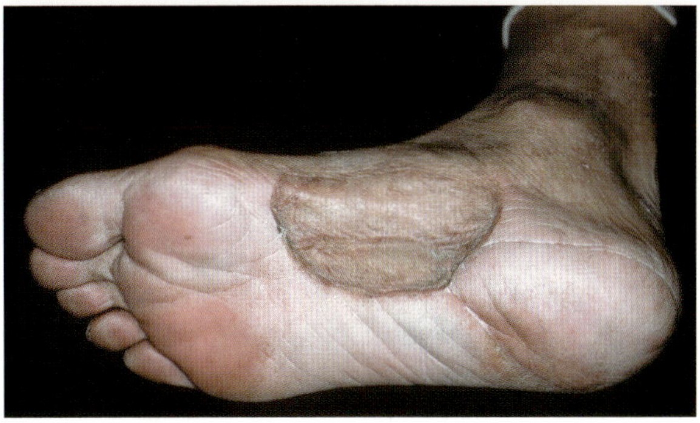

図 39.
術後の状態

この術式であれば本来の足底と同じ質感の皮膚で再建でき，体重負荷にも耐えられる．しかし，症例によっては皮弁の知覚異常・錯感覚や拇趾のしびれを訴えることがある．そしてさらに，拡大切除の見直し，縮小手術への変換に伴い，軟部組織・脂肪 pad の温存が図られるようになると，再び植皮による被覆が見直されるようになった(図40～42)．腫瘍の切除レベルが深ければ必然的に皮弁再建の適応となってくるのだが，脂肪 pad が残る程度の深さの切除なら，植皮でも機能的な問題を残さない．もちろん，植皮で済ませたいがために切除を浅くするのは本末転倒であるが，悪性黒色腫だからといって画一的に深く切除する必要はない．症例ごとに，必要にして十分な切除範囲を設定するのが本筋である．

手術時間の長短，術後回復・退院までに要する期間，手術の安全性や難易度も考慮すべきことは言うまでもない．

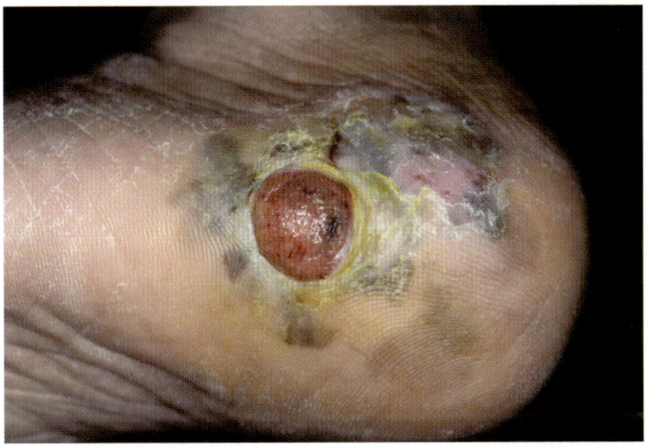

図 40. 結節を生じている末端黒子型黒色腫

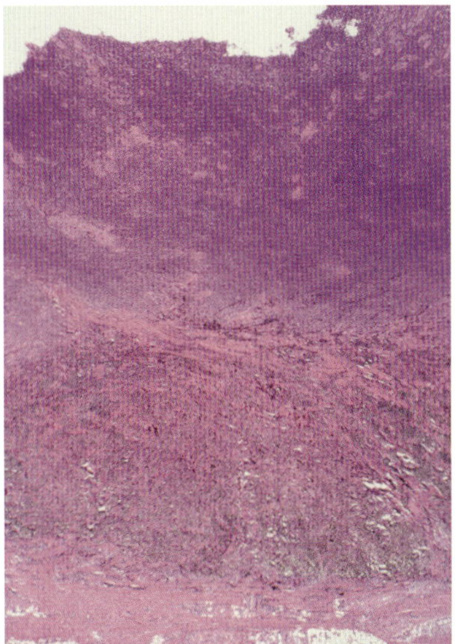

図 41. 腫瘍浸潤は脂肪織に及んでいないし，踵の部分は in situ であるから軟部組織の温存は可能

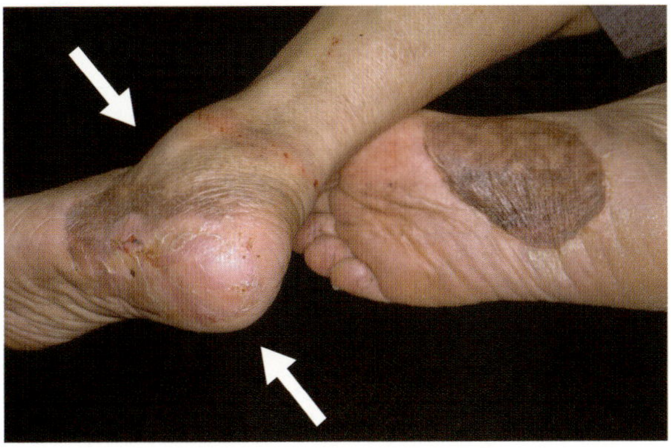

図 42. 踵は反対側の土踏まずから全層植皮し，側縁は大腿から分層植皮している．

常識を疑え

悪性黒色腫の好発部位は踵であるが，その次に多いのが実は爪である．爪の悪性黒色腫はしばしば切断される傾向にあるが，約 130 例の自験例のうちで骨浸潤のあった比率は 1 割以下であり，安易な切断は慎むべきと思うようになった(図 43〜46)．そこで，患指を温存する方法として，爪母，爪床，周囲の皮膚を一塊として骨膜を含めて切除して，欠損を分層植皮で被覆することにした．骨膜のない露出骨には遊離植皮は生着しない，というのが一般常識である．しかし，手でも足でも，末節骨に関してはその常識は当てはまらない(図 47，48)．

関節離断・指切断は適応を慎重に選ぶべきであって，不要な切断をしたあげくに，さらに遊離皮弁による再建までするのは医療ではなく，傷害行為に等しい．

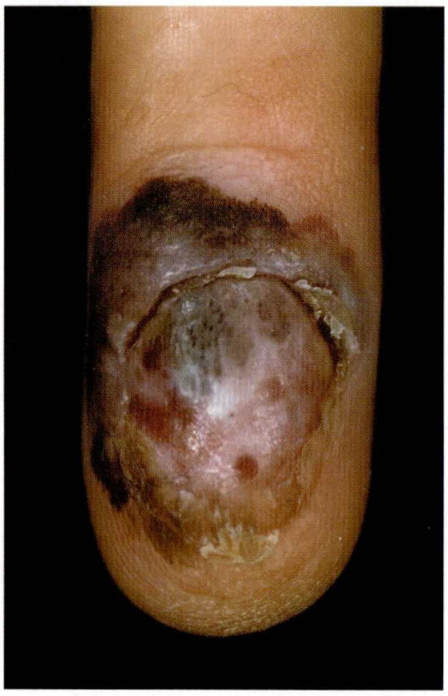

◀図 43．
右手中指の悪性黒色腫で，爪は消失している．浸潤癌である．

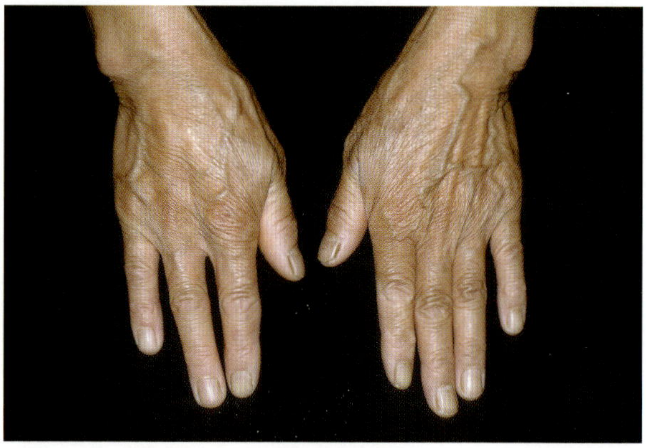

図 44．指列切断を行った．

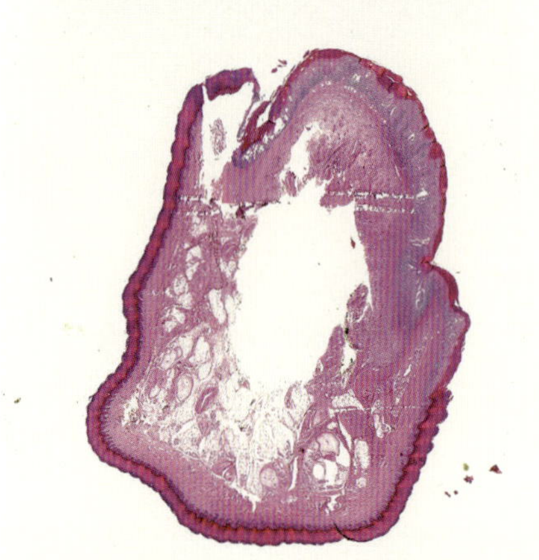

図 45．切断指の横断面では，腫瘍細胞は真皮上層に留まっていて，骨には到達していない(標本作成のために骨は抜いてある)．

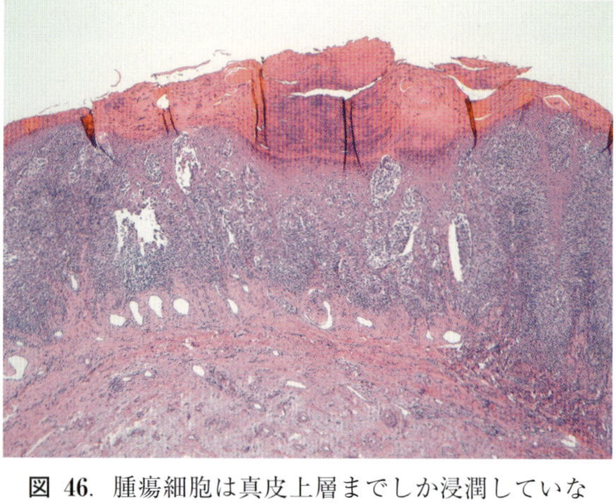

図 46．腫瘍細胞は真皮上層までしか浸潤していない．つまり切断の必然性はなかったということである．

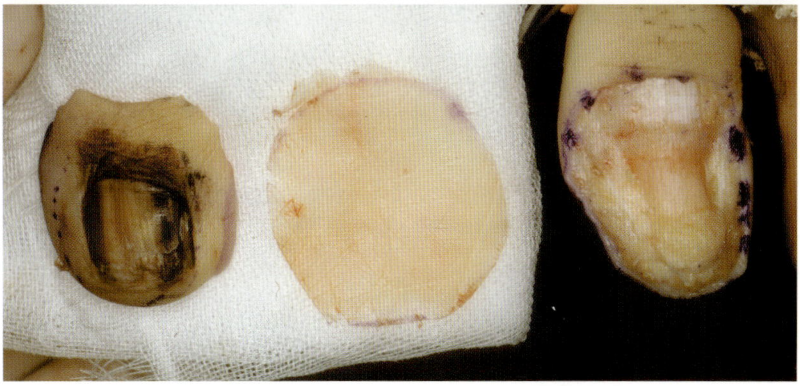

図 47. in situ の悪性黒色腫
骨膜も含めて爪組織を一塊に切除し，土踏まずから採皮して植皮する．

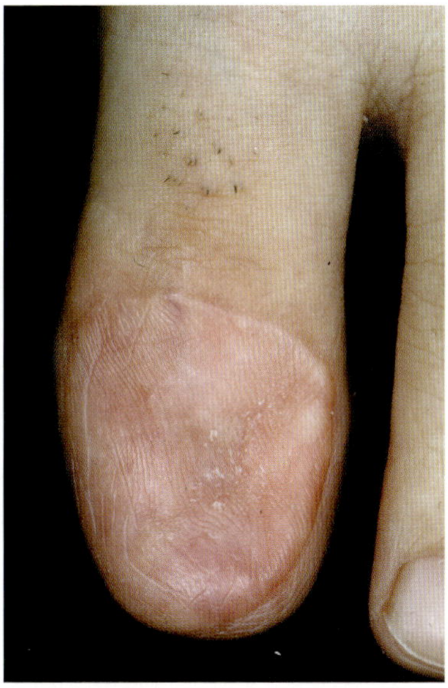

図 48. 骨膜のない露出骨面でも遊離分層植皮はよく生着する．患者は拇趾を失わず，不便な生活を強いられずに済んだ．

PEPARS No.100：15-22, 2015

◆特集／皮膚外科のための皮膚軟部腫瘍診断の基礎

PEPARS

I．臨床ならびに病理診断

皮膚軟部腫瘍に対する診察のポイント

入澤亮吉[*1]　三橋善比古[*2]

Key Words：軟部腫瘍(soft tissue tumor)，臨床診断(clinical diagnosis)，病歴(history)，視診(visual aspect)，触診(palpation)

ポイント
1）軟部腫瘍の診療においては，悪性軟部腫瘍の可能性を常に念頭に置きながら診察を進めていく慎重さが肝要である．
2）病歴のなかに診断へのヒントが隠されている．
3）診察では視診だけでなく必ず触診を行わなければならない．
4）臨床診断が画像診断や病理診断の精度を上げる．

はじめに

皮膚外科医が日常診療で遭遇する軟部腫瘍と言えば脂肪腫，神経鞘腫，血管腫などの良性疾患がほとんどである．これらの外科的治療は比較的容易であり，小さければ画像診断を経ずに切除がなされることもある．しかしながら，小さな表在性の軟部腫瘍といっても悪性の可能性がないわけではない．悪性軟部腫瘍の可能性を常に念頭に置きながら診察を進めていく慎重さが肝要である．

I．病歴の取り方

軟部腫瘍の病歴聴取において特に重要なのは増大のスピードと疼痛の有無である[1)]．発症時期に関する病歴は皮膚腫瘍と異なり発見した時期となるのでその時の大きさを聴取しておくとよい．

1．増大のスピード

数年間サイズが変わらないもしくはわずかに増大したというような軟部腫瘍は良性疾患を疑う．数年間で明らかに増大したということであれば，脂肪肉腫，類上皮肉腫などの比較的増大のスピードの遅い悪性軟部腫瘍を，数か月で増大している場合は高悪性度軟部肉腫を考える．

また数週単位での増大であれば高悪性度軟部肉腫のほかに，炎症性疾患(結節性筋膜炎，炎症性粉瘤など)や血腫なども鑑別に挙がる．

2．疼　痛

良性の80%，悪性の70%が無痛性とされているので，疼痛の有無が良性・悪性の鑑別の参考にはならない[1)]．一方で，疼痛があれば疾患を絞り込むことが可能である．一般に疼痛を伴う腫瘍としてANGELと覚えることが多い．A(Angiolipoma, Angioleiomyoma, Angioblastomaなど)，N(Neuroma, Neurilemmoma)，G(Glomus tumor, Granular cell tumor)，E(Eccrine spiradenomaなど)，L(Leiomyoma)の頭文字である．上皮系の腫瘍も混ざっているが多くは軟部の良性腫瘍である．神経鞘腫(Neurilemmoma)では叩打での放散痛が特徴的である．そのほか悪性軟部腫瘍では滑膜肉腫，悪性末梢神経鞘腫瘍などが疼痛を伴う．

*1 Ryokichi IRISAWA，〒160-0023　東京都新宿区西新宿6-7-1　東京医科大学皮膚科学講座，助教
*2 Yoshihiko MITSUHASHI，同，教授

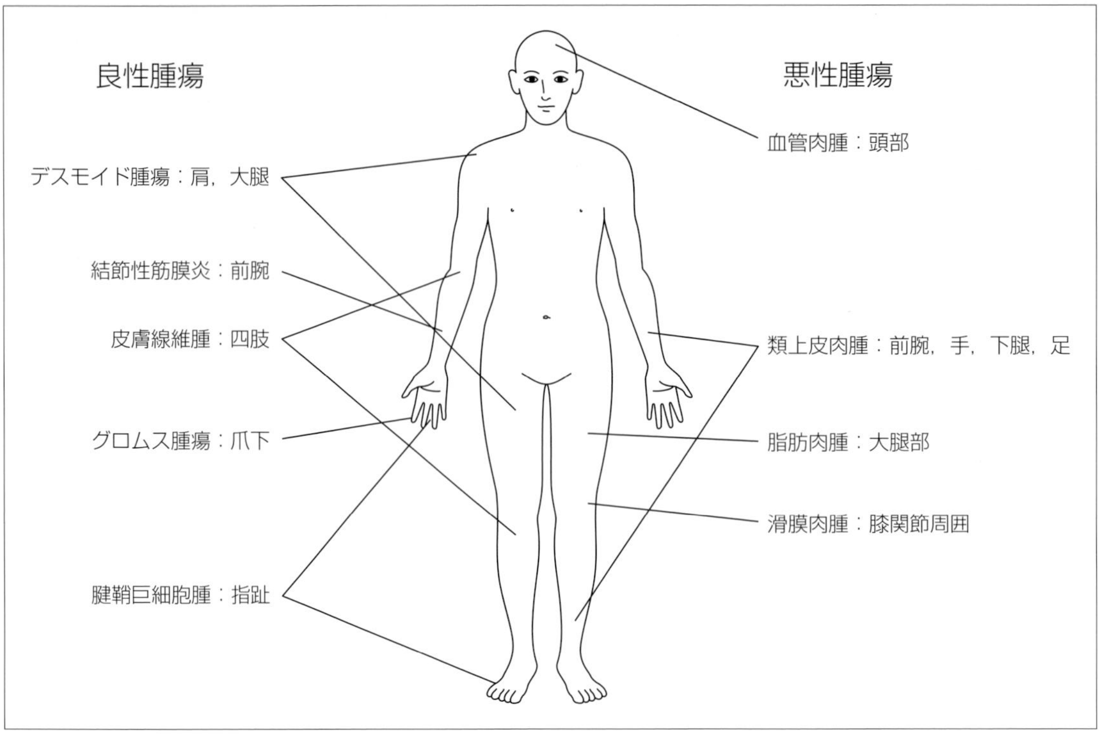

図 1. 発生部位が特徴的な軟部腫瘍

ただし腫瘍が神経に浸潤している場合はいかなる腫瘍でも疼痛を伴うのは言を俟たない．また，非腫瘍性の軟部腫瘍では結節性筋膜炎で疼痛を伴うことがある[2]．

Ⅱ．視診，触診

発生部位，色調，大きさ，形，隆起の状態，表面の状態，硬度，深さ，などを記録する．増大速度の速い腫瘍(前述)，大きさが5 cm を超える腫瘍，深部に局在する腫瘍，痛みのある腫瘍の4項目が揃った軟部腫瘍は8割以上悪性である[3]．

1．発生部位

腫瘍にはそれぞれ好発部位がある．これらを知っていればある程度の絞り込みが可能となる．好発部位に特徴のある主要な疾患を示す(図1)．

2．色　調

軟部腫瘍の場合，一般に良性では常色調の場合が多いが，悪性では浅在性であれば紅色調を呈することが多い(図2-b)．ただし，炎症を伴う良性疾患では紅色を呈することがあり，鑑別は時として容易ではない(図2-a)．深在性の悪性軟部腫瘍では皮膚表面から色調を観察することはできないので鑑別の材料にはならない．血管肉腫は皮膚の表在性に出現することが多い軟部肉腫だが，出血性の結節を生じれば診断は比較的容易なものの(図3-a)，独特な色調の紫紅色斑のみの場合，有毛部のこともあり皮膚炎などと誤診されやすい(図3-b)．高齢者の頭部に好発する高悪性度に分類される肉腫であり，見逃してはならない．軟部腫瘍ではないが，黒色を呈するものとしては色素性母斑，悪性黒色腫などメラノサイト系腫瘍が有名であるが，これらの疾患でも無色素性のことがあることは常に念頭に置いておかなければならない(図4)．

3．大きさ

腫瘍の長径とそれに直交する最大径ならびに高さを記載する．豌豆大，鶏卵大などの記載法より正確な数値を記載するべきである．大きければ悪性を考えるが脂肪腫など例外も多い．また小さくても良性とは限らないので，特に深部の場合は画像診断が欠かせない．図5は3か月前より出現するふくらはぎの皮下結節で，造影 MRI で T1 低

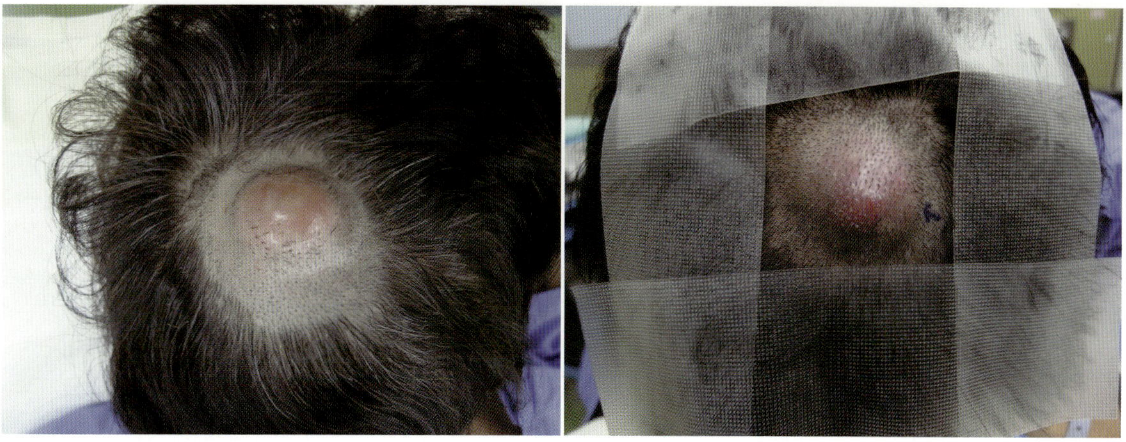

a|b　　**図 2．** 色調について

a：3 年前よりある頭部の腫瘤．数週前より急激に増大．軽度炎症を伴う粉瘤であった．

b：3 か月前から急激に増大した頭頂部の腫瘤．炎症性粉瘤の診断で切開を入れたところ，血管成分に富む組織が出現し，生検に切り替えた．組織は血管肉腫であった．

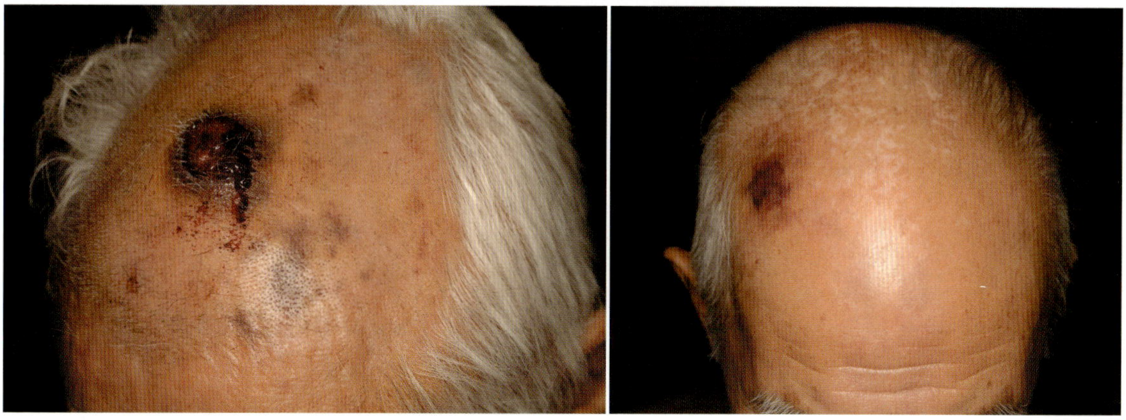

a|b　　**図 3．** 血管肉腫の臨床像

a：2 か月前に気付いた前頭部の結節．急激に増大し出血を繰り返すようになり来院した．剃毛しなければ紫斑の確認は困難

b：7 日前に家族に指摘された前頭部の紫紅色斑．近医を受診し当科を紹介された．この時点で発見できれば生命予後に大いに貢献する．

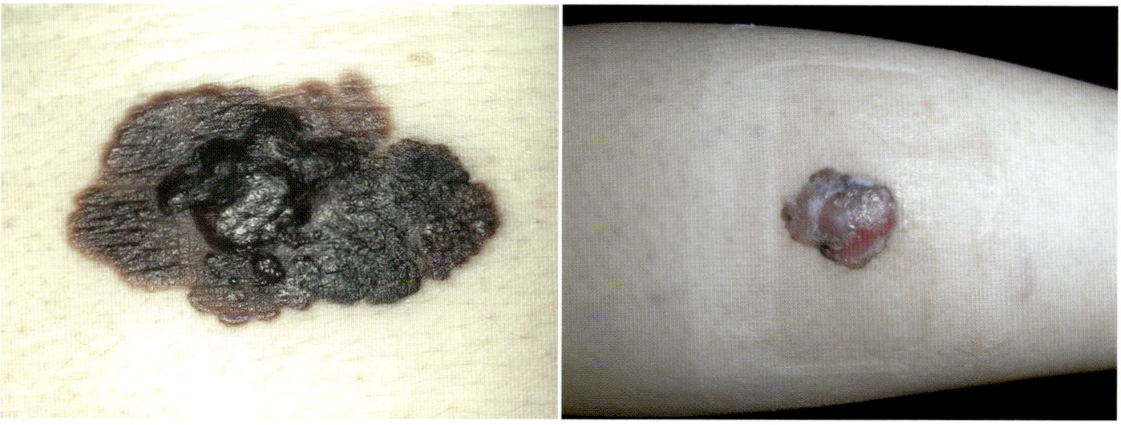

a|b　　**図 4．** 悪性黒色腫

a：1 年前よりある背部の黒色斑．徐々に増大．典型的な表在拡大型悪性黒色腫

b：左下腿の色素性病変に対し，近医にてレーザー治療を受けた．1 年後から急激に隆起．全摘加療も術後 6 年で全身転移をきたした．（第 30 回美容皮膚科学会総会・学術大会にて「美容系クリニックで不適切な診断・治療を受けた悪性黒色腫の 3 例」として発表したうちの 1 症例である．）

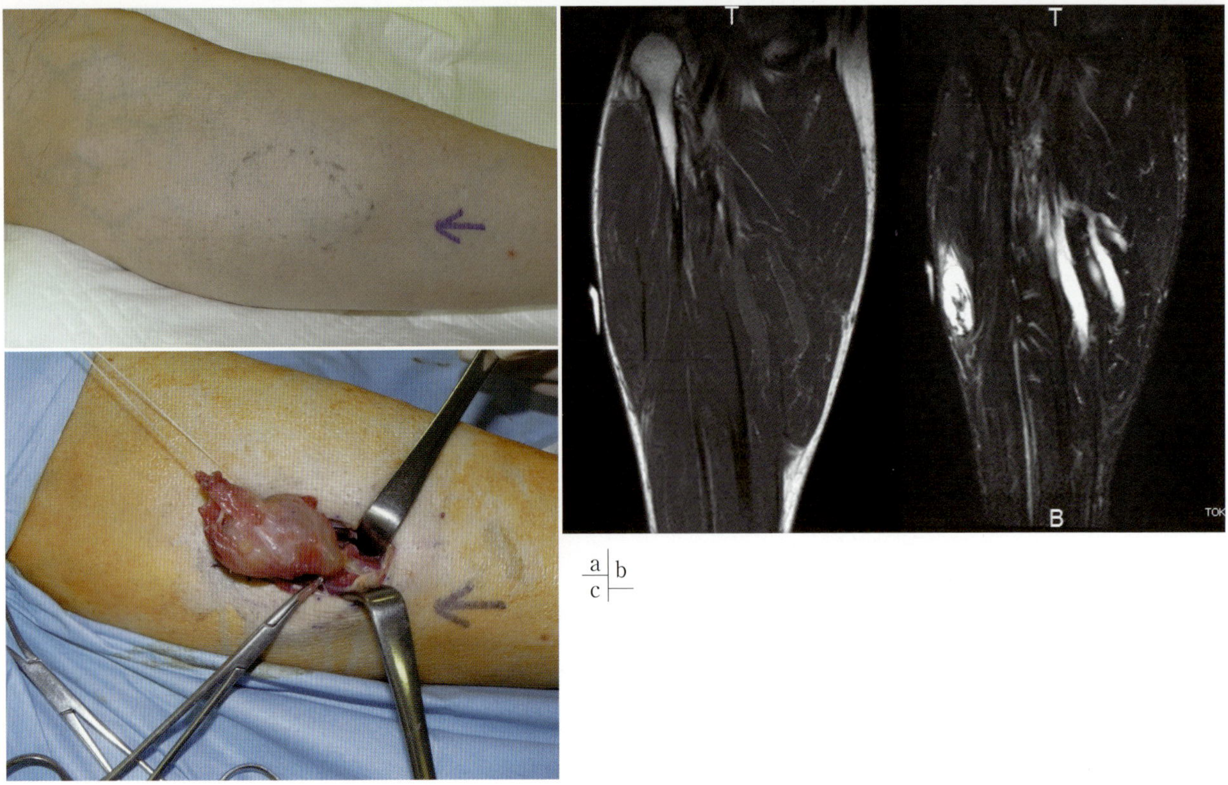

図 5．大きさ

a：長腓骨筋内にある腫瘤．触診で 3 cm 大
b：MRI 画像では血管性腫瘍の診断であった(写真は T1 と T2 造影 stir 画像)．
c：切除の結果は横紋筋肉腫で断端陽性．ドプラーエコーをしていれば針生検を選択したかもしれない症例であった．

信号，T2 高信号，造影効果のある長腓骨筋内 3×1 cm 大の腫瘍で，血管性腫瘍の画像診断だった．切除術を施行し，組織診断は横紋筋肉腫で断端陽性につき再手術となった症例である．あとから考えれば MRI で肉腫を疑うことができた症例で，もしドプラーエコーを行っていたら血管腫などは否定でき，針生検を選択したかもしれないと反省させられた症例である．

4．形

軟部腫瘍では良性・悪性にかかわらず，比較的境界明瞭に触れる場合が多い．腫瘍が皮下に触れる場合，その形状により円盤状，球状，卵円形，索状，数珠玉状などと表現する．Nodular plexiform neurofibroma では索状〜数珠玉状に触れ，時に圧痛を伴う．腫瘍表面が不定形だったり，凸凹不整に触れる場合は悪性を考慮するが，良性疾患である結節性筋膜炎では筋膜と癒着する不整な結節として触れることが多く紛らわしい．

5．隆起の状態

一定以上の大きさの腫瘍では，一般に表皮や真皮といった表層に発生した腫瘍の場合，増大すると半球状といった急峻な立ち上がりを示し(図 6-a)，皮下組織より深部に発生した腫瘍では，大きくてもなだらかな隆起となる(図 6-b)．

6．皮膚表面の状態

角化の有無ならびに潰瘍の有無は診断上重要である．角化があればもちろん上皮性の腫瘍の可能性が高くなるし(図 7-a)，潰瘍化する腫瘍の代表格は有棘細胞癌である(図 7-b)．しかし，軟部腫瘍でも類上皮肉腫やリンパ腫(図 7-c)などは潰瘍化をきたす疾患の例外として記憶しておくとよい．もちろん隆起性皮膚線維肉腫など，表在性の軟部悪性腫瘍でも大型化すれば潰瘍化する(図 7-d)．

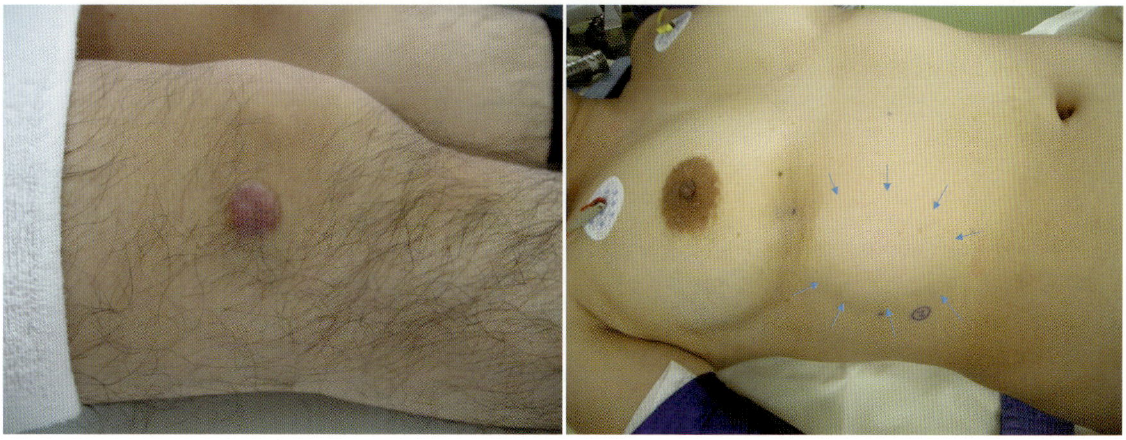

a | b

図 6. 隆起の状態

a：隆起性皮膚線維肉腫．右膝蓋外側の 3 cm 大で半球状に隆起する弾性硬の赤色結節で皮膚と癒着，下床と可動

b：脂肪腫．右側胸部に 10×15 cm 大のなだらかに隆起する柔らかい皮下の腫瘤で皮表と可動，筋膜と癒着する．

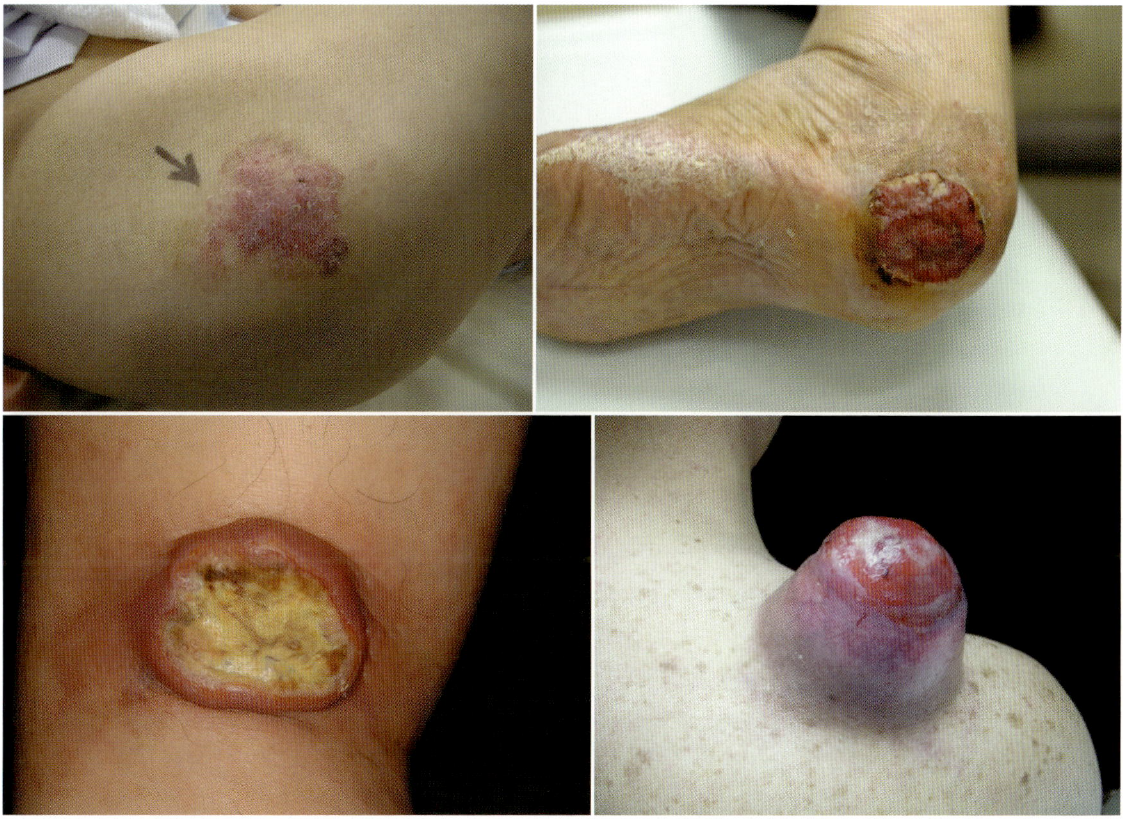

a | b
c | d

図 7. 表面の性状

a：ボーエン病．7×7 cm，不整形で赤色角化性の扁平な局面

b：有棘細胞癌．4×4 cm 高さ 1 cm，広基性表面凸凹不整で潰瘍化するカリフラワー状弾性硬の結節

c：Primary cutaneous aggressive epidermotropic $CD8^{+}$ cytotoxic T-cell lymphoma．左膝窩 8×5 cm の表面が潰瘍化し黄色壊死物質を付着する赤色弾性硬の半球状の結節

d：隆起性皮膚線維肉腫．右肩に円柱状に突出する弾性硬の赤色結節．頂点は潰瘍化している．

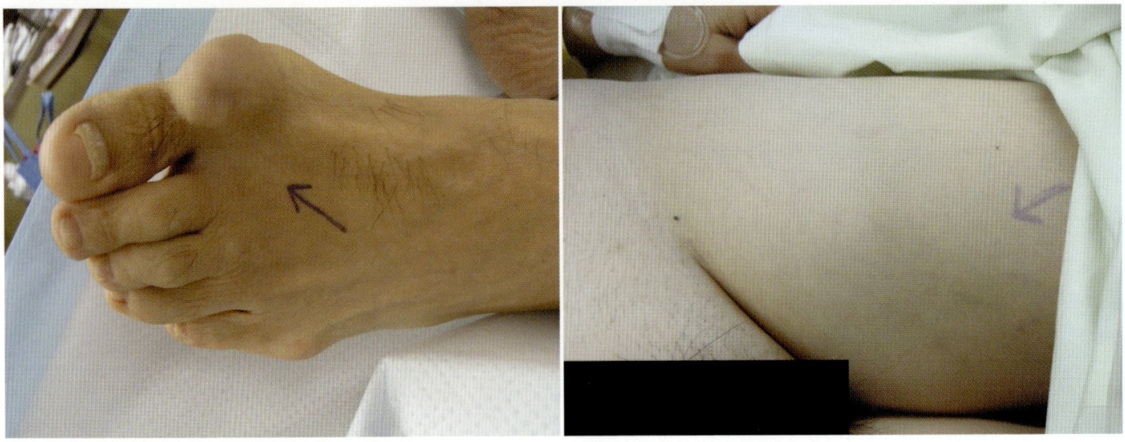

図 8. 硬度 a|b

a：神経線維腫. 左第拇趾基部に 3 cm の半球状に隆起する弾性硬の結節を認める. 図 6-a に類似するが皮膚と可動性であり, 下床とも可動性がある. そして何より良性を思わせるのは隆起性病変が常色調を呈していることである.

b：高分化型脂肪肉腫. 触診では筋肉内に鵞卵大の弾性硬の腫瘤をふれる. 視診・触診での質的診断は困難. MRI では筋間に存在. 通常の脂肪腫に比べて信号強度に不整があり低悪性度脂肪肉腫を疑った.

7. 硬　度

一般に軟部腫瘍は良性・悪性にかかわらず弾性硬であることが多い(図 8). 脂肪腫は柔らかく触れるが, 脂肪肉腫になると脂肪腫よりやや硬く触れることが多い. また, 膿瘍や滑液包炎など液体が貯留している場合は, 波動が観察される. 粉瘤のような内容物が流動性で固体の嚢腫の場合, 圧迫にて指圧痕を残す場合がある. 拍動を触知する場合は動静脈奇形, 胞巣状軟部肉腫, 腎癌と甲状腺癌の転移などが鑑別に挙がる[4].

8. 深　さ

皮表に癒着しているか, 皮下組織の層に存在するか, 筋膜・筋に癒着しているか, 骨に癒着しているかを判定する. 方法としては皮膚を動かして腫瘍が皮膚と一緒に移動するか, 筋肉を伸縮させて筋肉と一緒に移動するか, 筋肉下の骨に固着しているかを判断すればよい(図 9).

おわりに

軟部腫瘍の診断において, 病歴, 視診, 触診などの診察だけでは不十分なのは確かで, それ故, ともすれば詳細な臨床の鑑別診断を経ずに画像診断に頼る傾向がある. しかし, 臨床診断で鑑別診断を挙げることによって, その画像診断の精度は格段に上がるのである. たとえば粉瘤のみの臨床診断であった時と粉瘤に軟部悪性腫瘍の鑑別を挙げた時とでは, 放射線科医の画像診断は大きく変わるかもしれない. また, 最終診断は病理医が決定すると思われがちだが, 軟部腫瘍においては, 時として臨床診断や画像のデータを総合して主治医が決定しなければならないことがある. 図 10 はレックリングハウゼン氏病の患者である. 全身に大小の神経線維腫が多発するなか, 右臀部に 4 cm 大のやや赤色がかった結節が目を引いた. この結節だけ痛みを伴うと言う. ここでもし触診をしなければこれも神経線維腫として片づけてしまうかもしれない. 触診を行ったところ, 皮膚と癒着する弾性硬の結節として触れる. その他の神経線維腫と比べると明らかに硬い. 悪性末梢神経鞘腫瘍(MPNST)を疑い画像診断を行うと, ドプラーエコーでは腫瘍内への豊富な血流を認め, MRI では T1 低信号, T2 高信号の腫瘍であった. MPNST の疑いが濃厚となったため専門医に紹介した. 専門医で行われた針生検では病理医の診断は神経線維腫だったが, 専門医は MPNST の疑いを捨てきれず, 辺縁切除を行った. 結果は MPNST であり, 追加広範切除となった. いずれの段階でもミスが生じ得ることを痛感する症例であった.

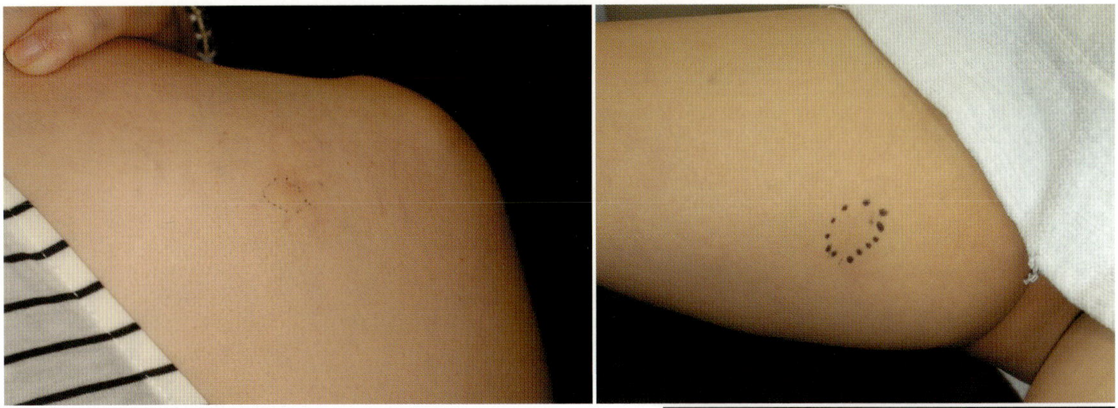

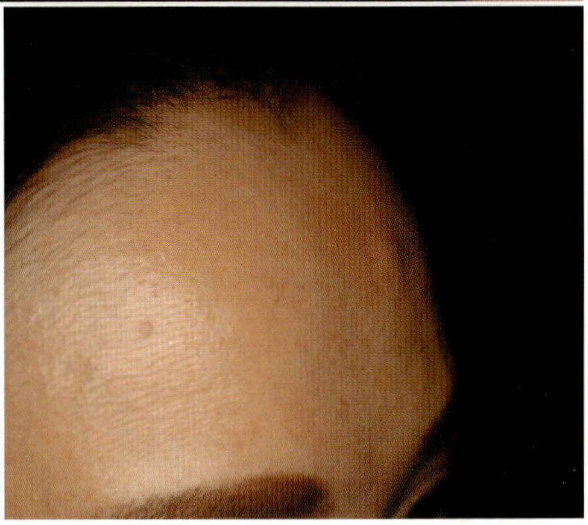

a|b
 |c

図 9.
深さ
a：石灰化上皮腫．右肩 1 cm 大，皮膚と癒着する骨様硬で不整形な皮内～皮下の結節．指を押し当てて前後左右に移動させると皮膚とともに結節も移動する．
b：結節性筋膜炎．2 週間前に発見された軽度の疼痛を伴う右大腿内側 1.5×1 cm 大，皮膚と可動性で筋肉を伸縮させると筋肉とともに移動する不整形の結節．エコーで腫瘍性病変よりは炎症性病変を疑う所見であった．
c：骨腫．前額部 1 cm 大の皮膚と可動性，前額の筋を動かしても移動しない，骨と癒着する結節．同部の脂肪腫と紛らわしいが，多くは硬さの差で鑑別可能

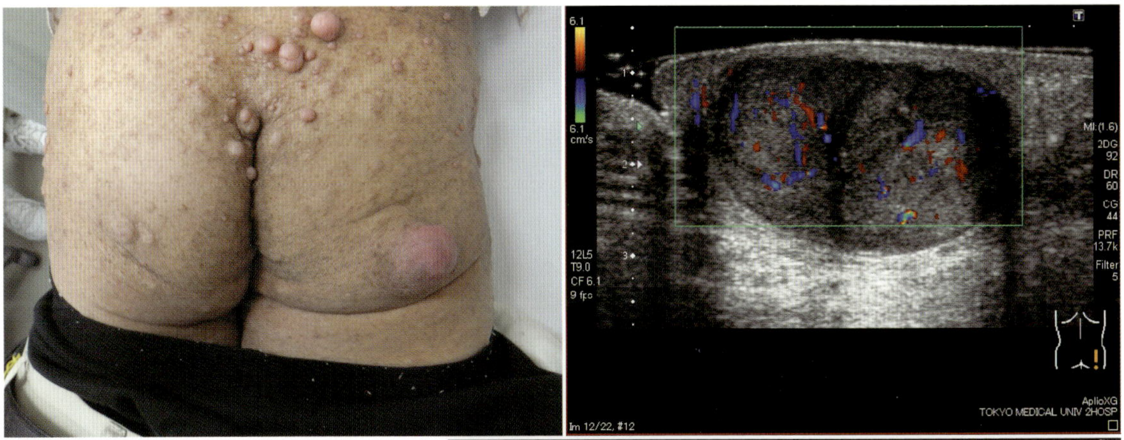

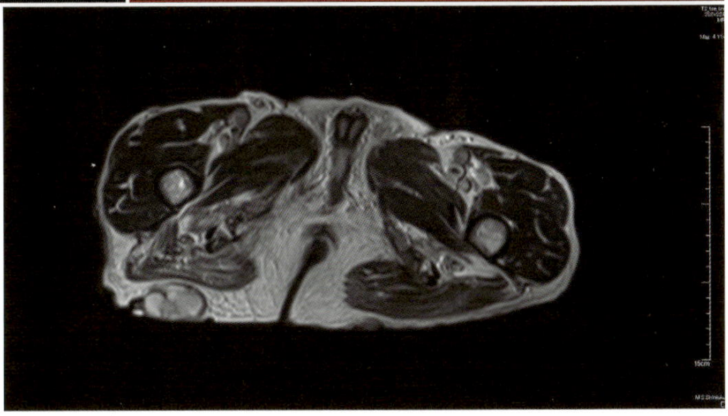

a|b
 |c

図 10.
悪性末梢神経鞘腫瘍
a：右臀部に疼痛を伴う 4 cm 大の赤色調弾性硬のドーム状に隆起する結節
b：ドプラーエコーでは腫瘤内の豊富な血流を認める．
c：MRI T2 画像で高信号

昨年秋に本稿の校了を待たずして泉下の客となった共同執筆者の三橋善比古教授は，固定観念に囚われず，あらゆる可能性を念頭に置きながら診察することの重要性を常日頃から訓示しておられた．

多忙な日常診療のなかその実践は難しいが，三橋教授の座右の銘「至誠に悖るなかりしか」を胸に精進していきたいと考えている．

患者の経過を教示いただいた国立がん研究センター中央病院骨軟部腫瘍・リハビリテーション科の川井章先生，丹沢義一先生に深謝いたします．

文　献

1）中馬広一：軟部腫瘍の診察の基本．骨・軟部腫瘍外科の要点と盲点．岩本幸英編．41-43，文光堂，2005.
2）宗像浩司，入江健夫：表在軟部組織腫瘤．臨床画像．**30**：221-234，2014.
3）吉村康夫：悪性軟部腫瘍の診断と治療．信州医誌．**60**：67-77，2012.
4）平賀博明：軟部腫瘍の大きさ，局在，性状と良性・悪性．関節外科．**32**：617-619，2013.

PEPARS　No.100：23-33，2015

◆特集／皮膚外科のための皮膚軟部腫瘍診断の基礎

Ⅰ．臨床ならびに病理診断

皮膚外科のための腫瘍病理の見方

寺師浩人[*1]，野村　正[*2]

Key Words：病理(pathology)，浸潤様式(patterns of invasion)，脈管浸潤(invasion to vessel)，神経浸潤(invasion to nerve)

ポイント

1）病理組織は診断のみに利用するのではない．
2）病理組織を手術治療に最大限利用する．
3）周囲への浸潤様式(浸潤のクセ)を把握する．
4）局所の正常組織(解剖)とリンクさせる．

Ⅰ．生検の考え方

1．手術方法を考慮した生検

臨床上，皮膚悪性腫瘍を疑い生検を施行する時，診断のためだけの生検に留めないことが重要である．腫瘍細胞を診るだけの生検ではなく，後の適切な摘出に向けて水平マージンと切除深度の決定に活かせるようにすべきである．また乳房外Paget病などでは，臨床的に不明瞭な部位からの生検も必要であれば複数箇所から施行しなければならないこともある．

2．全摘出生検(excisional biopsy)

生検をする際に最初から全摘出を施行することが望ましいことがある．それは，1つには悪性黒色腫を臨床上疑う場合で，もう1つは浸潤の程度が臨床上不明瞭で取りきることへの不安がある場合で，いずれも切除後は単純縫縮ができなければ一旦人工真皮で被覆し全摘出標本を見てからその後の方針を決定することになる(図1)．

3．部分的生検(incisional biopsy)

これは一般的に施行されている生検であるが，腫瘍によって工夫を加えた方がよい．

A．視診で境界が明瞭，触診で浸潤がない(Bowen病や通常のBCCなど)

辺縁の正常皮膚をわずかにつけ施行する．

B．視診で境界が明瞭，触診で浸潤を触れる(通常のSCCなど)

辺縁の正常皮膚をわずかにつけて最も浸潤を触れる部位を深く施行する．

C．視診で境界が不明瞭，触診で浸潤がない(日光角化症，Paget病など)

境界が不明瞭な部位を選び辺縁で施行する．

D．視診で境界が不明瞭，触診で浸潤を触れる(DFSPなど)

境界が最も不明瞭な，かつ最も浸潤を触れる部位を深く施行する．

E．特殊な場合(女子外陰部Paget病)

腫瘍周囲のマッピング生検を主張する向きもあるが，ダーモスコピーなどの臨床診断が進化した現在において意味は薄い．女子外陰部Paget病において，摘出する際に最も悩む部位である外尿道口部，膣口部，外肛門部の部分的生検が重要である(図2)．同部に腫瘍細胞があれば，それぞれ泌尿器科，婦人科，肛門外科への依頼を要し手術術式が変更するからである[1]．

4．外科医として必要な病理像の確認

全摘出標本を紡錘形に切除した場合，病理への依頼時に組織を短軸で切片を切ってもらう必要が

*1 Hiroto TERASHI，〒650-0017　神戸市中央区楠町7-5-2　神戸大学医学部附属病院形成外科，教授
*2 Tadashi NOMURA，同，特命講師

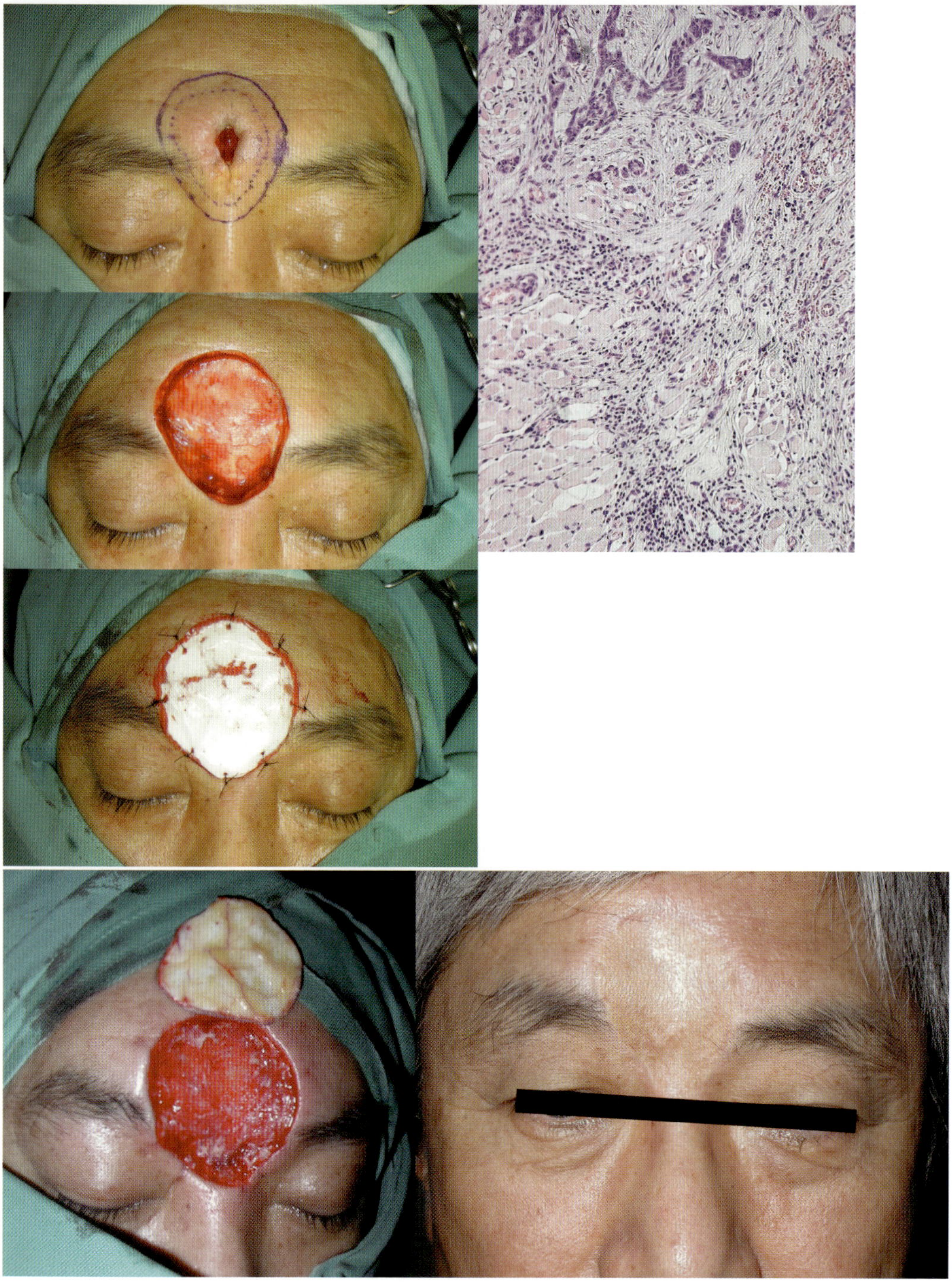

a
b

図 1. 典型的な morphea like type の基底細胞癌症例
a：辺縁の硬結から水平マージンを 10 mm とり，骨膜を含めて切除して人工真皮を貼付した．
b：取りきれたことを確認した 2 週間後に含皮下血管網植皮術で被覆した．右図は約 2 年後の状態を示す．

ある．長軸に切片を切ってしまえば水平マージンの意味がなくなるからである．そして，腫瘍を摘出した時のイメージと術後組織像が合致しているか，外科医として摘出標本の全体像を見るクセをつけておく(図 3)．臨床上での水平・垂直マージンと実際の病理組織のマージンを比べ合わせて初めて適切な摘出力が養われるものである．病理組織では，腫瘍本体(細胞)を診る病理診断と腫瘍辺縁を観る(浸潤の程度，satellite lesion の有無)必要がある．浸潤様式が invasive かどうかは外科医

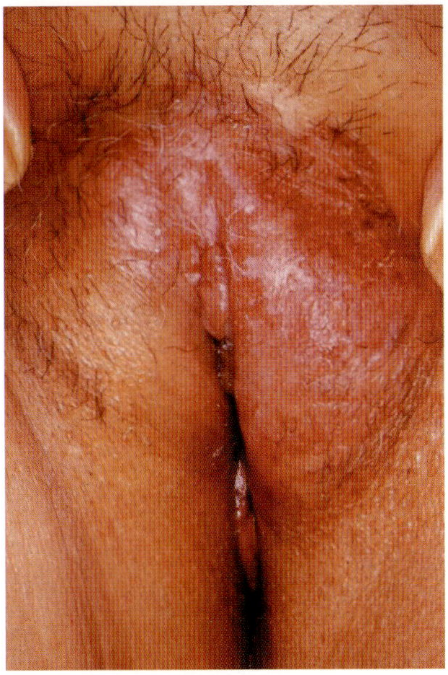

図 2.
女子外陰部 Paget 病では，外尿道口部，膣口部，外肛門部の辺縁が臨床的に不明瞭である．

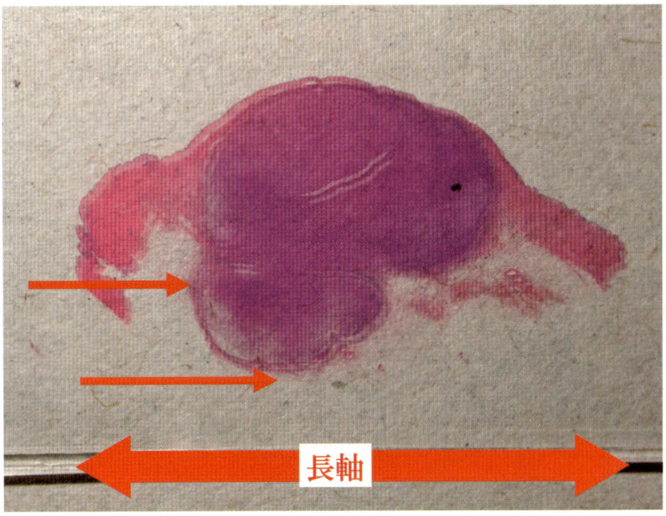

図 3. 隆起性皮膚線維肉腫症例の全切除生検の摘出標本を示しているが，長軸で切片を作成している．辺縁と深部の摘出が不十分であることがわかるが正確な水平マージンの評価は難しい．辺縁の浸潤様式は aggressive ではない．

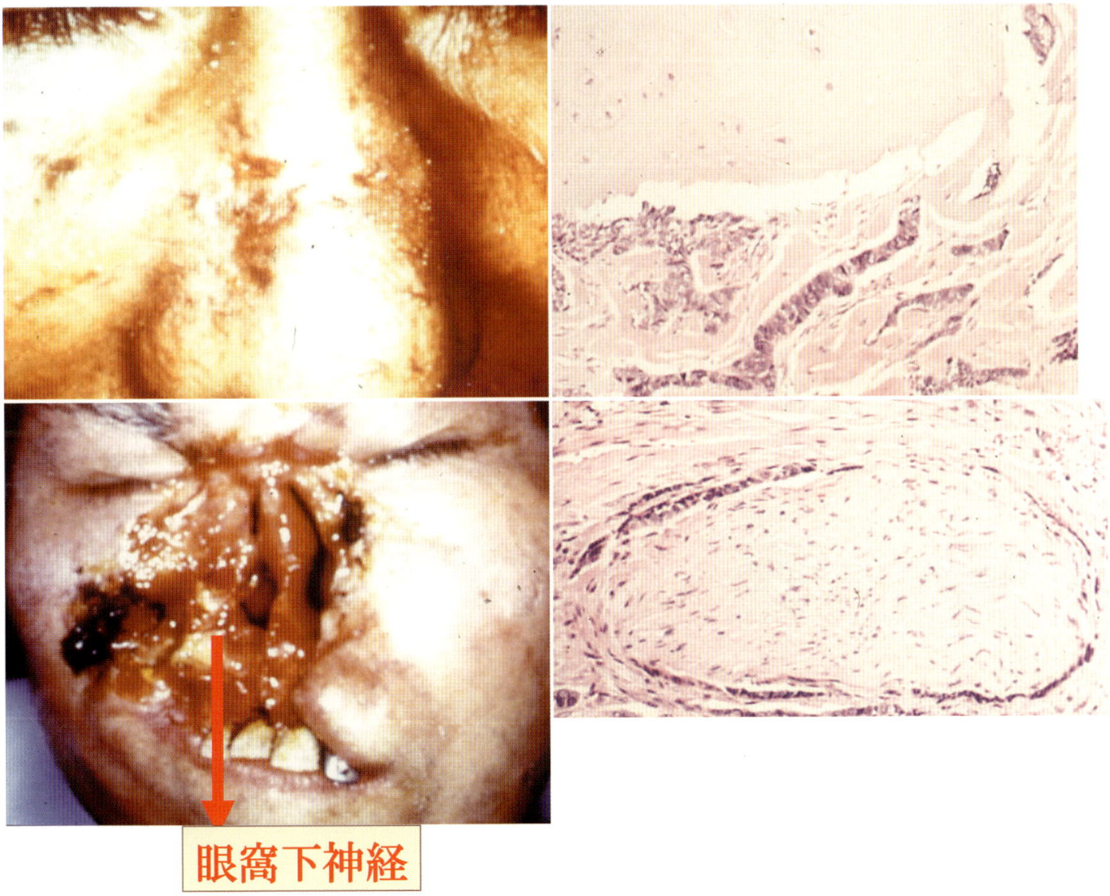

図 4. Aggressive type の基底細胞癌症例を示す．
神経周囲浸潤が明らかで軟骨への浸潤も認められる．最終的に取りきることができなかった．

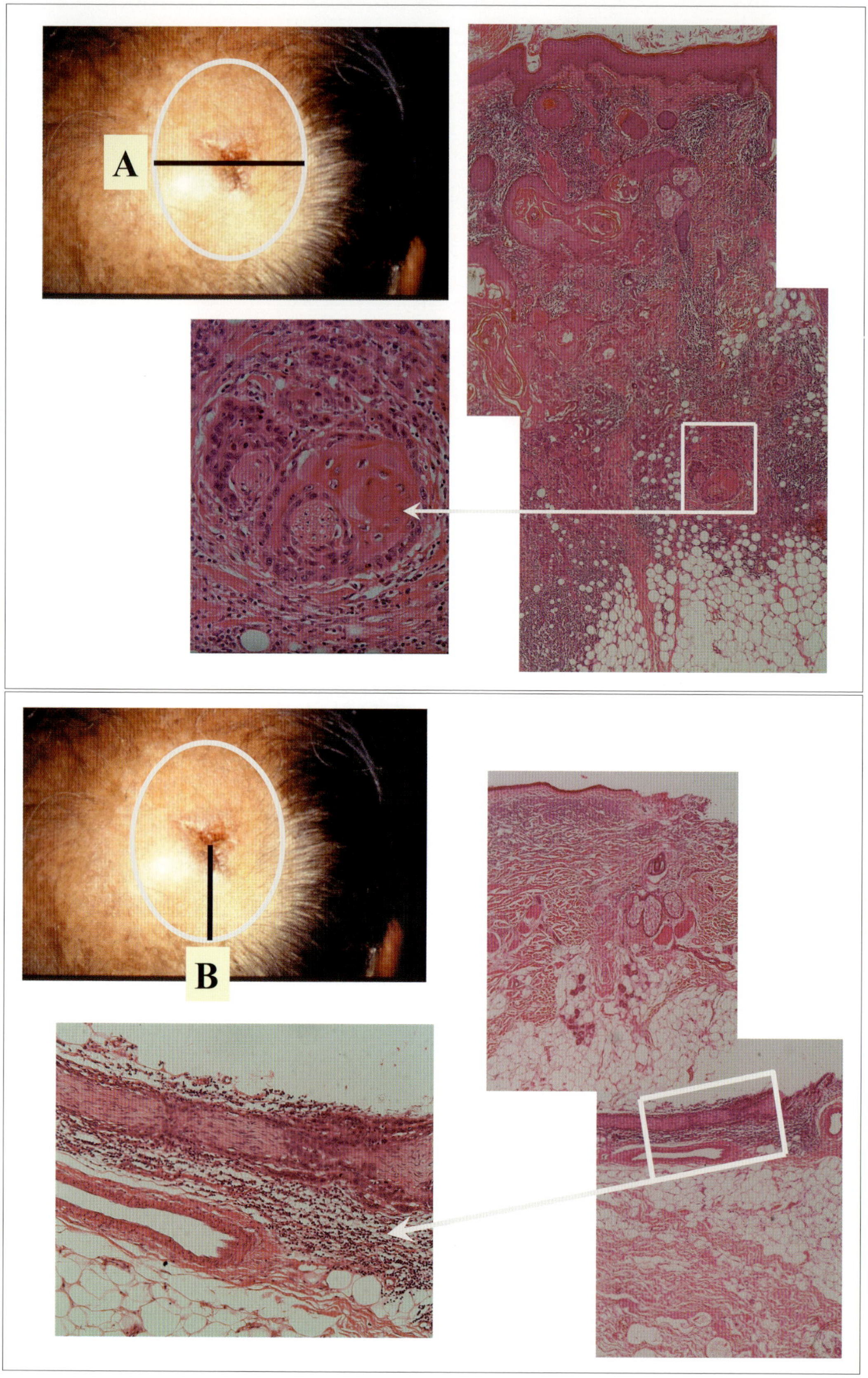

図 5．神経浸潤を認めた後頭部有棘細胞癌症例を示す．

a：A 軸では皮下脂肪層のレベルに神経浸潤を認めた．

b：B 軸では同レベルに縦に神経浸潤像を認めた．

以上のことから大後頭神経への浸潤と考えて，最終的に同神経領域の皮膚を全切除して最終的に取りきれた．

a
b

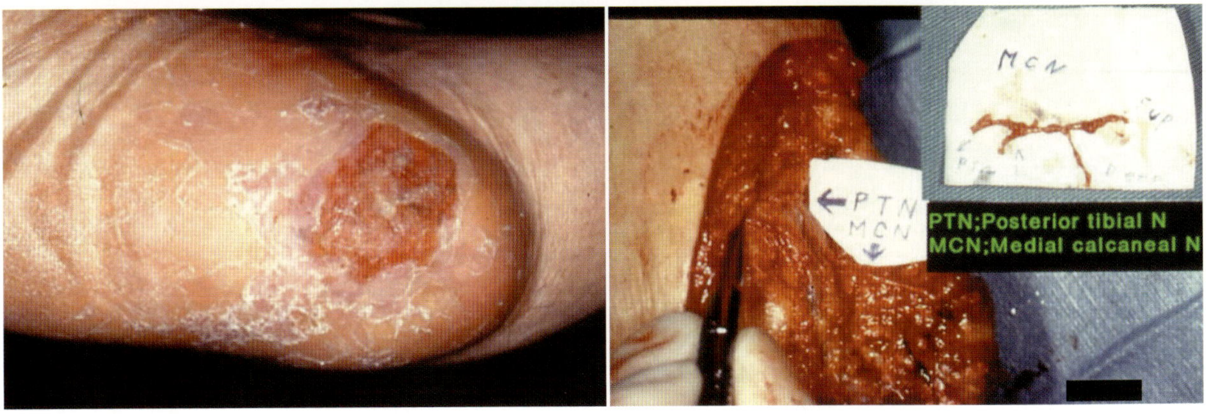

図 6. 30 年ほど前の熱傷瘢痕上にできた皮膚潰瘍で生検で有棘細胞癌であった症例を示す.全切除摘出標本で神経浸潤があったため,該当神経である後脛骨神経を詳細に追っていったところ頭側に 5 cm 浸潤していたことが判明した.

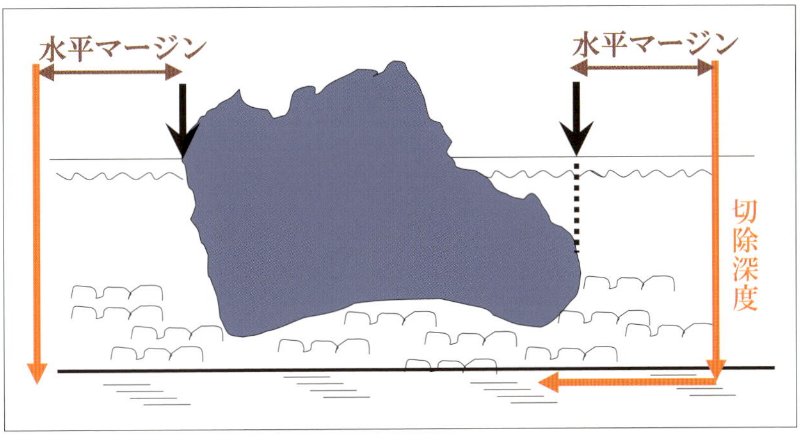

図 7. 水平マージンの取り方を示す.

がみて再摘出を要するか否かを決定しなければならない.その後,脈管浸潤の有無と神経浸潤を探す.両者とも離れた部位に認めることがあるし,予後に大きく関わる事項だからである.内容によっては追加治療の参考になる(次項参照).

5.神経浸潤の捉え方

皮膚悪性腫瘍において,神経浸潤の頻度は,基底細胞癌で約 1%,有棘細胞癌で約 2.4%,悪性黒色腫では neurotropic MM という概念があり 100 例以上の報告がある[2].神経浸潤を認めた場合に,適切な摘出を行うために必要なことは,

1)局所支配神経の同定とその解剖学的走行の確認
2)局所神経とその支配領域の皮膚切除
3)切除神経の詳細な術後病理組織学的検討

である.

基底細胞癌症例で神経浸潤は morphea type に比較的多い(図 4).外鼻部や頬部に発生しやすい基底細胞癌で切除不能となる morphea type 症例では神経浸潤を見逃していた可能性が高い.顔面においては三叉神経と顔面神経の解剖学的深さに知悉しておくことが肝要である.有棘細胞癌においても同様で,局所浸潤神経を解剖学的走行から同定し,細かく切除神経標本を観察しなければ腫瘍を確実に取りきるチャンスを逃すことになりかねない(図 5,6).

Ⅱ.摘出方法の選択基準

1.水平マージンの取り方

先の病理結果の辺縁浸潤様式から水平マージンを決定する.深部の浸潤がある場合には,皮膚表面ではなく深部からの水平マージンを取る(図 7).

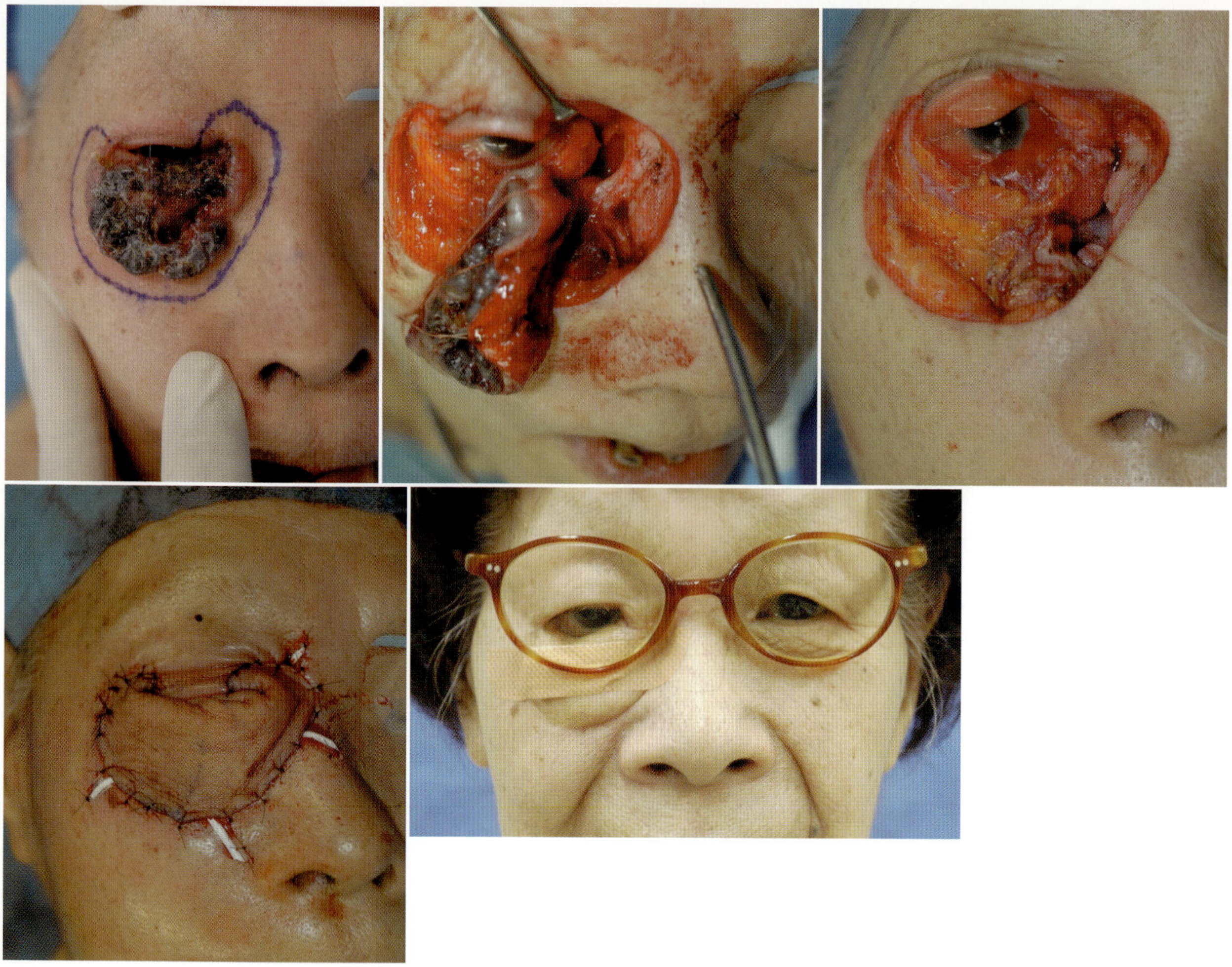

図 8. 涙嚢，鼻涙管浸潤を認めた基底細胞癌症例を示す．
鼻涙管上の上顎骨を含めて鼻涙管開口部鼻粘膜まで一塊に摘出し，遊離前腕皮弁術で再建した．鼻涙管には上皮に沿い浸潤を認めたが鼻粘膜には至っていなかった．術後 3 年で再発はない．

2．切除深度の取り方

周囲への浸潤様式(浸潤のクセ)を把握し，局所の正常組織(解剖)とリンクさせる必要がある．例えば，基底細胞癌の場合，毛包脂腺系に沿って浸潤する傾向にあるので，腫瘍占拠部位の毛包の正常の深さを熟知しておく．頭部では皮下組織まで毛包があるために帽状腱膜上での摘出が原則であり，体幹や四肢部では皮下組織にかかる程度で十分である．一方，顔面部では眼瞼，外鼻，口唇など毛包の深さは様々であるため浸潤様式と部位により決定する(次項)．

また，先の「I．生検の考え方　5. 神経浸潤の捉え方」で述べたように，皮膚悪性腫瘍では神経に沿って浸潤する傾向にあることも切除深度が複雑になる要因となる．さらに上皮癌の場合には涙小管，鼻涙管のような上皮成分の連続する部位である涙点にかかる腫瘍では要注意である[3](図 8)．

III．解剖と組織を踏まえた部位別切除方法(基底細胞癌に対して)

1．外鼻部

A．外鼻部の正常構造

外鼻は大きく頭側の非可動性外鼻(下床との癒着なし)と尾側の可動性外鼻(下床との癒着あり)

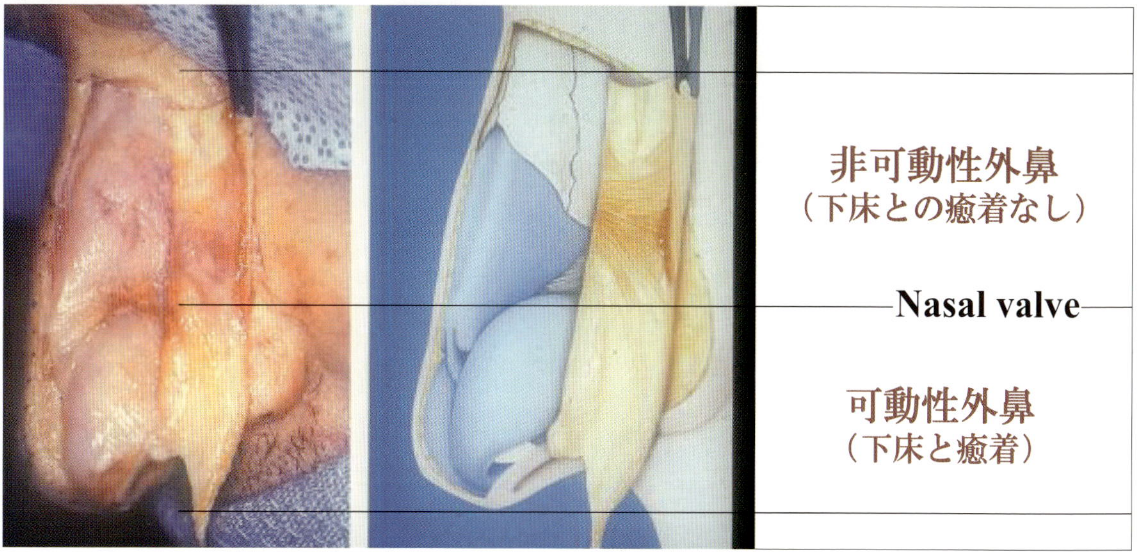

図 9．外鼻部の構造を示す．
SMAS と軟骨の位置関係を把握することが重要である．

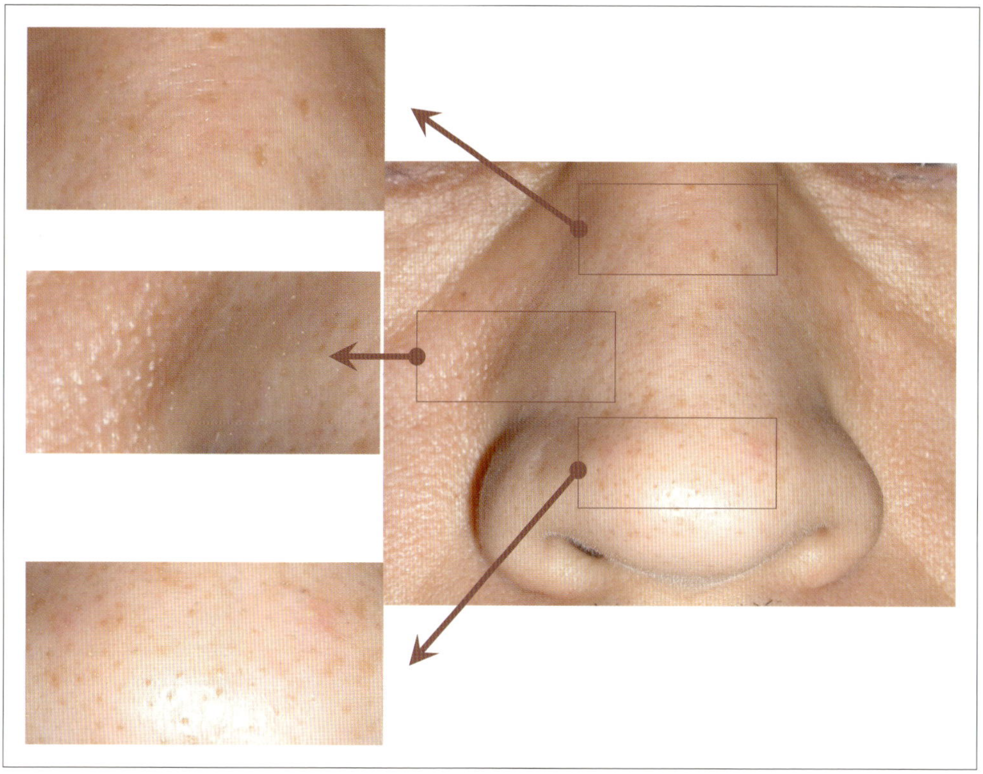

図 10．外鼻部の皮膚表面の特徴を示す．

に分かれ全体的に SMAS で覆われている．その下床には軟骨があるため，その解剖学的位置を把握しておく必要がある（図 9）．皮膚表面では，頭側では平滑で前額部に近く，尾側にいくにつれて毛包脂腺系が発達し pore が目立つ．外鼻から頬に移れば毛包脂腺系は目立たなくなる（図 10）．そのことは，組織像においても反映している（図 11）．

B．部位別切除方法[4)～7)]

上記の正常解剖・組織を鑑みて外鼻部を 5 つに分割することが推奨される（図 12）．同部の基底細

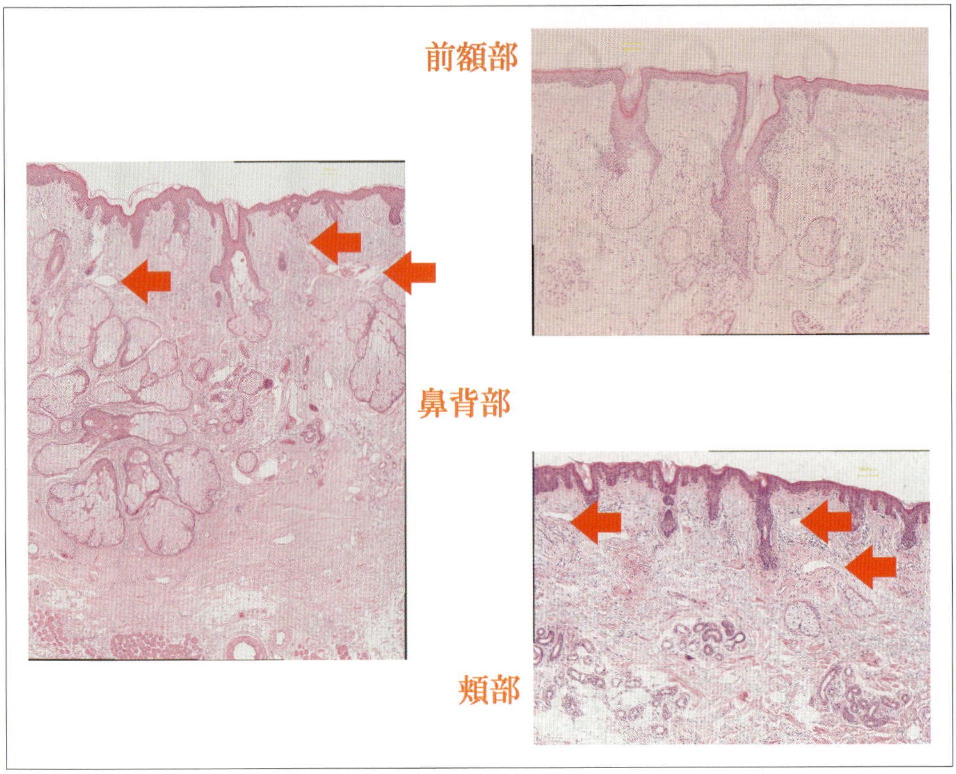

図 11. 前額部，鼻背部，頬部の正常組織像を示す(矢印は血管).
前額部：表面平坦，血管目立たず，毛包脂腺系目立つ.
鼻背部：表面凹凸，血管目立つ，　毛包脂腺系非常に目立つ.
頬　部：表面凹凸，血管目立つ，　毛包脂腺系目立たない.

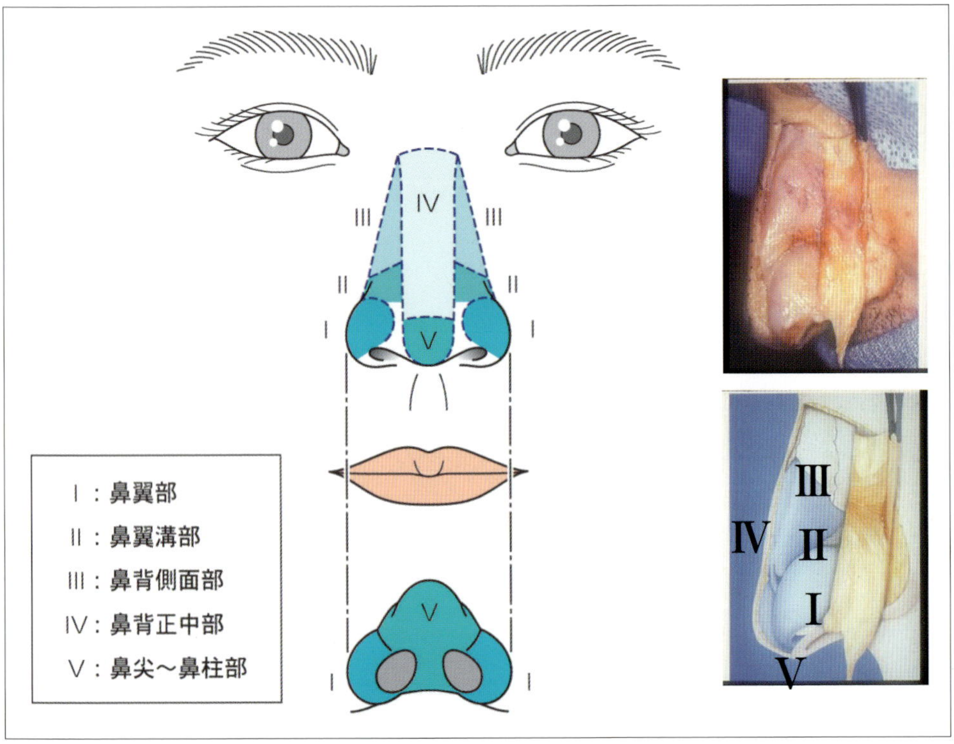

図 12. 基底細胞癌の手術用に正常解剖・組織を鑑みて外鼻部を5つに分割する(文献7の図5から引用).

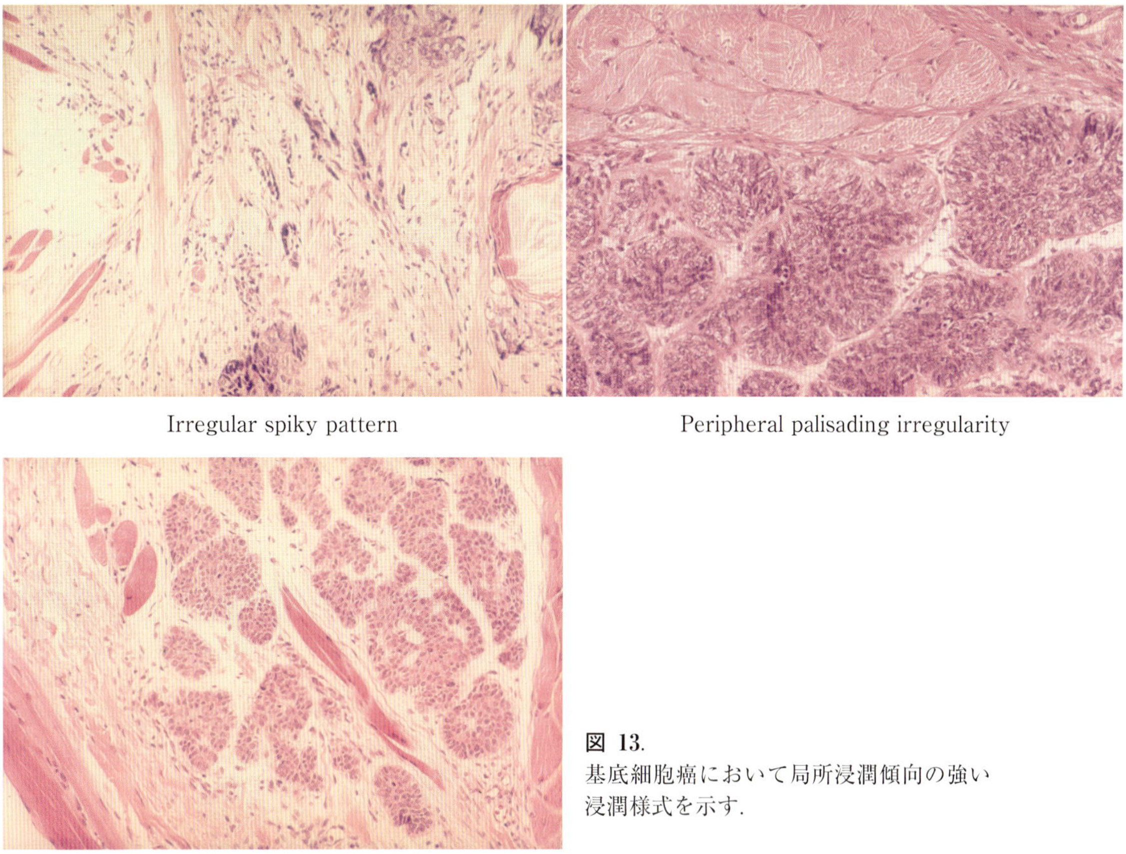

Irregular spiky pattern　　Peripheral palisading irregularity

Micronodular nest

図 13.
基底細胞癌において局所浸潤傾向の強い浸潤様式を示す.

胞癌の組織像の特徴と解剖学的見地により,

1）**鼻翼部**：全層または粘膜下切除後，即時再建

2）**鼻翼溝部**：二期的手術

3）**鼻背側面部**：症例に応じて，二期的手術

4）**鼻背正中部**：症例に応じて，二期的手術

5）**鼻尖～鼻柱部**：二期的手術

上記，「症例に応じて」というのは，術前の病理組織にて取りきることに不安がある場合である．具体的には，Irregular spiky pattern，Peripheral palisading irregularity，Micronodular nest 像（図 13）は局所浸潤傾向が強いため全摘出切除組織像を診た後に取りきれたことを確認してから再建術に臨む方がよい．

1）**鼻翼部**：多くは筋肉まで浸潤する傾向にあるため，全層または粘膜下切除を要するが，完全切除が得られれば遊離縁であるため即時再建術でよい．

2）**鼻翼溝部**：多くが筋肉への浸潤があり，軟骨の隙間や SMAS がわかりにくいため，二期的手術が推奨される．

3）**鼻背側面部**：脂肪層があり筋肉への浸潤が少ない部位である．術前病理にて浸潤傾向にある組織像（図 13）が得られたら，二期的手術が推奨される．

4）**鼻背正中部**：SMAS が明らかに存在し解剖学的バリアとして機能し得るため，鼻背側面同様，術前病理にて浸潤傾向にある組織像（図 13）が得られたら二期的手術が推奨される．

5）**鼻尖～鼻柱部**：解剖学的に腫瘍巣が鼻翼軟骨間に入り込みやすい傾向にあり，同部の結合組織も水平方向よりは垂直方向に配列し毛包脂腺系も真皮深く垂直に陥入するため二期的手術が推奨される．

2．上口唇部

A．上口唇部の正常構造（図 14）

白唇部頭側では皮膚は厚く皮下組織が筋肉との間に介在し毛包脂腺系も比較的よく発達している．尾側に移るにつれて皮下組織が消失していき

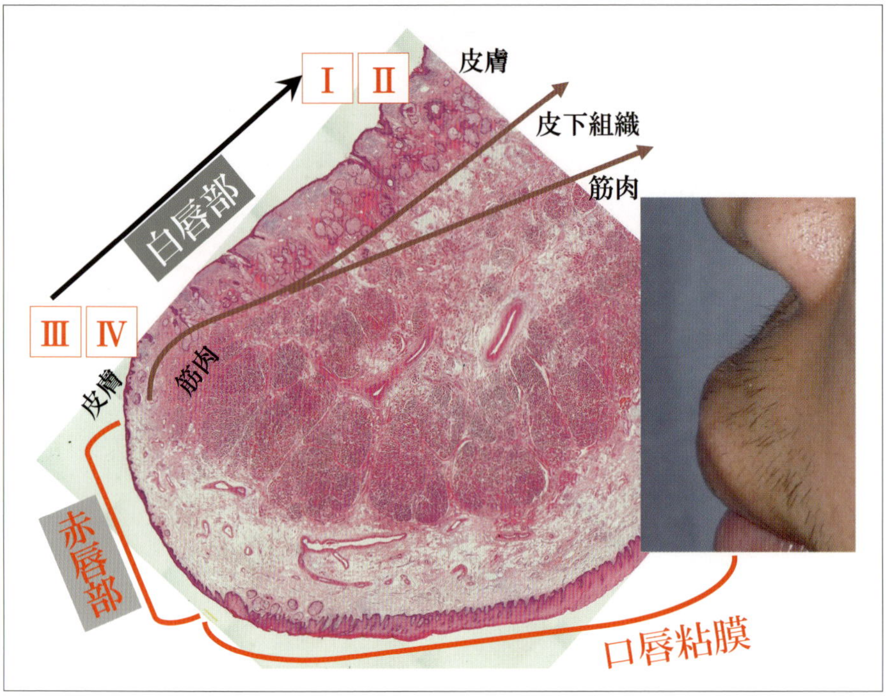

図 14.
上口唇の正常組織像を示す(文献 8 の図 2 から引用).

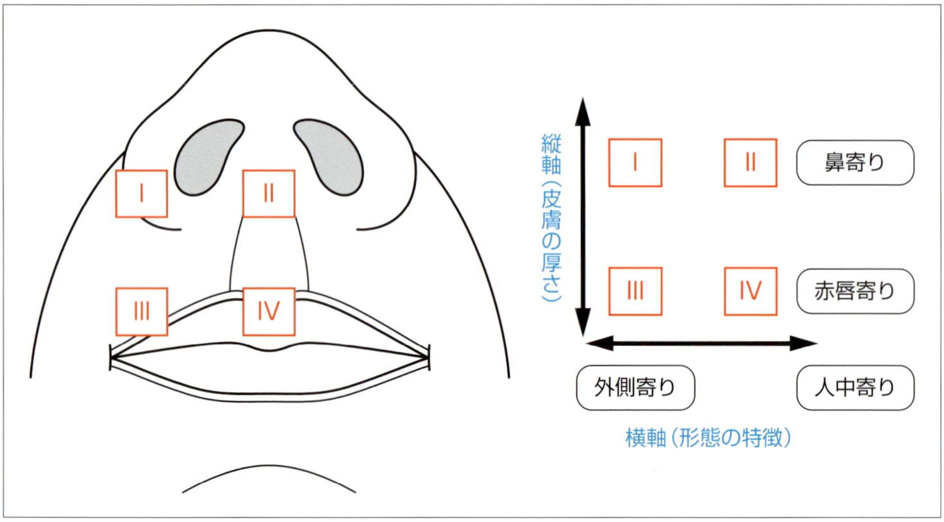

図 15. 基底細胞癌の手術用に，正常解剖・組織を鑑みて上口唇部を 4 つに分割する．縦軸は皮膚の厚さを示し切除の深さを検討する．横軸は形態の特徴を示し再建の方法を検討する．

皮膚も薄くなる．赤唇部では毛包がなくなり筋肉が浅いが，口唇粘膜に移るに従い上皮が厚くなり粘膜下組織も厚くなる傾向がある[8]．

B．部位別切除方法[9]

上記の正常解剖・組織を鑑みて，かつ再建を考慮すると，上口唇部を 4 つに分割することが推奨される(図 15)．解剖学的見地により，切除に関しては白唇部では皮膚全層切除，赤唇部では脂肪層がなく筋肉が浅いため筋肉を含んだ切除もしくは口唇全層切除を要する．白唇部では取りきれたことを確認する必要があると考えた症例では二期的再建が推奨されるが，赤唇部では水平マージンの切除に不安さえなければ基本的には即時再建でよい．

文 献

1) 寺師浩人：【オフィスダーマトロジーのための皮膚外科実践マニュアル】適切な手術適応を決めるために，皮膚生検の重要性とその方法と注意点について．MB Derma．**81**：23-29，2003．
Summary 生検組織の手術への有効利用を促した総説である．
2) Terashi, H., et al.：Perineural and neural involvement in skin cancers. Dermatol Surg. **23**：259-264, 1997.
Summary 皮膚悪性腫瘍において神経浸潤時の手術方法を提唱した文献である．
3) Hatano, Y., et al.：Invasion of the lacrimal system by basal cell carcinoma. Dermatol Surg. **25**：823-826, 1999.
Summary 涙点から涙小管～涙嚢～鼻涙管～鼻粘膜へと浸潤した基底細胞癌症例である．
4) 寺師浩人ほか：鼻部基底細胞上皮腫の手術方法―特に部位別，組織別切除方法について―．日形会誌．**12**：596-601，1992．
Summary 外鼻部基底細胞癌の部位別切除方法を最初に提唱した論文である．
5) Terashi, H., et al.：Adequate depth of excision for basal cell carcinoma of the nose. Ann Plast Surg. **48**：214-216, 2002.
Summary 外鼻部基底細胞癌の部位別切除方法を特に深部切除について言及した最初の論文である．
6) 寺師浩人ほか：外鼻基底細胞癌100症例の必要切除深度に応じた部位別再建術式の選択．日頭顎顔会誌．**21**：203-212，2005．
Summary 外鼻基底細胞癌の部位別切除および再建方法をまとめたわかり易い論文である．
7) 寺師浩人：【Oncoplastic Skin Surgery―私ならこう治す！】外鼻皮膚腫瘍．PEPARS．**76**：28-36, 2013.
Summary Oncoplastic Skin Surgeryの概念を導入した外鼻皮膚腫瘍手術の総説である．
8) 寺師浩人：【口唇部周囲の組織欠損】口唇再建の考え方．PEPARS．**49**：1-8，2011．
Summary 口唇再建の基本的考え方を述べた総説で，正常口唇組織を詳述している．
9) 寺師浩人ほか：上口唇基底細胞上皮腫の手術方法の検討．日形会誌．**16**：381-387，1996．
Summary 上口唇部基底細胞癌の部位別切除および再建方法を提唱した最初の論文である．

PEPARS No.100：34-41，2015

◆特集／皮膚外科のための皮膚軟部腫瘍診断の基礎

I．臨床ならびに病理診断

Melanoma を中心とした黒色病変に対する皮膚腫瘍病理の見方

中村　泰大*

Key Words：悪性黒色腫(malignant melanoma)，脂漏性角化症(seborrheic keratosis)，基底細胞癌(basal cell carcinoma)，エクリン汗孔腫(eccrine poroma)，海面状血管腫(cavenous hemangioma)，Spitz 母斑(Spitz nevus)

ポイント
1）黒色を呈する皮膚悪性腫瘍の代表的なものは悪性黒色腫(メラノーマ)である．
2）黒色皮膚病変は他にも色素性母斑，基底細胞癌，脂漏性角化症，色素性エクリン汗孔腫などがあるが，時に臨床所見のみでは鑑別が困難なことがある．
3）確定診断には組織学的診断が必須であるが，Clark 母斑，Spitz 母斑など，病理組織検査でも，鑑別が困難な疾患も存在する．
4）黒色皮膚病変全般の皮膚病理の見方に精通し，的確に診断することは，治療を行う上で重要である．
5）本稿では，メラノーマおよびメラノーマとの鑑別が必要になる黒色皮膚病変について，各疾患の病理所見につき解説し，鑑別のポイントを述べる．

はじめに

黒色を呈する代表的な悪性腫瘍はメラノーマであり，的確な診断に基づいた治療が重要である．一方，臨床的に黒色を呈する皮膚病変は各種母斑(先天性色素性母斑，Clark 母斑，Spitz 母斑)，基底細胞癌，脂漏性角化症，血管腫，色素性エクリン汗孔腫などがある．近年のダーモスコピーの登場により，黒色皮膚病変の臨床診断の精度は飛躍的に向上したが，依然鑑別に苦慮することも少なくない．確定診断には，最終的に病理診断が不可欠であり，黒色皮膚病変全般の皮膚病理の見方を熟知することは極めて重要である．

本稿ではメラノーマおよび黒色を呈する皮膚病変を中心に，代表的な病理所見とメラノーマとの具体的な鑑別のポイントについて述べる．

* Yasuhiro NAKAMURA，〒350-1298 日高市山根 1397-1 埼玉医科大学国際医療センター皮膚腫瘍科・皮膚科，准教授

I．メラノーマ

メラノサイトの悪性化により生じる皮膚悪性腫瘍であり，表皮内のメラノサイトから de novo に生じるものがほとんどと考えられているが，母斑由来のものも少数ながらみられ，特に先天性巨大色素性母斑からの発生がみられることもある．

1．臨床病型分類(Clark 分類)

主として悪性黒子型，表在拡大型，末端黒子型，結節型の 4 種類に分類される[1)2)](図 1)．その他に口腔，鼻腔，膣，外陰などの粘膜部メラノーマがあるが，誌面の都合上割愛する．

2．組織所見

表皮内を腫瘍細胞が主に水平方向に拡大する水平増殖期ののちに，真皮内に浸潤・増殖して腫瘍塊を形成する垂直増殖期に移行する．ある程度進行した垂直増殖期の病変では臨床，病理所見ともに診断は容易であるが，水平増殖期の *in situ* または早期病変では，増殖する腫瘍細胞も少なく，個々の細胞異型も軽度であり，診断に苦慮することも多い．

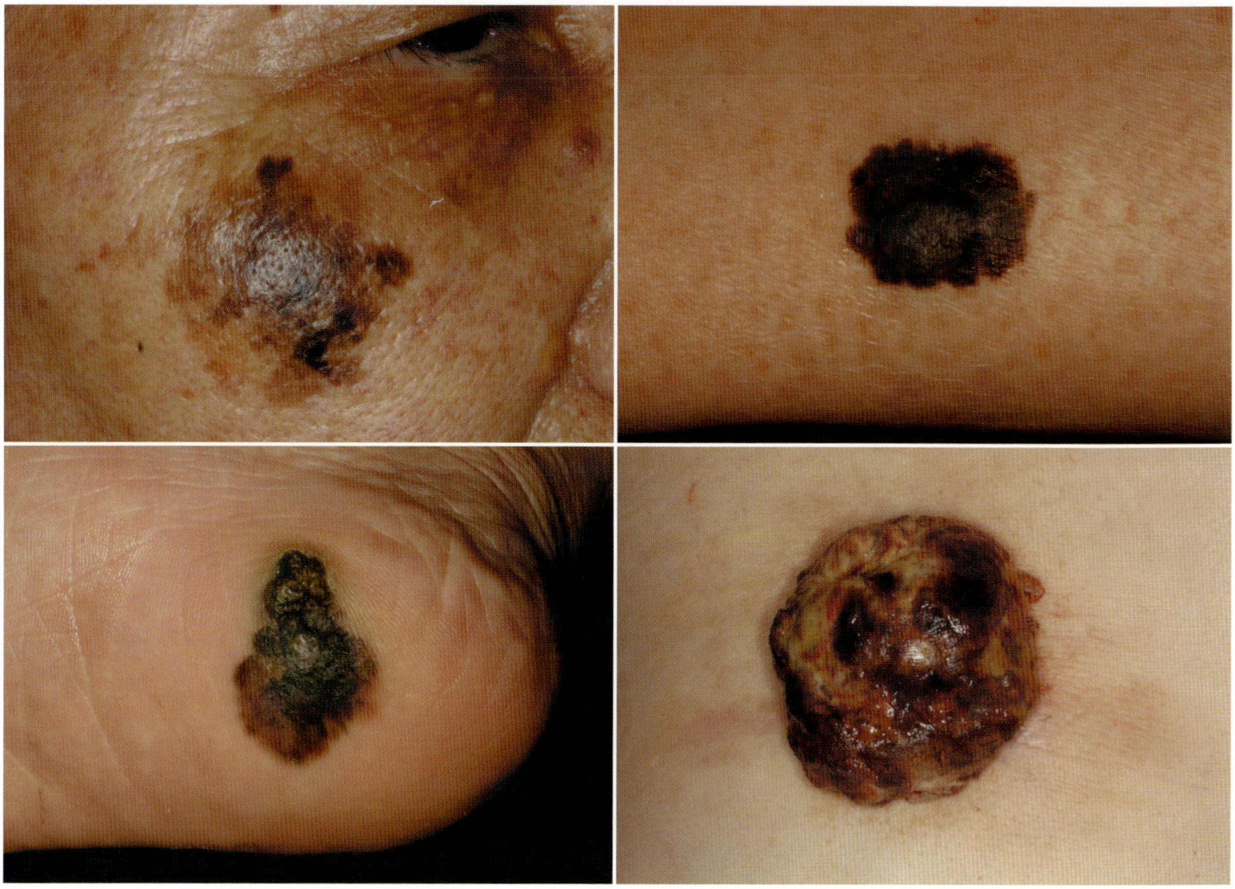

a | b
c | d

図 1．メラノーマの臨床病型
a：悪性黒子型(顔面)　b：表在拡大型(下腿)
c：末端黒子型(踵部)　d：結節型(腹部)

メラノーマの全体的な病理組織学的特徴[3]は以下のようになる．

• **病変の大きさ**：一般に 6 mm を超える病変はメラノーマの可能性が高い．

• **左右非対称性**：表皮内病変での孤立性，小胞巣を形成するメラノサイト，表皮内，真皮浅層のメラニン沈着の分布，真皮浅層のリンパ球浸潤などが不均一，非対称性に分布する．

• **表皮上層への腫瘍増殖**：メラノサイトが孤立性ないし胞巣状に表皮上層へ進展する所見がみられる．通常母斑ではメラノサイトは表皮基底層へ増殖するが，母斑表面に外的刺激などが加わると，少数のメラノサイトが表皮上層にみられる場合がある．

• **付属器のメラノサイトの存在**：正常皮膚ではエクリン汗腺表皮内導管部や毛包上皮内にメラノサイトは存在せず，先天性色素性母斑および悪性黒色腫においてみられる．足底では皮丘部の表皮突起や皮丘部汗管壁のメラノサイト集簇は，メラノーマでみられ，ダーモスコピーの所見に反映している．

• **真皮深層での成熟傾向(maturation)欠如**：母斑では真皮進展したメラノサイトは深層になるに従い胞巣の形成はなくなり，メラニン産生を欠く小型紡錘型の細胞形態をとるが，メラノーマではこの傾向は乏しく，真皮深層でも大型のメラニン含有細胞がみられる．

3．臨床病型ごとの病理組織学的特徴[4]

A．悪性黒子型黒色腫

境界不明瞭，左右非対称性である．早期病変では萎縮した表皮内の基底層に軽度の異型メラノサイト増殖とメラニン沈着がみられる．増殖するメラノサイトは配列が不規則となり，進行すると，基底層全体を異型メラノサイトが占有するように

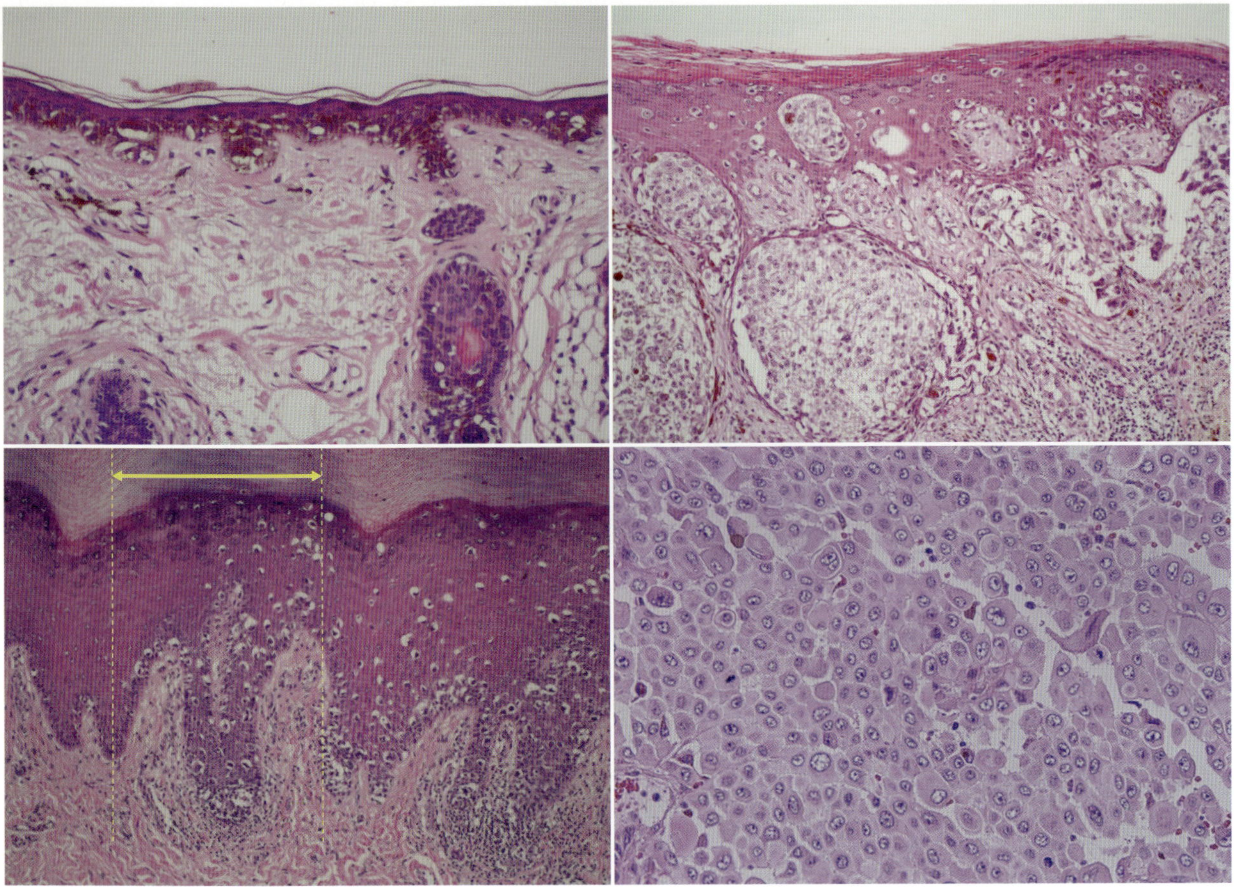

図 2. メラノーマ各臨床病型における病理組織学的特徴

a：悪性黒子型．萎縮した表皮内基底層側に増殖する異型メラノサイト
b：表在拡大型．Pagetoid cell が表皮内で不規則に増殖
c：末端黒子型．皮丘に相当する表皮内にメラノサイトが増生(黄色点線間)
d：結節型．真皮内に増殖する異型 epithelioid cell

a	b
c	d

なる(図 2-a)．真皮浸潤した結節部は spindle cell から構成される．

B．表在拡大型黒色腫

病変は境界不明瞭，左右非対称である．表皮全層にわたり，豊富で明るい胞体を有する類円形で大型の異型メラノサイト(pagetoid cell)が増殖する(図 2-b)．表皮下層には大小不同の胞巣が不規則に融合する．真皮内は epithelioid cell から構成される結節性浸潤がみられることが多い．

C．末端黒子型黒色腫

表皮は不規則に肥厚し，基底層を中心としたメラノサイトの増殖，メラニン沈着の配列も不規則である．手掌足底では皮丘に相当する部位の表皮にもメラノサイトが顕著となる(図 2-c)．表皮内に増殖する細胞は spindle cell や dendritic cell が多い．真皮浸潤した部位は spindle cell から構成されることが多い．

D．結節型黒色腫

臨床的には水平増殖期を経ずに垂直増殖期として発生するとされるために，表皮病変に加えて，真皮内に左右対称性で境界明瞭な結節を形成する．結節を構成するのは異型 epithelioid cell であることが多い(図 2-d)．表皮内病変は真皮の結節病変を超えた表皮突起 3 個以内に留まる．

II．メラノーマと鑑別が必要な黒色病変

メラノーマ以外に黒色を呈する病変では，臨床的に鑑別を有するが病理組織学的には鑑別が容易な病変と，臨床・病理組織共に鑑別が難しい病変に分けられる．

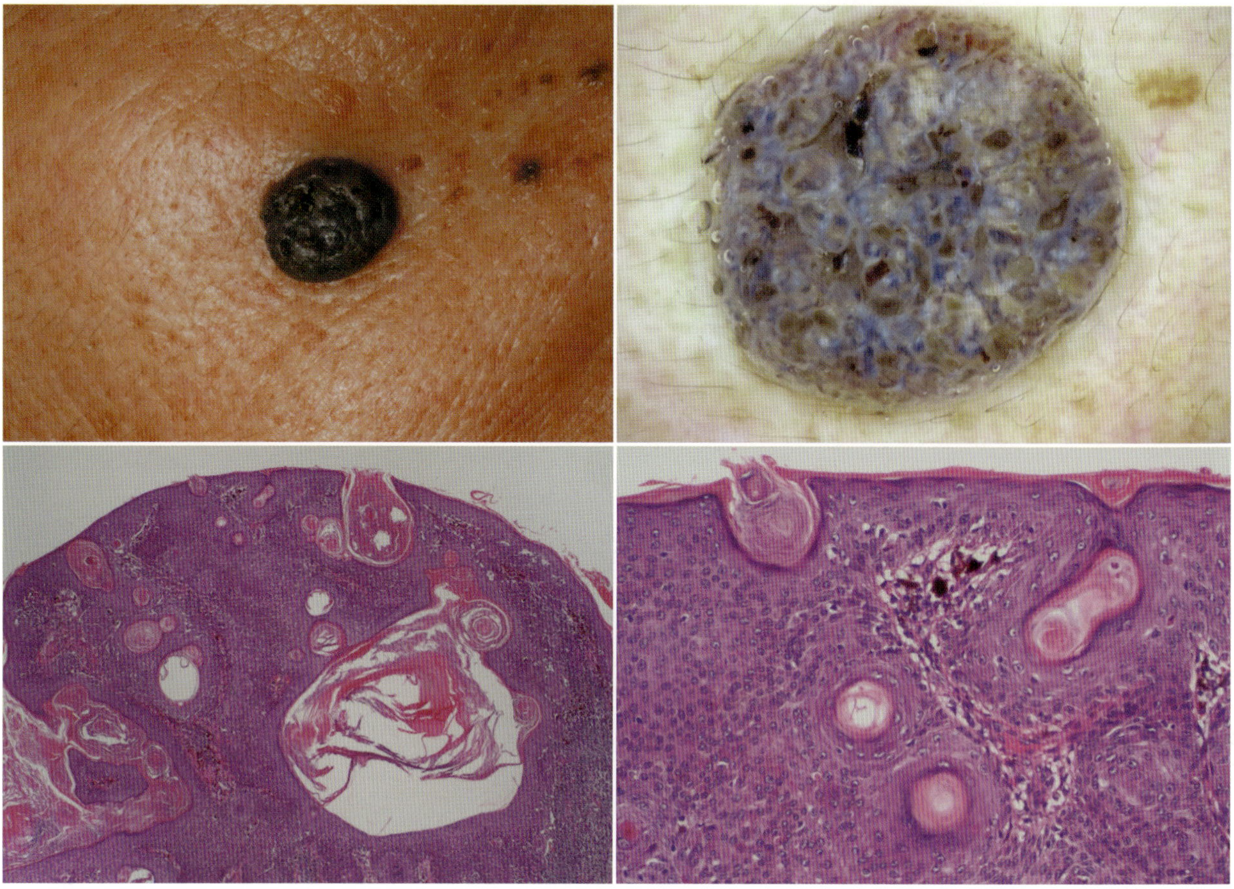

a | b
c | d

図 3．脂漏性角化症
a：右頬部の黒色結節
b：ダーモスコピー所見．表面に見える黒色小点が comedo-like openings に相当
c：病理組織弱拡大像(HE 染色 4×)
d：異型のない好塩基性腫瘍細胞間に偽角質嚢腫あり(HE 染色 20×)

1．病理組織学的に鑑別が容易な病変

A．脂漏性角化症

青年期以降に露光部を中心に生じ，茶褐色から黒褐色の扁平隆起性局面，結節，腫瘤などの臨床像を示す(図 3-a)．ダーモスコピーにて comedo-like openings，milia-like cyst を有することが多く(図 3-b)，本所見だけでもメラノーマとの鑑別が可能である[5]．病理組織所見もメラノーマとの鑑別が問題になることはなく，通常好塩基性の細胞が外方に増殖し，偽角質嚢腫を病変内に含む．深部への浸潤傾向はない(図 3-c, d)．

B．基底細胞癌

通常は肉眼所見のみで診断は容易であるが，時にメラノーマとの鑑別に苦慮することがある．結節潰瘍型基底細胞癌が最多であり，典型的な臨床所見は表面に蠟状の光沢を有する黒色小結節，腫瘤(図 4-a)で，しばしば病変中央に潰瘍を有する．ダーモスコピーでは色素ネットワークを示さず，black globules，dots がみられ，辺縁に maple-leaf 構造もしばしば認められる(図 4-b)．病変表面に樹枝状血管拡張を伴うことが多い[5]．病理組織像は好塩基性腫瘍細胞が表皮より連続して真皮に増殖し(図 4-c, d)，腫瘍胞巣の辺縁では柵状配列を示し(図 4-d)，しばしば間質との裂隙形成もみられる．

C．静脈奇形(海面状血管腫)

静脈奇形も時に奇形静脈内のうっ滞による血栓・塞栓形成に伴い，表面から黒色調に見えることがあり(図 5-a)，時にメラノーマとの鑑別を有する．視診にて詳細に観察すると，表面に奇形血管内の血液の色を反映した紫紅色点状部位が観察

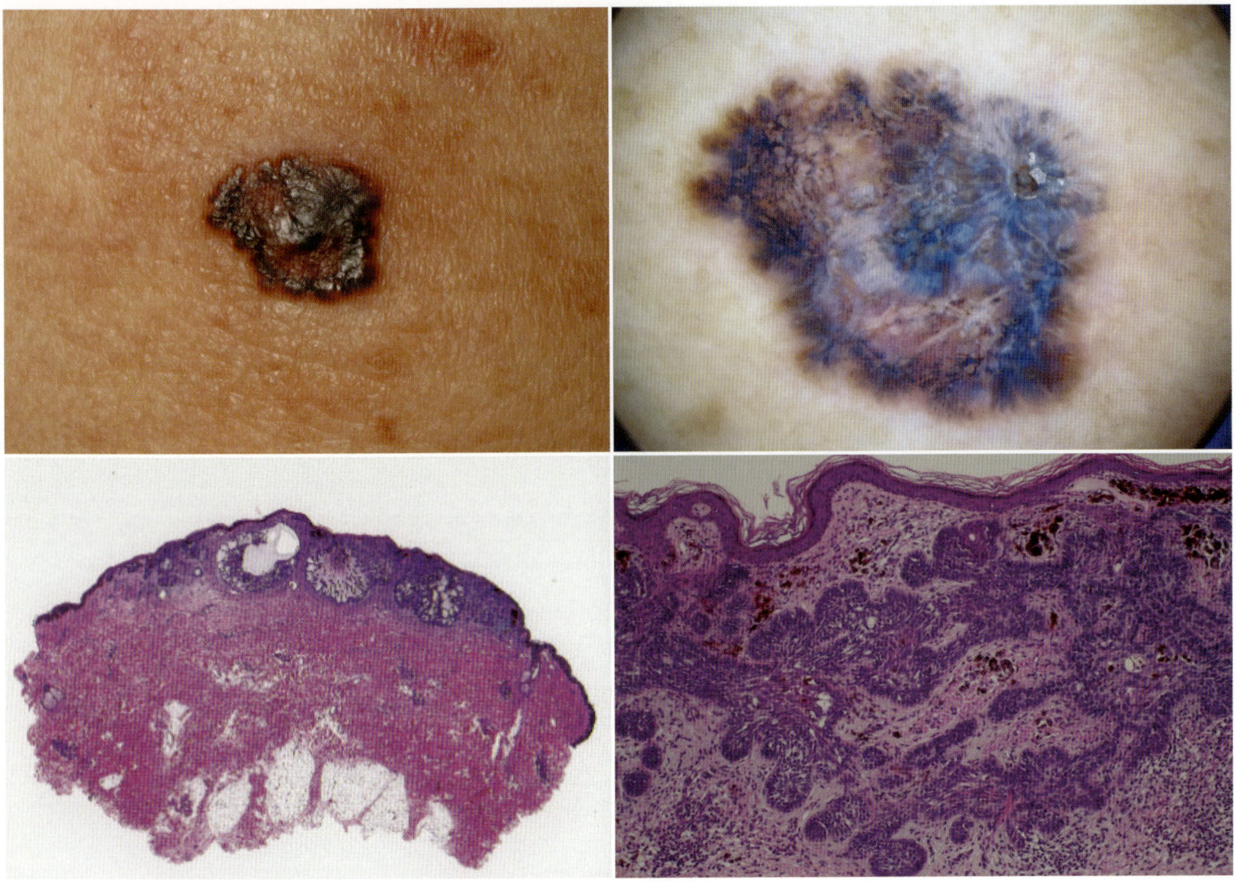

図 4．基底細胞癌

a：腹部の黒色隆起局面
b：ダーモスコピー所見
c：病理組織肉眼像(HE 染色 1×)
d：表皮から連続して，好塩基性腫瘍細胞が真皮浅層に増殖(HE 染色 10×)

a	b
c	d

できる．ダーモスコピーでは紫紅色，赤青色小湖が集簇しており(図 5-b)，血管腫としての診断は可能である．病理組織的には真皮下に拡張した管腔が増生し，管腔内に赤血球が充満する(図 5-c，d)．

D．色素性エクリン汗孔腫

通常，エクリン汗孔腫は広基性の紅色小結節ないし腫瘤の臨床像を呈するが，色素を呈すると臨床上メラノーマに酷似した所見をとることがある(図 6-a)．病理組織学的には表皮と連続して小型好塩基性細胞(poroma cell)が真皮内に結節巣を形成しながら増殖する．結節巣内にしばしば囊胞を形成する．Poroma cell は類円形で大きさが一様であり，高度の核異型や核分裂像を伴うことはない．腫瘍胞巣内の所々に孔の形成がみられる(図 6-b，c)．

2．臨床・病理組織所見共に鑑別が難しい病変

A．Spitz 母斑

良性の母斑で大型紡錘型，卵円形，類上皮様のメラノサイトが増殖し，主として複合母斑の形態をとる．一般に若年者に好発し，小児の顔面と若年女性の下肢に好発する(図 7-a)．多くは 10 mm 未満であり，これを超える病変はメラノーマとの鑑別がしばしば問題となる．ダーモスコピー所見が鑑別に有用なことがあり，全周性に分枝状線条が放射状に配列する star-burst pattern の像をとる(図 7-b)．

病理組織学的には類上皮細胞様ないし紡錘型の細胞から成る母斑であり，これらの細胞が大型で異型性を示すために，メラノーマとの鑑別がしばしば問題になる．弱拡大での全体の構築が重要で

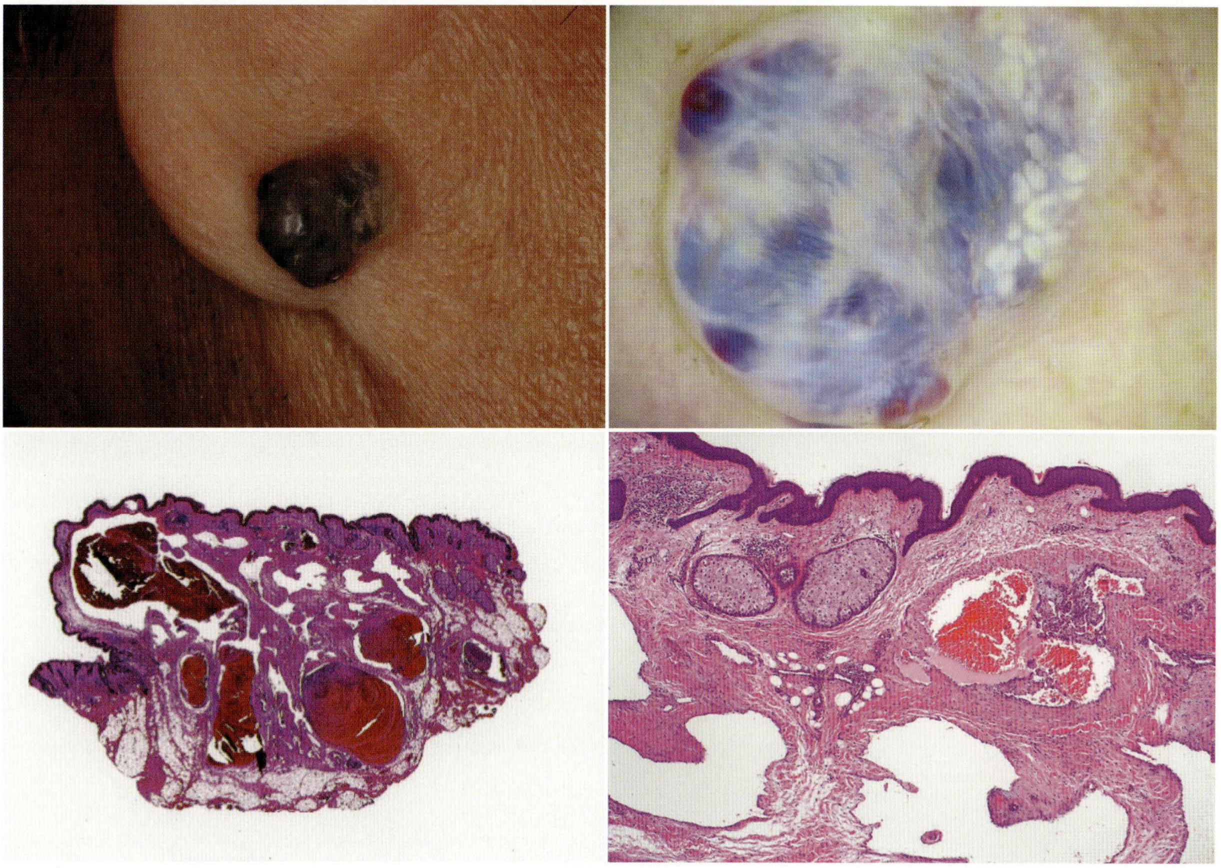

a | b
c | d

図 5． 海綿状血管腫

a ：左耳後部の青黒色腫瘤
b ：ダーモスコピー所見
c ：病理組織肉眼像(HE 染色)．真皮から皮下脂肪層にかけて拡張した多数の管腔あり
d ：管腔内には赤血球が充満する部位がみられる．

a
b | c

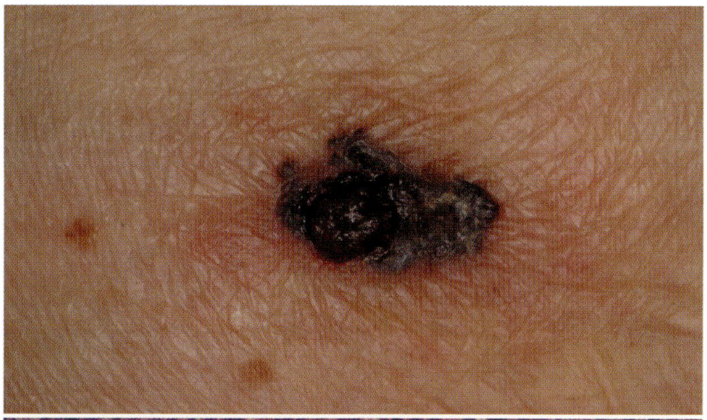

図 6．
色素性エクリン汗孔腫
a ：下腹部の黒色結節
b ：病理組織弱拡大像(HE 染色 4×)
c ：Poroma cell の拡大像(HE 染色 20×)

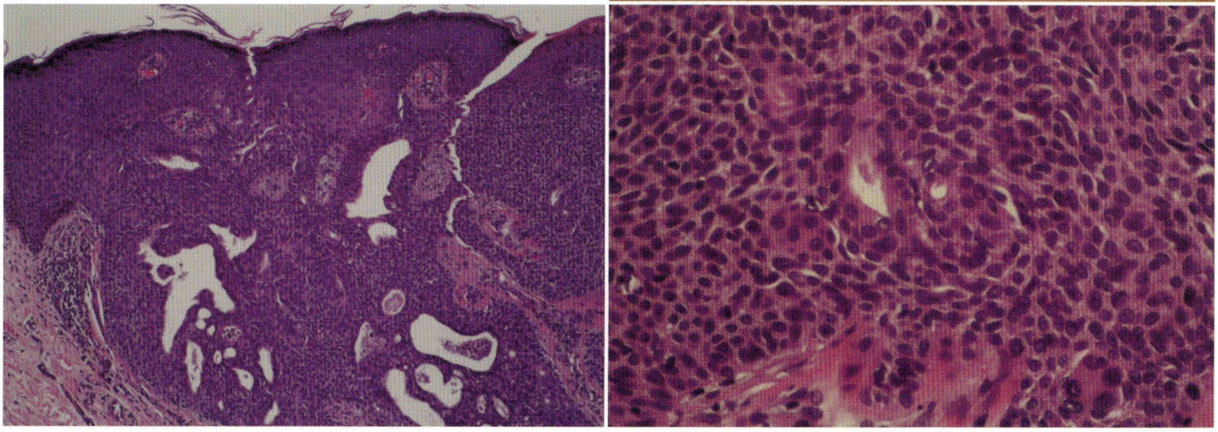

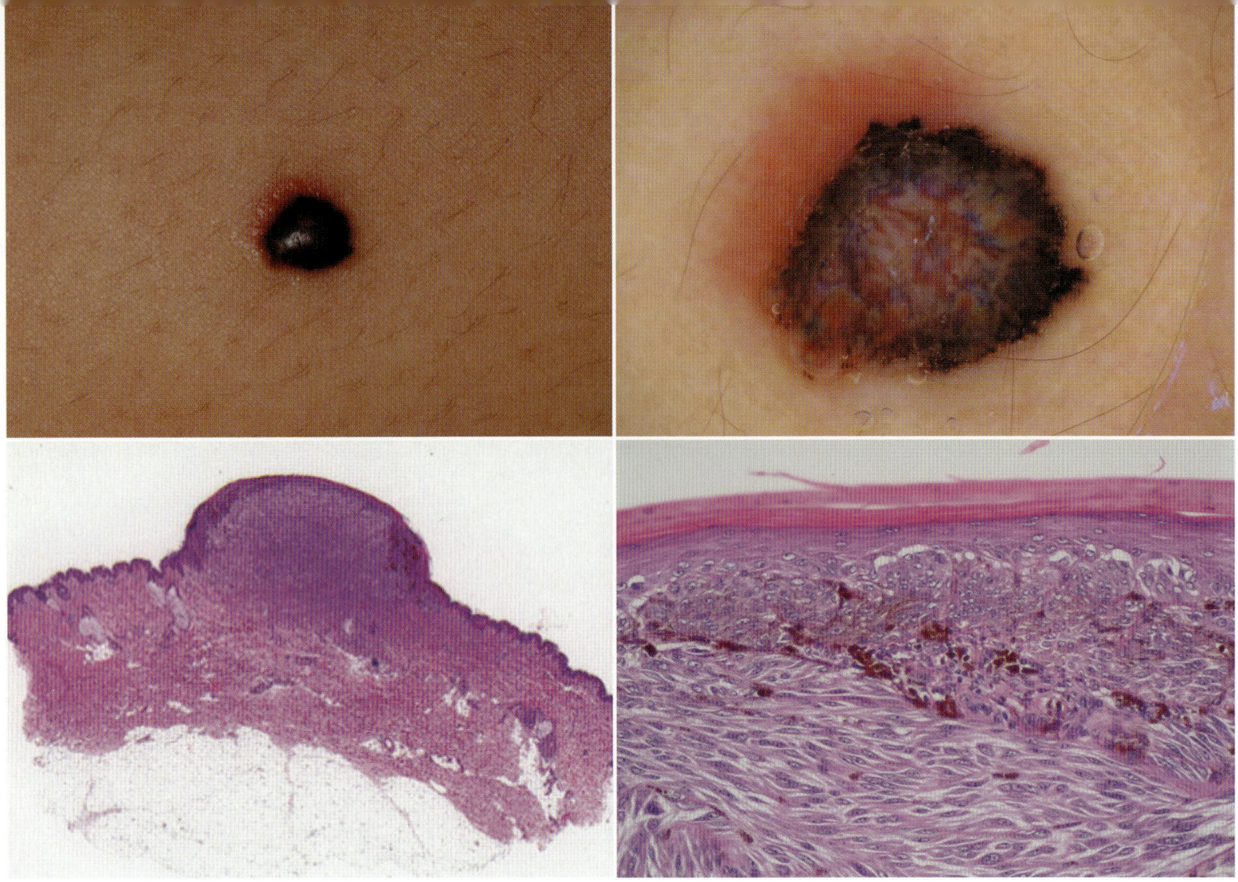

図 7. Spitz 母斑

a：大腿の黒色結節　b：ダーモスコピー所見
c：病理組織弱肉眼像(HE 染色 1×)　d：表皮真皮境界部の拡大像(HE 染色 20×)

a	b
c	d

あり，左右対称性の構築を示し(図 7-c)，通常表皮表層への個別性増殖は目立たず，胞巣の形成が主体である(図 7-d)．また，表皮真皮境界部での胞巣上部の裂隙(cap-like spaces)，真皮乳頭層での浮腫と血管拡張，好酸球小体(Kamino body)も重要な所見である．

B．Clark 母斑

以前は dysplastic nevus と呼称されメラノーマの前駆病変であると考えられていたが，現在では良性の色素性母斑の一型との考えが優勢である．体幹に好発する 10 mm 程度までの黒色斑(図 8-a)で，しばしば辺縁が不整である．ダーモスコピーでは色調の不対称性が目立つことが多い(図 8-b)．Spitz 母斑と同様に，弱拡大での全体構築がメラノーマに比べて左右対称性であることが特徴である．表皮内の増殖も胞巣形成が主体で，個別性増殖も見られるが，表皮上層には及ばない(図 8-c)．表皮突起の胞巣が隣接する表皮突起と bridging することがある(図 8-d)．

C．先天性色素性母斑

臨床的には不整型の濃い黒色斑を呈することが多いが，多くは生下時より存在するという問診にて鑑別は可能である．病理組織学的には母斑細胞の病変が横方向に帯状に広がり，かつ，毛包などの付属器に沿って真皮深層から一部脂肪層まで母斑細胞がみられることがある．通常深層になるに従い，メラニン産生を欠く小型紡錘型の細胞形態をとる成熟傾向がみられる．この母斑内に臨床的に結節が形成された場合に，benign proliferative nodule[6] とメラノーマの鑑別に苦慮することがある．MIB-I 染色を用いて，結節内に異型細胞による proliferation center の有無を検索することで診断の一助となる[7]．

おわりに

黒色皮膚病変を臨床および病理組織所見より正

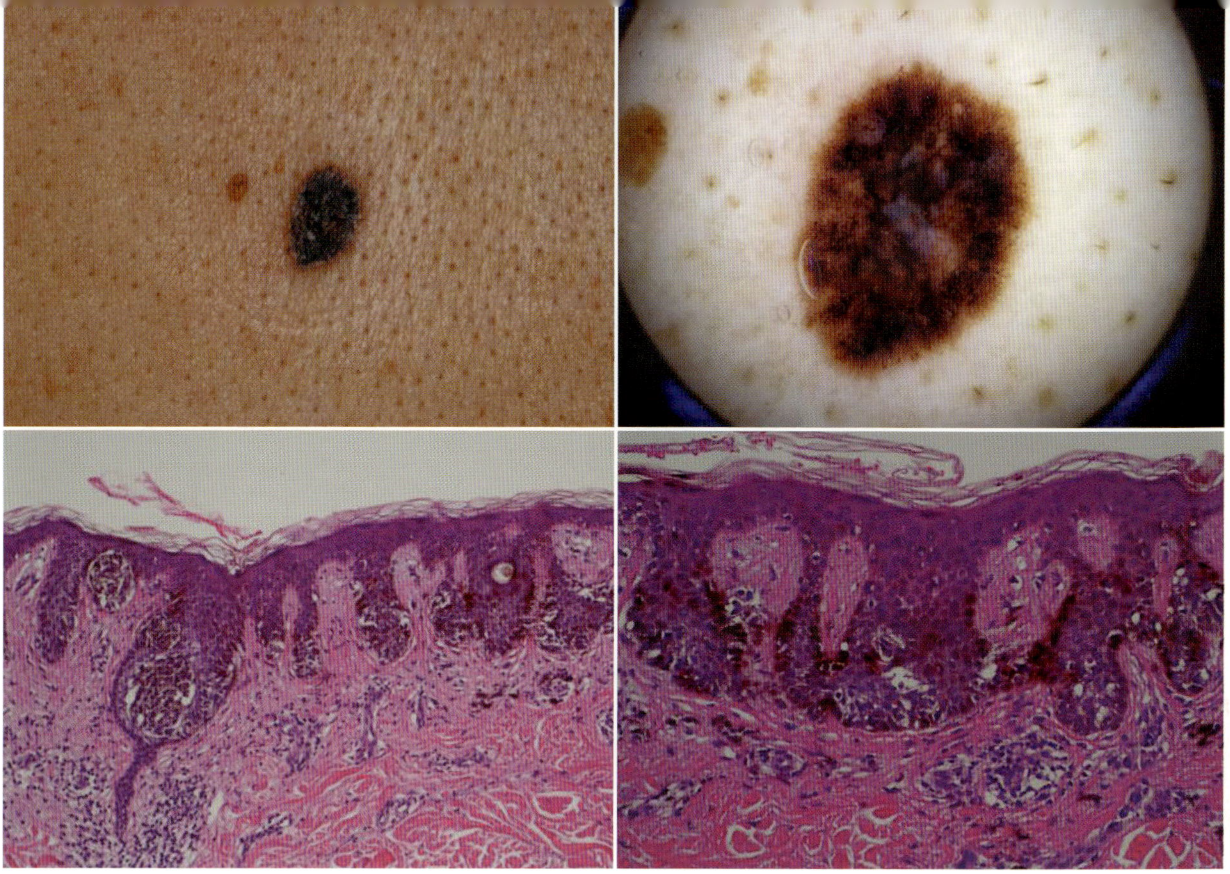

a	b
c	d

図 8. Clark 母斑

a：背部の黒色斑
b：ダーモスコピー所見
c：表皮突起に増殖するメラノサイト胞巣の病理組織弱拡大像(HE 染色 10×)
d：表皮突起の bridging の拡大像(HE 染色 20×)

確に診断することは，的確な治療を行う上で極めて重要である．そのためにも，臨床所見から診断を類推し，病理組織所見にて診断を確定するというプロセスにおいて，皮膚腫瘍外科医が各腫瘍の生物学的特性や視診・病理所見の特徴に精通する必要がある．それでも診断が困難な症例に直面することがあり，その際には皮膚科医，病理医と連携し，十分協議した上で診断を決定し，適切な治療を選択することが重要である．

文 献

1) Clark, W. H., et al.：The histogenesis and biologic behavior of primary human malignant melanoma of the skin. Cancer Res. **29**：705-727, 1969.
2) Reed, R. J.：Acral lentiginous melanoma. In：New Concepts in Surgical Pathology of the Skin. Reed, R. J., ed.. 89-90, Wiley, New York, 1976.
3) 真鍋俊明，清水道生編：腫瘍病理鑑別診断アトラス　皮膚腫瘍Ⅱ　メラノサイト系腫瘍とリンパ・組織球・造血系腫瘍．文光堂，2010.
4) 清原隆宏：悪性黒色腫の検査・診断　病理組織検査　悪性黒色腫の組織学的分類．日本臨牀．**46**(増)：250-256，2013.
5) Marghoob, A. A., et al.：Proposal for a revised 2-step algorithm for the classification of lesions of the skin using dermoscopy. Arch Dermatol. **146**：426-428, 2010.
Summary　顔面・体幹の色素性病変の鑑別法として提唱されたダーモスコピーによる 2 段階診断法.
6) Phadke, P. A., et al.：Proliferative nodules arising within congenital melanocytic nevi：a histologic immunohistochemical, and molecular analyses of 43 cases. Am J Surg Pathol. **35**：656-669, 2011.
7) 新井栄一：悪性黒色腫の検査・診断　病理組織検査　母斑との鑑別．日本臨牀．**46**(増)：257-260, 2013.

PEPARS No.100：42-51, 2015

◆特集／皮膚外科のための皮膚軟部腫瘍診断の基礎

PEPARS

Ⅰ．臨床ならびに病理診断

有棘細胞癌をはじめとする Non-Melanoma Skin Cancer に対する皮膚腫瘍病理の診方

松下茂人[*1]　青木恵美[*2]

Key Words：有棘細胞癌(squamous cell carcinoma)，日光角化症(actinic keratosis)，Bowen 病(Bowen's disease)，ケラトアカントーマ(keratoacanthoma)，基底細胞癌(basal cell carcinoma)，乳房外パジェット病(extramammary Paget's disease)，メルケル細胞癌(Merkel cell carcinoma)

ポイント

1）有棘細胞癌は Non-Melanoma Skin Cancer の代表的疾患の１つである．
2）有棘細胞癌の診断のみならず，その上皮内病変である日光角化症や Bowen 病について理解することは，それらの早期発見や早期治療のためにも重要である．
3）これらの疾患の診断には病理組織学的検討が必要であり，疾患を理解することはその病理を知ることである．
4）本稿では，有棘細胞癌をはじめとした Non-Melanoma Skin Cancer の病理組織診断のポイントについて述べる．

はじめに

Non-Melanoma Skin Cancer には代表的疾患である有棘細胞癌をはじめとして，その上皮内病変ととらえられている日光角化症や Bowen 病，さらに基底細胞癌や乳房外パジェット病，メルケル細胞癌などが挙げられる．これらの皮膚悪性腫瘍の診療において，疾患を理解して的確に診断することがより良い治療の出発点となる．このような疾患の理解と診断に欠かせないのが病理組織学的検討であり，その診方を習熟することは診断の根幹となる．本稿では，有棘細胞癌を中心に Non-Melanoma Skin Cancer の病理組織診断のポイントについて述べる．

[*1] Shigeto MATSUSHITA，〒890-0853　鹿児島市城山町 8-1　独立行政法人国立病院機構鹿児島医療センター皮膚腫瘍科・皮膚科，医長
[*2] Megumi AOKI，同

Ⅰ．有棘細胞癌(SCC)

1．SCC の臨床所見

有棘細胞癌(SCC)は表皮角化細胞由来の悪性腫瘍である．有棘細胞癌の半数以上は日光露出部に好発し，長期間の紫外線曝露が原因とされる．それ以外に熱傷瘢痕や慢性放射性皮膚炎，うっ滞性潰瘍などの難治性皮膚潰瘍から生じる．臨床的に紅色調の局面・結節を呈して黄白色調の角化・痂皮を伴うことが多く，潰瘍を形成して悪臭を伴うこともある(図 1-a)．このような臨床所見を呈したり，保存的治療でも改善がみられない難治性皮膚潰瘍に対しては，SCC を疑って積極的に生検を行うべきである．

2．SCC の病理組織所見

通常，表皮と連続性に不正形の胞巣を形成した異型のあるケラチノサイトが浸潤性に増殖する(図 1-b～d)．腫瘍胞巣には角化所見がみられることが多く，腫瘍細胞の成熟度が高分化型の場合

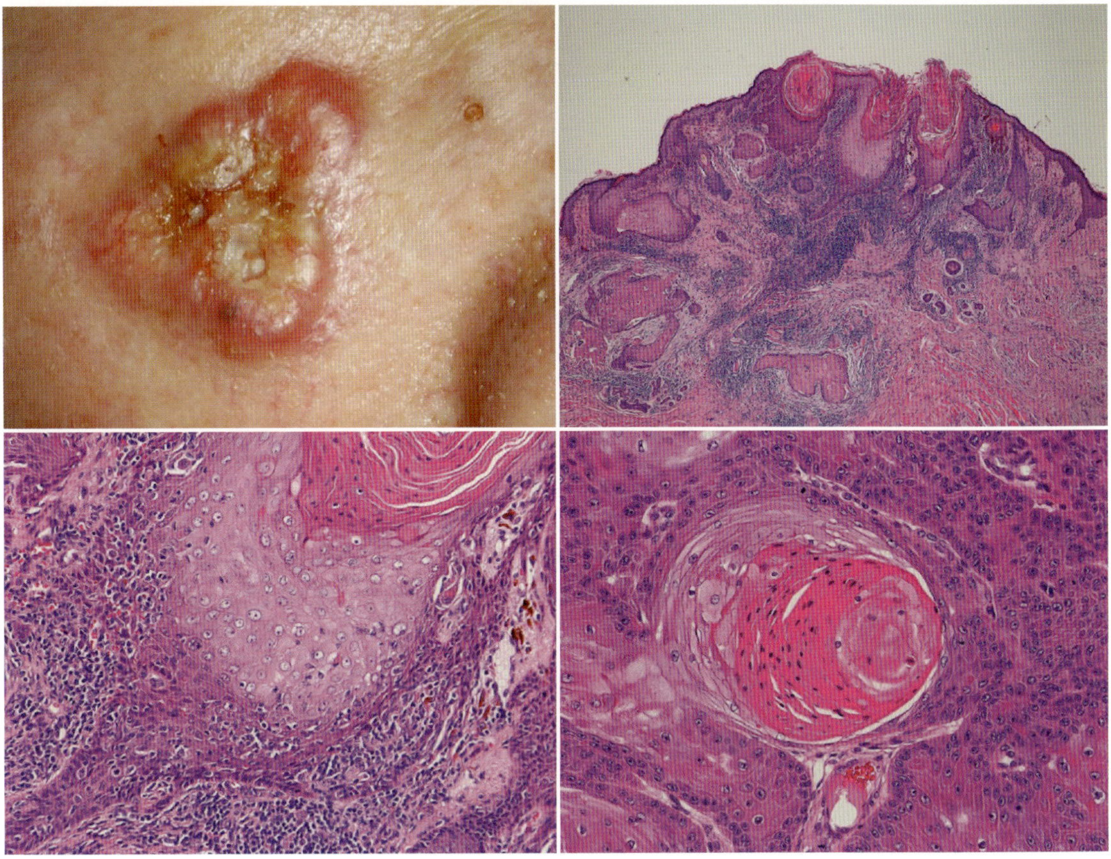

a|b
c|d

図 1. SCC の臨床・病理所見
a：臨床所見(右頬部)
b：病理所見．表皮と連続性に腫瘍細胞が浸潤性に増殖
c：異型ケラチノサイトが増殖
d：異常角化(癌真珠；cancer pearl)像

は，小さな異常角化(癌真珠；cancer pearl)がしばしばみられる(図 1-d)が，低分化となると角化所見はみられず再発・転移をきたして予後が不良となることがある．SCC が日光露出部に生じた場合には，SCC の周囲に日光角化症の所見(後述)がみられる．特徴的な病理像を呈する SCC には，棘融解型(acantholytic type)，紡錘細胞型(spindle cell type)，疣状癌(verrucous carcinoma)などがある．

A．棘融解型(acantholytic type)

Adenoid，pseudograndular などとも呼ばれ，腫瘍細胞間の接着が弱くバラバラに離開して，腫瘍細胞で裏打ちされた偽腺性，管腔状構造を呈する(図 2-a)．

B．紡錘細胞型(spindle cell type)

腫瘍細胞が線維芽細胞のように紡錘形を呈するもので(図 2-b)，間葉系腫瘍やメラノーマとの鑑別を有することがあり，ケラチンやビメンチン，デスミン，S100，HMB-45，factor Ⅷ/CD31 などの免疫染色で鑑別を行うことが必要となることがある[1]．Spindle cell type SCC は分化度が低いため再発・転移をきたしやすいと言われている．

C．疣状癌(verrucous carcinoma)

過角化，不全角化，表皮肥厚を伴い，胞体がやや好酸性に染まり核が小さめの異型性に乏しく分化度が高いケラチノサイトが，充実性胞巣を形成して圧排性増殖を示す(図 2-c)．

Ⅱ．上皮内 SCC

1．日光角化症(AK)

長期間の紫外線曝露によって生じる日光角化症(AK)は，紅色調の斑状病変，萎縮性紅斑であり表面の一部に鱗屑や痂皮を軽度有することが多い

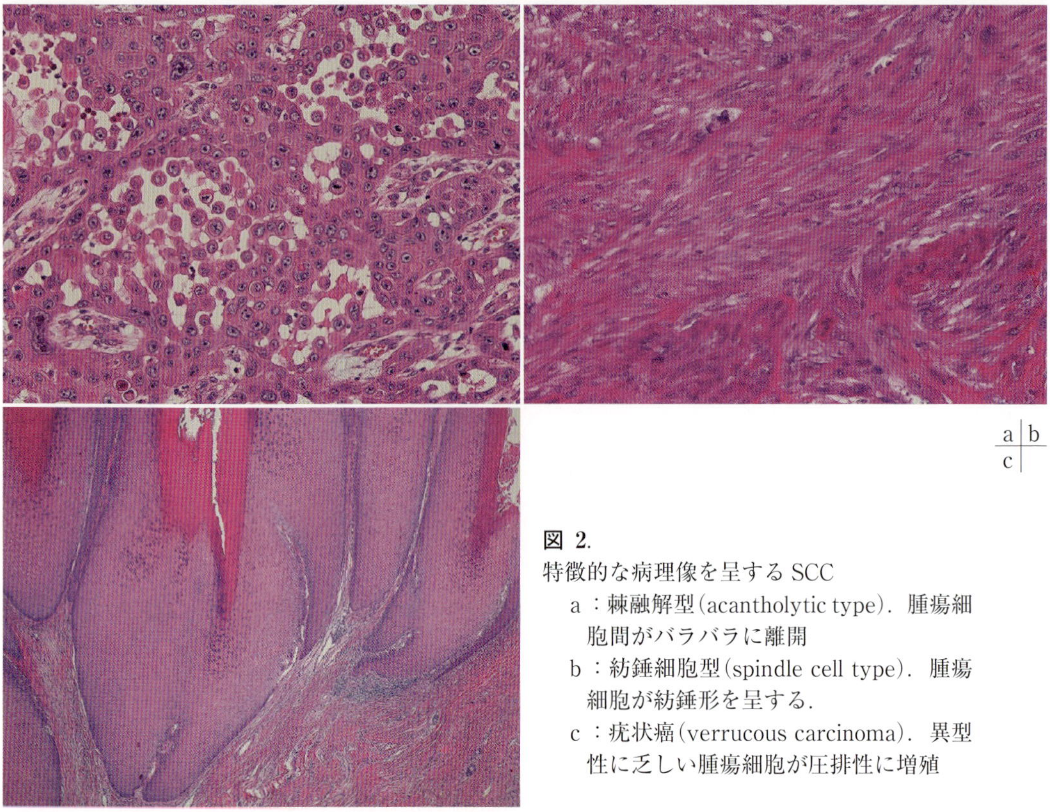

a | b
c |

図 2.
特徴的な病理像を呈する SCC
a：棘融解型(acantholytic type). 腫瘍細胞間がバラバラに離開
b：紡錘細胞型(spindle cell type). 腫瘍細胞が紡錘形を呈する.
c：疣状癌(verrucous carcinoma). 異型性に乏しい腫瘍細胞が圧排性に増殖

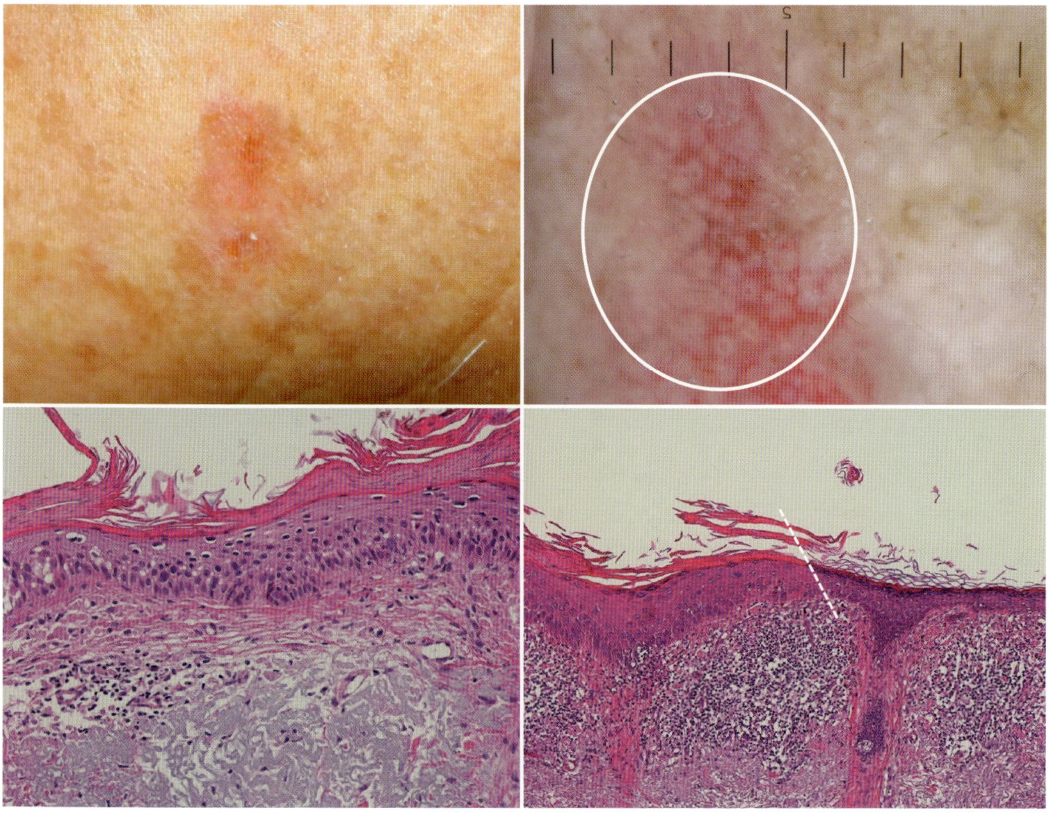

図 3. 日光角化症

a | b
c | d

a：左頬部の萎縮性紅斑
b：ダーモスコピー所見. Red pseudonetwork/strawberry pattern(丸囲み)
c：表皮基底層部に核異型のあるケラチノサイトが配列の乱れを伴い存在し, 真皮には日光性弾性線維症(solar elastosis)と炎症細胞浸潤がみられる.
d：点線の左側は不全角化を示す腫瘍部分, 右側は正常角化を示す正常部分(pink and blue sign)

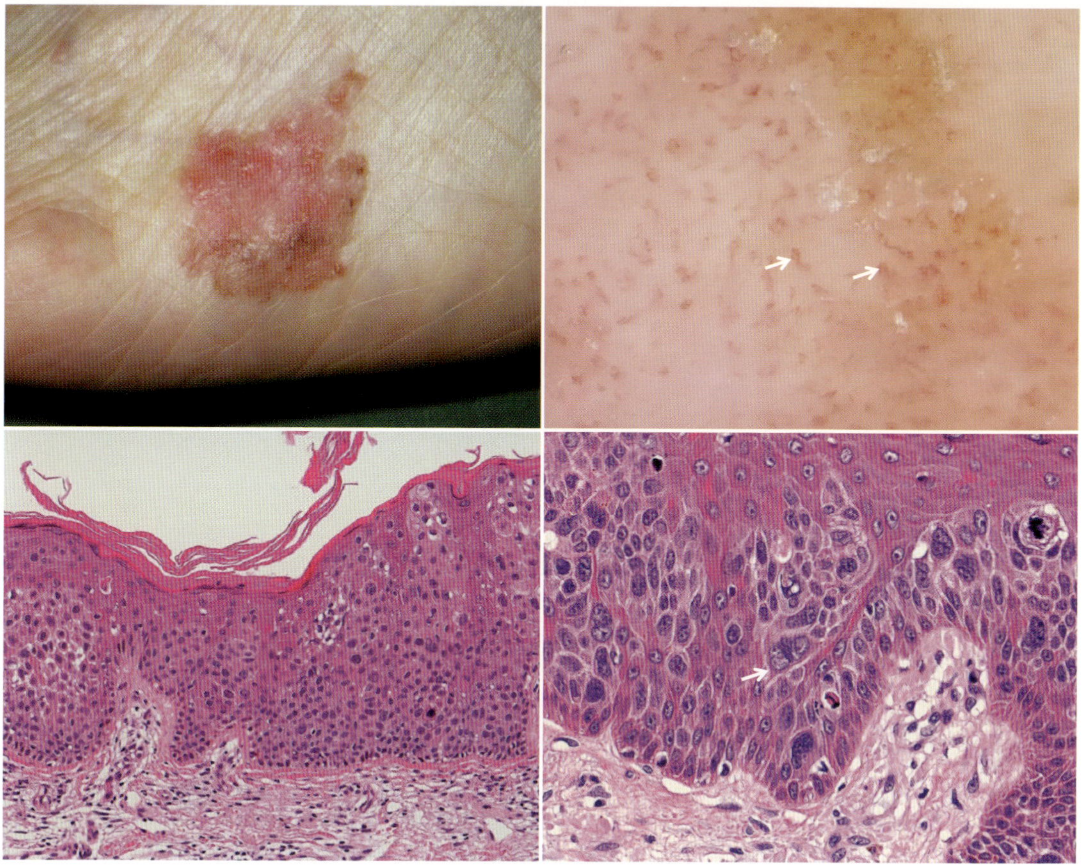

a | b
c | d

図 4. Bowen 病
a：左足背部の紅褐色局面
b：ダーモスコピー所見．糸球体様血管(glomerular vessels)(矢印)
c：表皮全層に異型ケラチノサイトが増殖
d：多核巨細胞(clumping cell)(矢印)や異常核分裂像

(図 3-a)．ダーモスコピー所見では red pseudo-network/strawberry pattern が特徴的である(図 3-b)．AK は従来，前癌病変や癌前駆症としてとらえられてきたが，表皮基底層に位置する異型ケラチノサイトは形態学的に癌細胞であり，AK と SCC の遺伝子変化のレベルにおいてもこの両者が本質的に一連のものであることが示されている[2)3)]．すなわち AK は上皮内 SCC と定義される[2)]．

AK の病理像は多岐にわたるが，基本的な所見として挙げられるのが，① 表皮下層，特に基底層部に核異型のあるケラチノサイトが連続性に配列が乱れて存在し，② 病変部は不全角化を示す一方付属器開口部は正常角化を示す，いわゆる pink and blue sign[4)]がみられ，③ 真皮上層に日光性弾性線維症(solar elastosis)がみられ，④ 真皮上層にリンパ球主体の炎症細胞浸潤がみられる，というものである(図 3-c, d)[2)]．

2．Bowen 病

Bowen 病は，比較的境界が明瞭な皮表よりわずかに隆起する局面として認められる．色調は紅色・褐色～黒褐色調と様々であり，角化や鱗屑，痂皮を伴うことがある(図 4-a)．ダーモスコピー所見では白色網目状構造とドット状の糸球体様血管(glomerular vessels)を認める(図 4-b)．Bowen 病の基本的な病理所見は，表皮全層に異型ケラチノサイトが増殖し，正常の表皮の配列は乱れ(極性の喪失)，異型分裂といった核分裂が目立ち，個細胞角化や多核巨細胞(clumping cell)が出現する，といったものが挙げられる(図 4-c，d)．

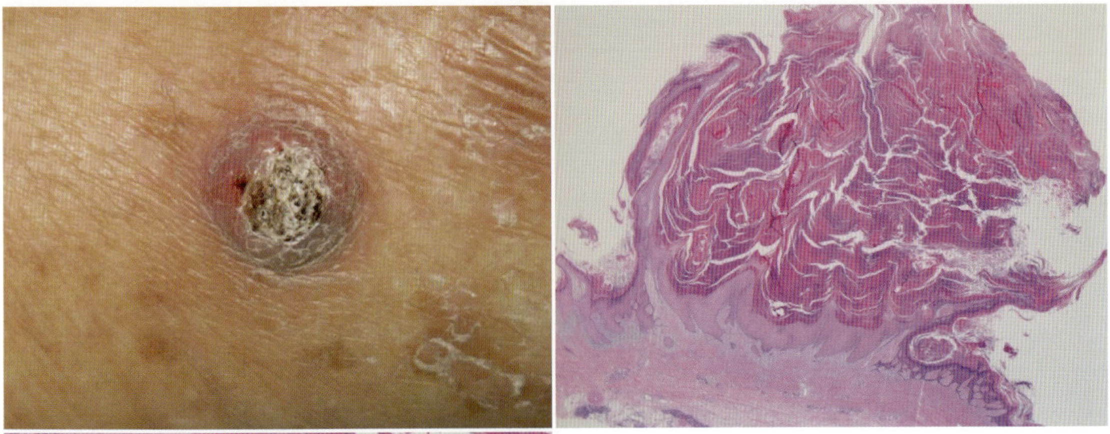

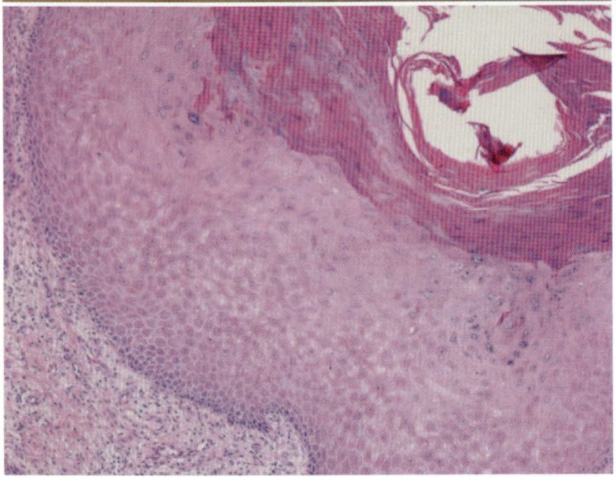

a | b
c |

図 5.
ケラトアカントーマ
a：左下腿部の，中心に角栓を持つ半球状の隆起性病変
b：中心に角栓様角質増生を伴った cup-shaped 像と，表皮稜の延長・収束像(lip/buttress)
c：エオジン好性の腫瘍細胞は浸潤性に増殖しない．

3．上皮内 SCC と浸潤性 SCC の臨床的鑑別

ここで挙げた AK や Bowen 病などといった上皮内 SCC はいずれも上皮内で腫瘍細胞が増殖するため，血行性・リンパ行性転移を生じることはない．これら上皮内 SCC と転移のリスクが生じる真皮以下に浸潤した浸潤性 SCC との鑑別には病理組織学的検討が必要となってくるが，臨床的に浸潤性 SCC に移行したことを疑わせる所見として，① 病変部の浸潤や硬結，② 結節や腫瘤の出現，③ 潰瘍の形成，④ 疼痛，⑤ 出血，⑥ 急速な増大，などが挙げられよう．こういった所見がみられたら速やかに病変部の生検を行い病理組織学的に検討する必要がある．

Ⅲ．SCC と臨床的に鑑別を有する疾患

1．ケラトアカントーマ(KA)

ケラトアカントーマ(KA)は発症後急速に増大して中心に角栓を持つ半球状の隆起性病変を呈するが，自然消褪することが多い腫瘍と定義されている(図 5-a)．疾患概念については，① KA は low grade の SCC である，② SCC と異なった良性腫瘍である，③ 良性から悪性までの性格を有する腫瘍である，といったように様々な見解があり，その取り扱いについても統一した指針が示されていない[5]．KA を疑った場合には全体像が観察できるように全摘生検が勧められるが，全摘が困難な場合には病巣を端から端まで横断するような紡錘形の部分生検を行い診断確定することが望ましい．KA の典型的な病理所見は，中心に角栓様角質増生を伴った cup-shaped 像であり，表皮稜の延長・収束像(lip/buttress)がみられる．腫瘍細胞はエオジン好性の細胞質を有する細胞で，大型の核で核異型を伴うこともあるが，腫瘍細胞の不規則な配列は目立たず，浸潤性の増殖はない(図 5-b，c)．ただし KA の中には SCC と病理組織学的鑑別に難渋する症例が少なからずみられるのも事実である．単発型 KA の取り扱いについて宇原は，① 増大期(おおむね発症から 2 か月以内)に増

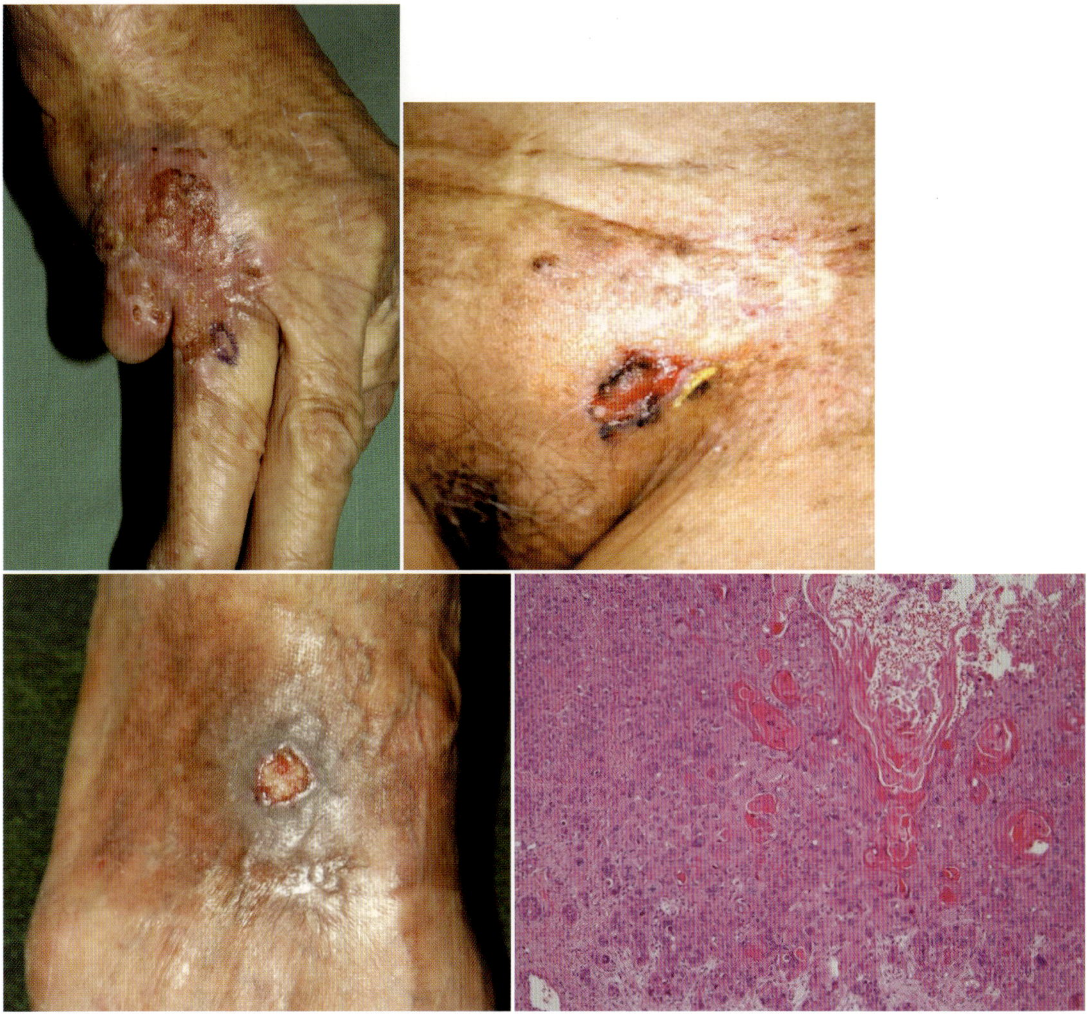

a | b
c | d

図 6．難治性潰瘍を伴った SCC
a：熱傷瘢痕から生じた SCC
b：慢性放射線皮膚炎から生じた SCC
c：うっ滞性潰瘍と思われていた難治性潰瘍
d：c の病理所見．高分化型 SCC と診断された．

大傾向があれば直ちに全摘，やむを得ない場合のみ部分生検，② 成熟期(おおむね発症から 2 か月以上～数か月)には，短期間に急速に増大したという病歴があり増大が 1，2 週間以上停止しているならば慎重に経過観察，ただし 2，3 か月以上経過を診ても増大も縮小もしない病変については全摘して病理組織学的に検討，③ 退縮期(おおむね発症 2～6 か月)は，扁平化傾向があれば経過観察，としている[6]．ただし経過観察中に少しでも増大傾向や病巣の形のいびつさが出てくるようなら直ちに全摘することを勧めている．

2．難治性潰瘍

熱傷をはじめとした外傷後の瘢痕や慢性放射性皮膚炎，骨髄炎瘻孔，尋常性狼瘡，褥瘡，(慢性)円板状エリテマトーデス，温熱性紅斑，栄養障害型先天性表皮水疱症などから SCC が生じることがある[7](図 6-a，b)．こういった炎症反応が慢性的に繰り返される病変部に結節や難治性潰瘍が出現する場合は，SCC を疑い対処する必要がある．うっ滞性潰瘍などといった下腿の難治性潰瘍にも SCC は発生し得るため，SCC を疑った時には躊躇うことなく生検して病理組織学的検討をする必要がある(図 6-c，d)．

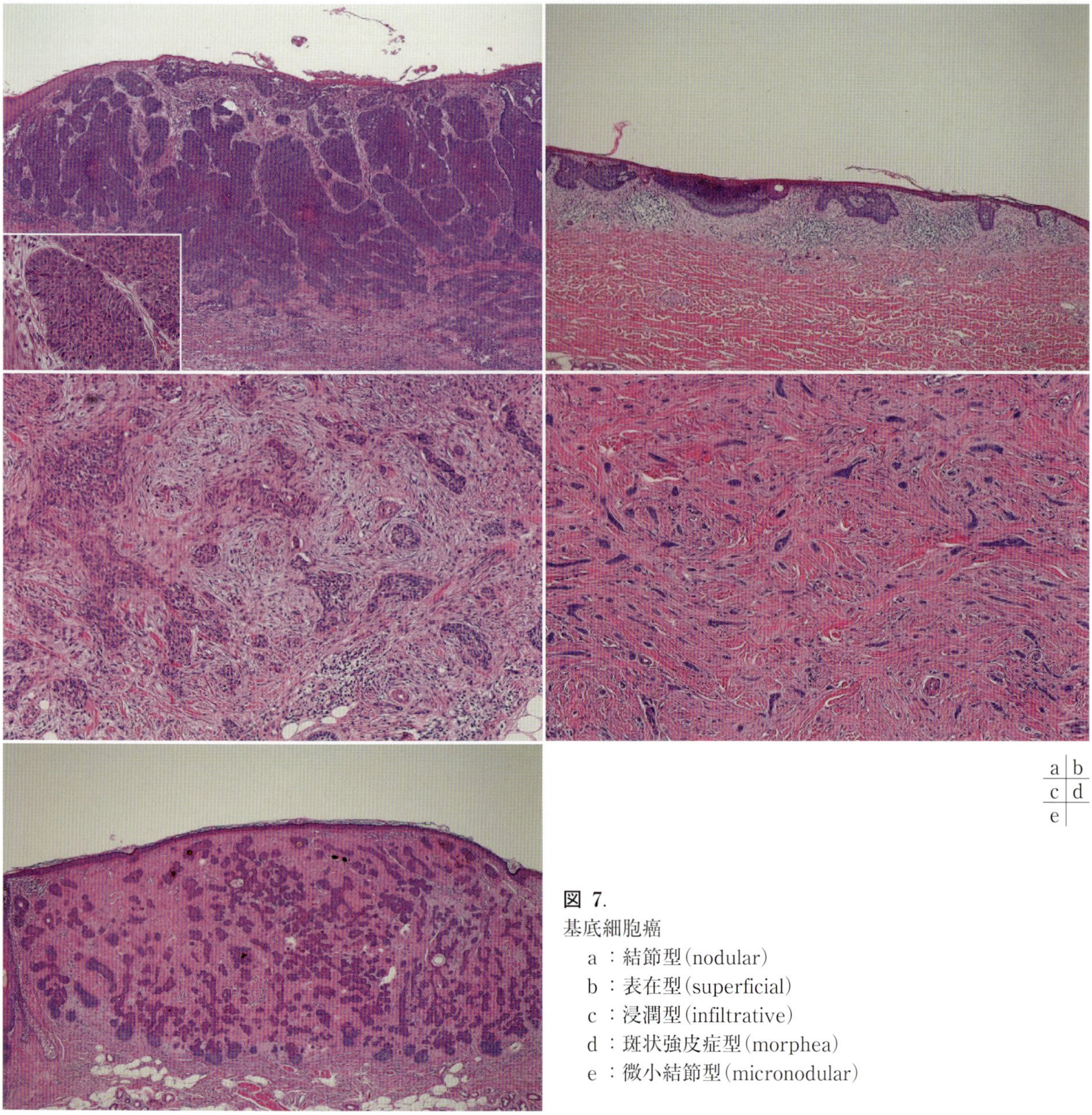

図 7.
基底細胞癌
a：結節型(nodular)
b：表在型(superficial)
c：浸潤型(infiltrative)
d：斑状強皮症型(morphea)
e：微小結節型(micronodular)

Ⅳ．SCC 以外の代表的な Non-Melanoma Skin Cancer に対する病理診断のポイント

1．基底細胞癌(BCC)

基底細胞癌(BCC)の基本的な病理組織所見は，① 好塩基性の基底細胞に類似した腫瘍細胞が大小様々な胞巣を形成して増殖する，② 胞巣辺縁の腫瘍細胞に柵状配列(palisading)がみられる，③ 胞巣周囲にムチン沈着が豊富なため間質との間に裂隙形成(retraction space)がみられる，④ 胞巣周囲を膠原線維束が取り囲む，といったものが挙げられる(図 7-a)．また浸潤様式に基づいて以下の 5 型に分類される[8,9]．本邦の BCC 診療ガイドラインでは 5 型のうち，結節型と表在型を低リスク群，浸潤型，斑状強皮症型，微小結節型を高リスク群として区別されており，外科的切除における断端陽性率と再発率に差異がみられるとしている[9]．

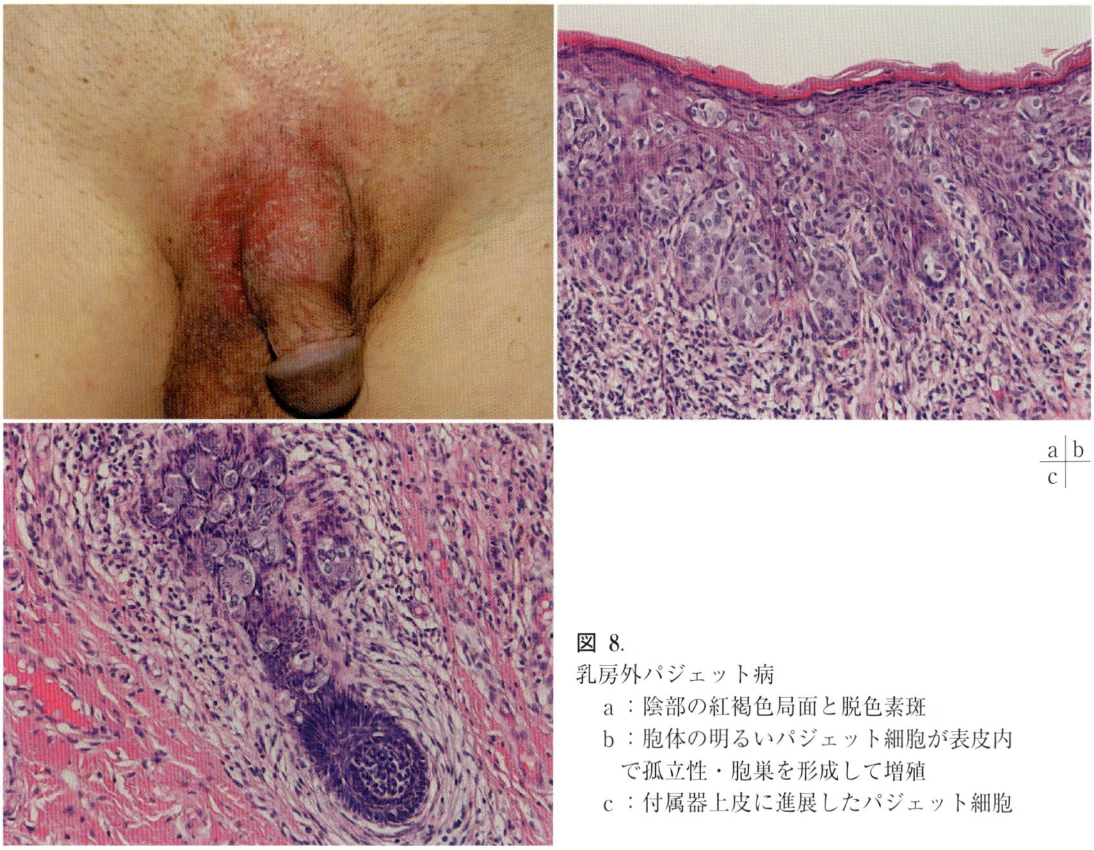

図 8.
乳房外パジェット病
a：陰部の紅褐色局面と脱色素斑
b：胞体の明るいパジェット細胞が表皮内で孤立性・胞巣を形成して増殖
c：付属器上皮に進展したパジェット細胞

A．結節型(nodular)

境界明瞭で充実性の胞巣で，柵状配列や裂隙形成が発達している(図 7-a)．

B．表在型(superficial)

表皮から連続性に真皮乳頭層レベルまでの浅い胞巣を認める(図 7-b)．

C．浸潤型(infiltrative)

大小様々で刺々しい胞巣辺縁の輪郭が不規則であり，柵状配列や裂隙形成が目立たない(図 7-c)．

D．斑状強皮症型(morphea)

小さく不規則な索状胞巣が主体で，間質の線維化を伴う(図 7-d)．

E．微小結節型(micronodular)

毛球と同程度，あるいは径 0.15 mm 未満の小胞巣を認める(図 7-e)．

2．乳房外パジェット病(EMPD)

乳房外パジェット病(EMPD)は胞体の明るい大型の異型細胞であるパジェット細胞が表皮内で増殖する疾患であり，原発性と二次性に分けられる．原発性 EMPD は副乳や正常表皮に観察される Toker 細胞由来の表皮内アポクリン腺癌と考えられる一方で，二次性 EMPD は種々の内臓癌が経上皮的に表皮に進展したものである[10]．臨床的には湿疹様の紅褐色局面を呈することが多いが，脱色素斑を生ずることも多く，病変の境界の判別に苦慮することがある(図 8-a)．EMPD の典型的な病理組織所見では，大小不同のパジェット細胞が表皮内で，孤立性あるいは胞巣を形成して増殖しており，毛包や汗腺上皮にも進展する(図 8-b，c)．付属器上皮への進展は，パジェット細胞の真皮内浸潤と紛らわしく注意が必要である．原発性と二次性 EMPD の鑑別には免疫染色が有用である．原発性なら CK7(＋)，CK20(−)，GCDFP-15(＋)である一方で，消化器癌の二次性なら CK7(−／＋)，CK20(−)，GCDFP-15(−)，膀胱癌(移行上皮癌)では CK7(＋)，CK20(＋)，GCDFP-15(−)となる．

3．メルケル細胞癌(MCC)

メルケル細胞癌(MCC)は神経内分泌細胞で細胞内に有芯顆粒を有するメルケル細胞から発症す

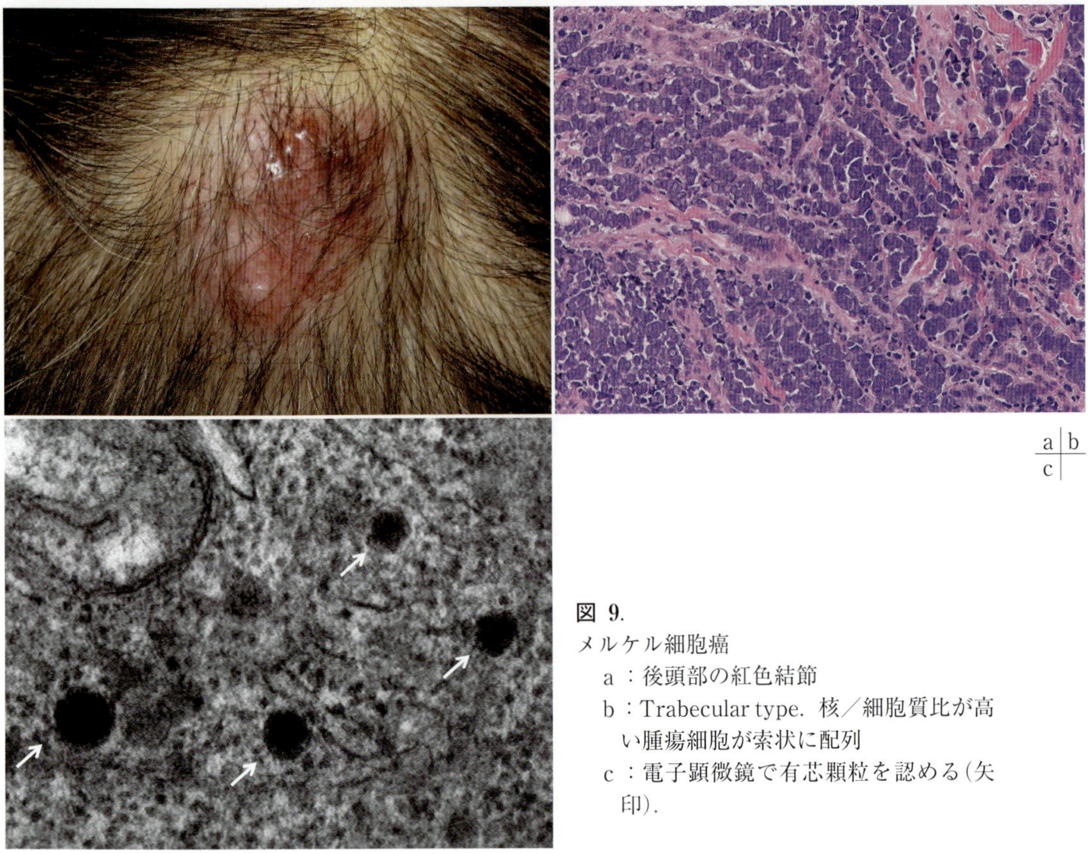

a | b
c |

図 9.
メルケル細胞癌
a：後頭部の紅色結節
b：Trabecular type. 核／細胞質比が高い腫瘍細胞が索状に配列
c：電子顕微鏡で有芯顆粒を認める(矢印).

る．高齢者の日光曝露部である頭頸部が好発部位であり，淡紅色～紫紅色調の結節として生じることが多い(図 9-a)．MCC は Non-Melanoma Skin Cancer のなかで最も悪性度が高く，再発・転移をきたすと予後は極めて不良となる．MCC の病理組織所見は，表皮と非連続性に，① 濃染する円～多角形の核を持ち，核／細胞質比が高い腫瘍細胞が索状に配列する trabecular type(図 9-b)，② 円形～紡錘形の小型な ‘oat cell-like’ な腫瘍細胞がび漫性に増殖する small cell type，③ 中心に充実性胞巣を形成して辺縁部が索状構造を呈する intermediate type に分類される．免疫染色で腫瘍細胞は CK20 が陽性となり，電顕的には有芯顆粒がみられることが特徴的である(図 9-c)．

おわりに

皮膚病変を診る時に常に心がけるべきことは，五感を研ぎ澄ませて病変を観察してその 3 次元構築を推察することである．3 次元構築を推察した上で，病理組織学的検討を躊躇うことなく行い，五感を研ぎ澄ませて診た病変との異同を考察することが自身の診断力の向上につながる．「皮膚外科医」として皮膚腫瘍の診断と治療を系統的，効果的に成し遂げるためにも，皮膚腫瘍外科診療に取り組む形成外科医は，治療学のみならずこの診断学の向上にも，時に皮膚科医や病理診断医と一体となって努めていくことが重要であろう．本稿で多くの形成外科医が Non-Melanoma Skin Cancer の理解を深めることができれば幸いである．

文　献

1) Elenitsas, R., et al.：Laboratory methods. Lever's Histopathology of the skin 10th edn. Elder, D. E., et al., ed. 67-82, Lippincott Williams & Wilkins, 2009.
2) 斎田俊明：日光角化症　日光角化症・皮膚癌カラーアトラス　診断と治療のポイント．斎田俊明ほか編．12-39，メディカルレビュー社，2012.
Summary　日光角化症の疾患概念や発生病理，病理組織所見を詳述．
3) Padilla, R. S., et al.：Gene expression patterns of normal human skin, actinic keratosis and squa-

mous cell carcinoma : a spectrum of disease progression. Arch Dermatol. **146** : 288-293, 2010.

4) 赤坂俊英：日光角化症の病理診断のポイント．皮膚病診療．**36**(12)別冊：1-9，2014.
Summary 日光角化症の病理組織について詳述．

5) 安齋眞一：Ⅳ有棘細胞癌 37．有棘細胞癌，日光角化症，Bowen 病，ケラトアカントーマの診断と治療 皮膚科臨床アセット 17 巻 皮膚の悪性腫瘍 実践に役立つ最新の診断・治療．山﨑直也ほか編．222-227，中山書店，2014.

6) 宇原 久：Ⅳ有棘細胞癌(日光角化症・Bowen 病)特論 ケラトアカントーマ 日本臨牀 71 巻増刊号 4 皮膚悪性腫瘍 基礎と臨床の最新研究動向．土田哲也編．568-574，日本臨牀社，2013.
Summary ケラトアカントーマの概念や病因・病態，初期対応などについて記述．

7) 斎田俊明：皮膚悪性腫瘍 標準皮膚科学 第 9 版．富田 靖ほか編．404-436，医学書院，2010.

8) Sexton, M., et al. : Histologic pattern analysis of basal cell carcinoma. Study of a series of 1039 consecutive neoplasms. J Am Acad Dermatol. **23** : 1118-1126, 1990.
Summary BCC の浸潤様式に基づいた 5 型の切除断端陽性率などについて記述．

9) 日本皮膚悪性腫瘍学会編：科学的根拠に基づく皮膚悪性腫瘍診療ガイドライン(第 1 版)．金原出版，2007.

10) 清原隆宏：【皮膚悪性腫瘍 基礎と臨床の最新研究動向】Ⅵ乳房外パジェット病 分子生物学と発癌機序．日本臨牀．**71**(増刊号 4)：657-658，2013.

PEPARS No.100：53-63，2015

◆特集／皮膚外科のための皮膚軟部腫瘍診断の基礎

I．臨床ならびに病理診断

ダーモスコピーの見方
―疾患毎の代表的所見と診断上の留意点について―

外川 八英*

Key Words：皮丘平行パターン(parallel ridge pattern)，皮溝平行パターン(parallel furrow pattern)，色素ネットワーク(pigment network)，偽ネットワーク(pseudonetwork)，面皰様開孔(comedo-like openings)，樹枝状血管(arborizing vessels)

ポイント

1）ダーモスコピーで観察する前には必ず病変の表面のゴミや痂皮を取り除く．
2）手掌・足底のメラノーマは parallel ridge pattern(皮丘平行パターン)，色素性母斑は parallel furrow pattern(皮溝平行パターン)が見られる．
3）生毛部のメラノサイト病変はネットワーク構造が基本である．Typical であるか atypical なのかを判断し，3-point check でメラノーマをスクリーニングする．
4）基底細胞癌は arborizing vessels が特徴的であり，表在型では leaf-like areas が見られる．
5）脂漏性角化症では fissures & ridges(溝と隆起)のほか，comedo-like openings(面皰様開孔)，milia-like cysts(稗粒腫様囊腫)が診断に有用な所見である．

はじめに

何をおいてもダーモスコピーの診療の魅力は，ハンディータイプのダームライト®などを覗くだけで，肉眼では鑑別困難な皮膚腫瘍を診断できることに他ならない．ダーモスコピーの診療に際しては，まず初めに，皮疹に付着する細かなゴミは勿論であるが，鱗屑や痂皮の付着をアルコール綿などでひと拭きし，より良い条件で皮疹を観察することが重要である．痂皮などが残っていると，光の角質の乱反射により情報がかなり減ってしまう．詳細な所見の判断には，画像を撮影し大きなモニターに映して所見を確認することが重要である[1)]．画像の撮影は，後日病理組織と照らし合わせることができる点でも有用である．実際の病変の撮影には，接触型ダーモスコピー(HEINE 社，デルタ 20 プラス)で，エコーゼリーなど(K-Y ルブリケーティングゼリー®が粘膜部への刺激が少なく気泡が入りにくい)を用い，アタッチメントを使用しデジカメで撮影するのが，光の反射がなく美しい画像が得られる．なお，メラニンは皮膚の深さによって異なる色調で観察される(図 1)[1)]．

* Yaei TOGAWA，〒260-8670 千葉市中央区亥鼻 1-8-1 千葉大学医学部皮膚科，助教／皮膚科外来医長

I．手掌，足底のメラノーマの鑑別

<ポイント>

- parallel ridge pattern(PRP：皮丘平行パターン)
- parallel furrow pattern(PFP：皮溝平行パターン)

日本人の皮膚原発メラノーマの約 4 割を占める手掌，足底(掌蹠)のメラノーマは，基本的に de novo で生じていると考えられている．実際に，1983～2008 年まで我々が調べ得た限りにおいて，掌蹠の後天性色素性母斑からメラノーマが生じたとされる報告例は，わずか 1 例のみであった[2)]．

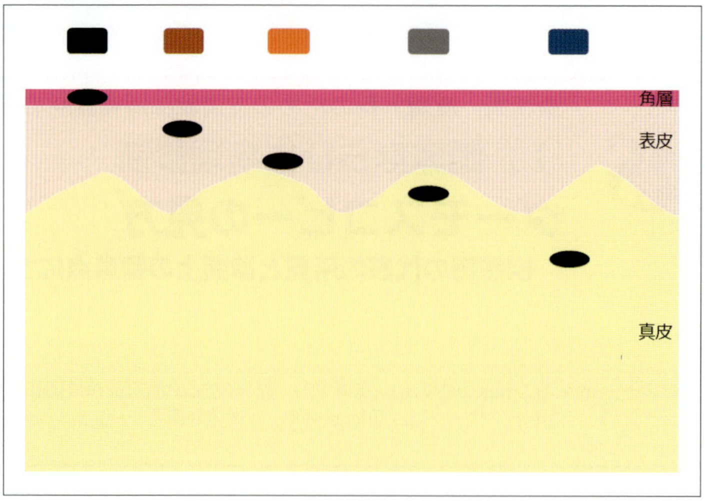

図 1. ダーモスコピーで見える，メラニンの色素の色の原則
角層：黒色　表皮内：濃褐色　基底層：褐色
真皮上層：灰色　真皮中層：青色
（田中　勝：ダーモスコピー超簡単ガイド．2010．より一部改変）

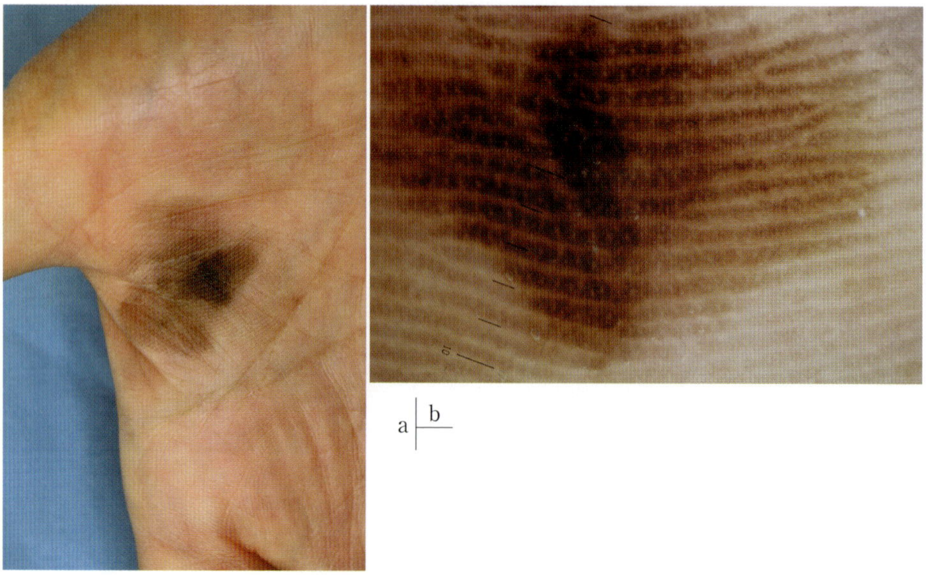

図 2. 手掌の末端黒子型メラノーマ
a：臨床像．濃淡のある，染み出しを伴う黒色斑
b：ダーモスコピー像．皮丘に沿った，幅が太く濃淡のある parallel ridge pattern

掌蹠の色素性母斑との鑑別を，ダーモスコピー上悪性所見である parallel ridge pattern（PRP）（図 2）と良性所見である parallel furrow pattern（PFP）（図 3）で行うことは[3]，皮膚科医に限らず，私達医師に必要とされる一般常識となりつつある．2011 年古賀らは，後天性の足底の色素斑が典型的な PFP およびその亜型である fibrillar pattern（図 4），lattice-like pattern（図 5）であれば色素性母斑と診断し，PRP や 7 mm 以上の非典型パターンでは切除を要するという 3 段階診断アルゴリズムの改訂版を報告し，国内外問わず広く使用されている（図 6）[4]．大型の色素性母斑であっても典型的な PFP であれば全摘が不要であることは，部位的な面からも患者側からしてみれば大き

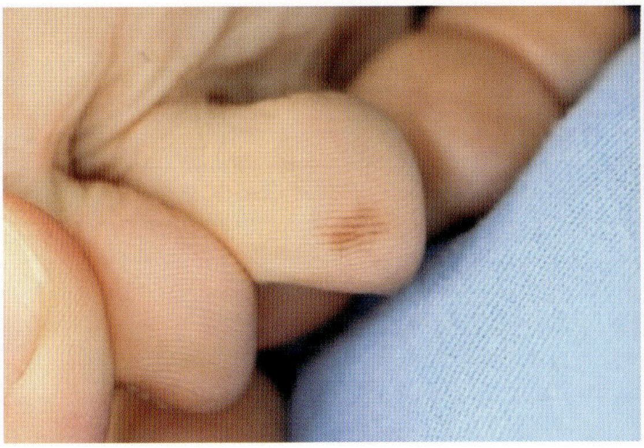

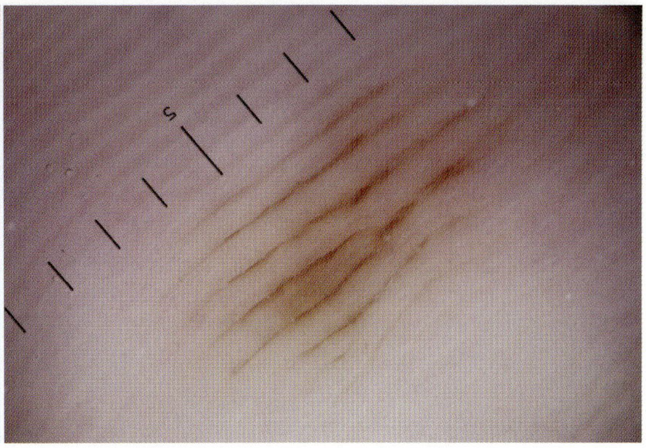

a | b

図 3. 足底の後天性色素性母斑その 1

a ：臨床像．濃淡のない第Ⅳ趾の褐色斑

b ：ダーモスコピー像．皮溝に沿った，幅が細く濃淡のない parallel furrow pattern

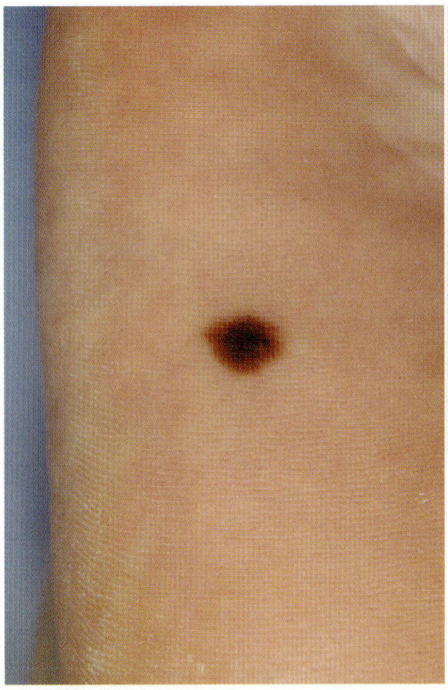

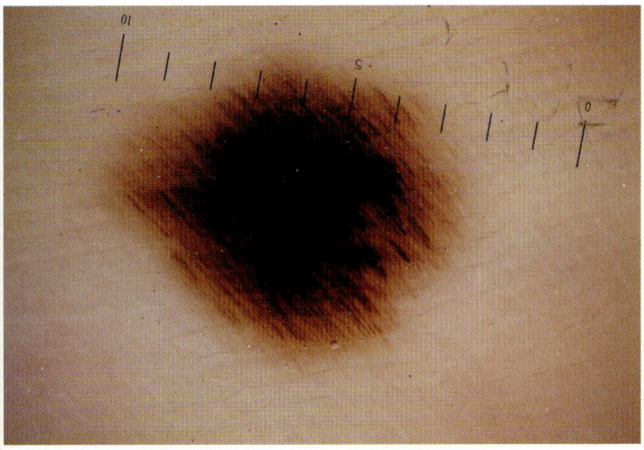

a | b

図 4.

足底の後天性色素性母斑その 2

a ：臨床像．踵部の濃褐色斑

b ：ダーモスコピー像．ハケで掃いたような fibrillar pattern

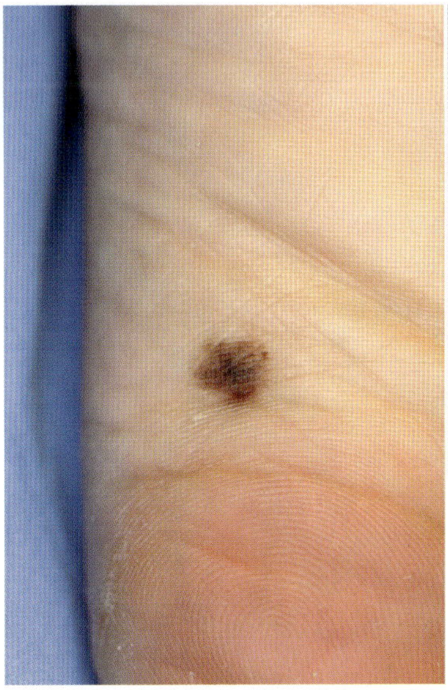

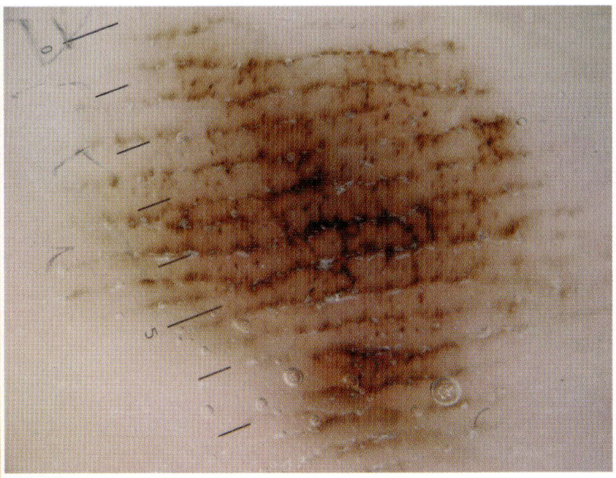

a | b

図 5.

足底の後天性色素性母斑その 3

a ：臨床像．足底内側の濃褐色斑

b ：ダーモスコピー像．格子状の lattice-like pattern

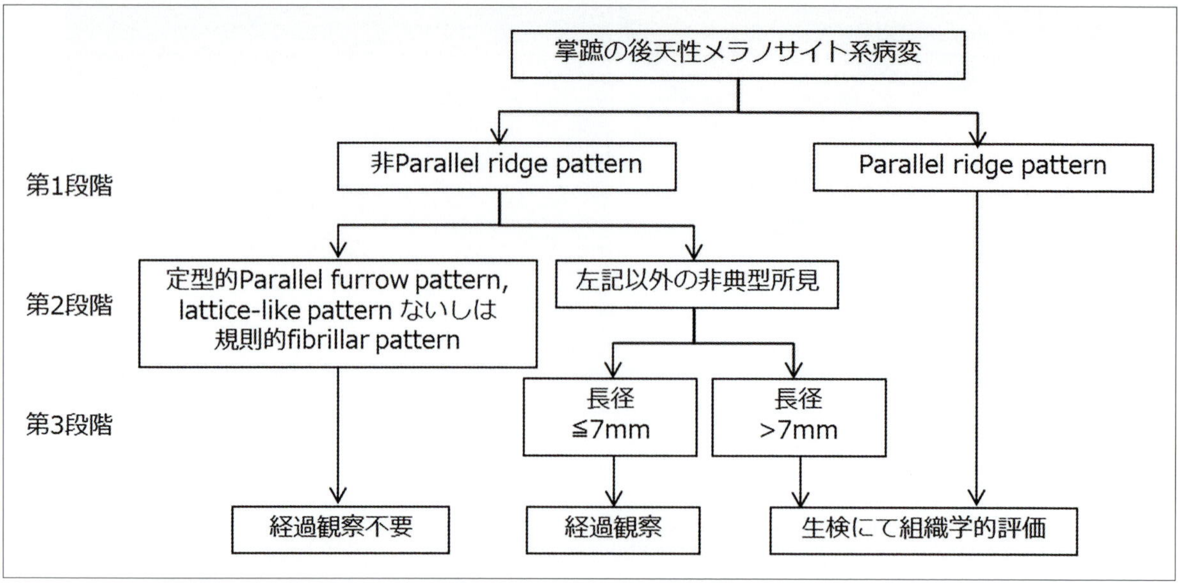

図 6. 掌蹠の後天性メラノサイト系病変の改訂版3段階診断法(文献4より一部改変)
7 mm 以上の病変であっても parallel furrow pattern(およびその亜型)であれば，フォローは不要とされている．

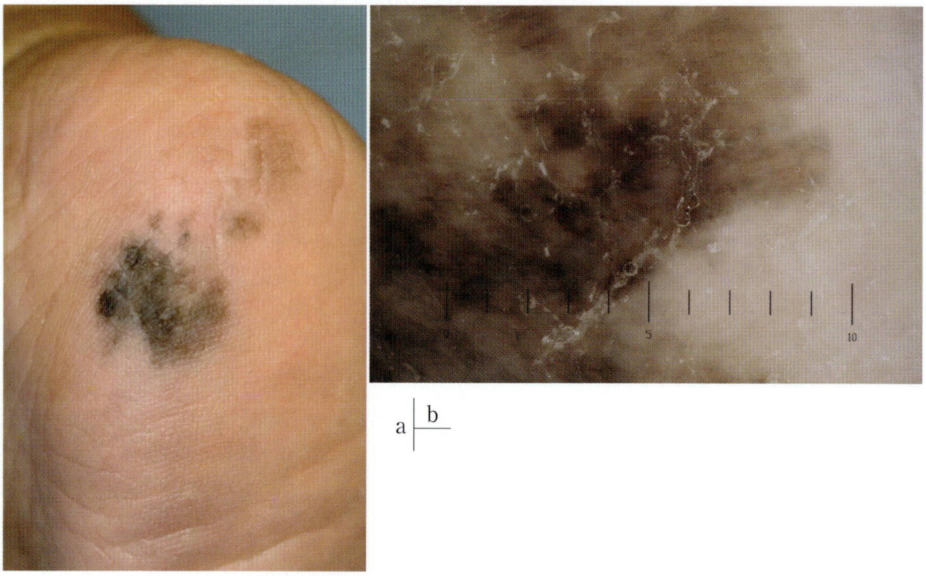

a | b

図 7. 踵部の末端黒子型メラノーマ
a：臨床像．濃淡があり，周囲に衛星病巣を伴う黒色斑
b：ダーモスコピー像．皮丘・皮溝の構造に関係なく irregular diffuse pigmentation となっている．

なメリットである．メラノーマであれば色調の濃淡を伴う PRP が 99%の特異度であり，早期病変であっても診断価値が非常に高い．進行期になると皮丘･皮溝の構造関係なく病変が進展するため，irregular diffuse pigmentation(図 7)となる．

Ⅱ．生毛部のメラノーマの鑑別

＜ポイント＞

• 3-point checklist

1）asymmetry(色や構造物の非対称性)

2）atypical pigment network(非定型的色素ネッ

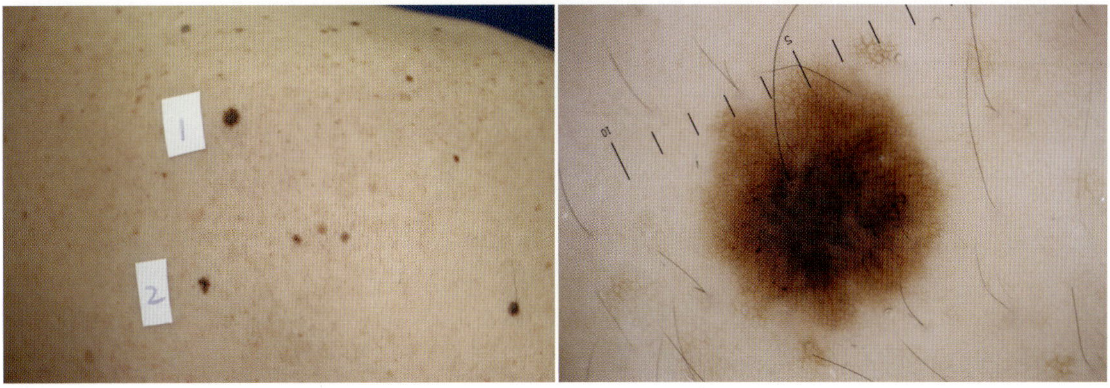

a|b **図 8.** 躯幹の pigment network(後天性色素性母斑)
a：臨床像．上背の肩部付近(番号 1)の黒色斑
b：ダーモスコピー像．中央部は灰色がかった暗褐色の無構造領域であり，辺縁は網紐が細く，網目の大きさの均一な typical pigment network が見られる．

a|b
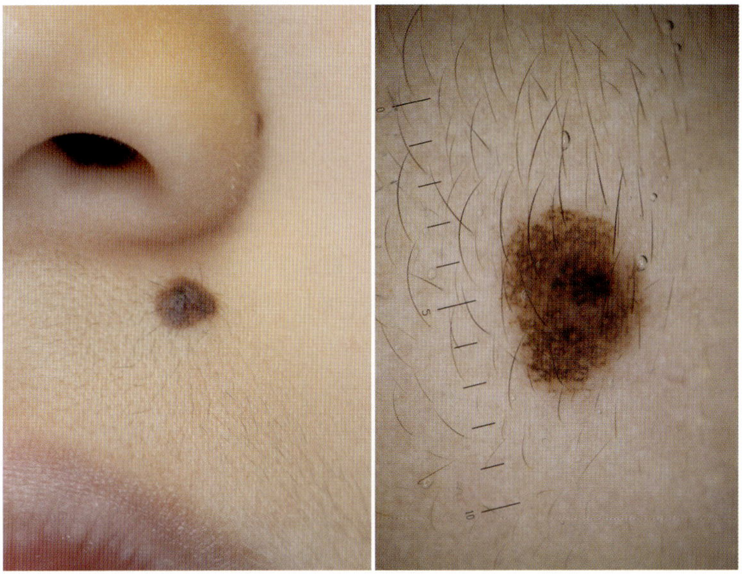

図 9.
顔面の pseudonetwork(後天性色素性母斑)
a：臨床像．口唇上部の褐色小丘疹
b：ダーモスコピー像．褐色～灰色の typical pseudonetwork

トワーク)
3) blue-white structures(青白色構造)
blue-whitish veil(青白色ベール)ないしは regression structures(自然消退構造)
のうち 2 項目陽性ならメラノーマを疑う．

掌蹠以外の色素性病変のダーモスコピーにおける診断の基本は，まず初めに，構造物のパターンからメラノサイト病変と非メラノサイト病変をしっかりと鑑別することである[5]．生毛部のメラノサイト病変の特徴は，その多くが色素によるネットワーク構造を形成することである．すなわち，躯幹や四肢では表皮突起の構造を反映した pigment network が見られ(図 8)，顔面では，発達した毛包によって等間隔に穴があいたような色素斑があたかも pigment network 様の網目構造となる pseudonetwork(図 9)が見られる．

躯幹・四肢におけるメラノサイト病変の良・悪性の判定法は種々の報告があるが，2004 年に Soyer らにより報告された，簡便な 3-point checklist は汎用性がある[6]．これは ① asymmetry(色や構造物の非対称性)，② atypical pigment network(非定型的色素ネットワーク)，③ blue-white structures(青白色構造)としての blue-whitish veil(青白色ベール)ないしは regression structures(自然消退構造)の 3 項目のうち 2

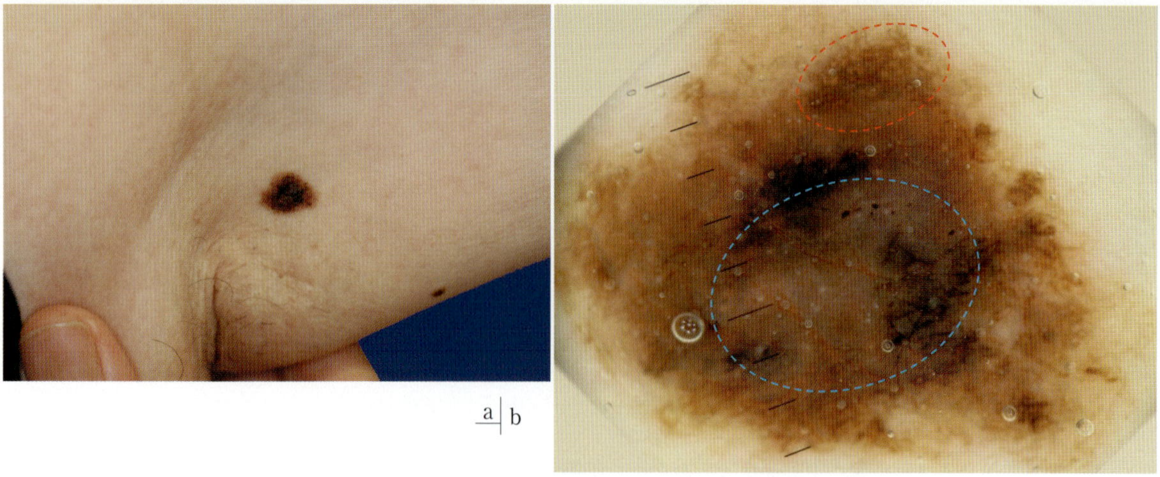

a | b

図 10. 上腕の表在拡大型メラノーマ
a：臨床像．濃淡の目立たない黒褐色斑
b：ダーモスコピー像．3-point checklist では全体として色調と構造物の asymmetry, atypical pigment network(赤点線内), blue-white structures(青点線内)の3つを認め，悪性を強く疑う．

項目があればメラノーマを疑うというものである．感度 91.0%(ダーモスコピー未経験者でも 86.7%)，特異度 71.9%と診断精度も良好である(図 10)[7]．本来は基底細胞癌のスクリーニングにも使用できる方法として考案されたが，実際にはメラノサイト病変の良・悪性の判定法として使用すれば良い．

Ⅲ．顔面のメラノーマの鑑別

＜ポイント＞

- atypical pseudonetwork(非定型的偽ネットワーク)
- asymmetric pigmented follicular openings(非対称性色素性毛包開孔)
- rhomboidal structures(菱形構造)
- annular-granular structures(環状顆粒状構造)
- gray pseudonetwork(灰色偽ネットワーク)

顔面のメラノーマは悪性黒子型が多い．ダーモスコピーでは濃淡不整で，毛孔部およびその周囲の黒さの目立つ非定型的偽ネットワーク(atypical pseudonetwork)が見られる．これは毛孔の周囲の色素沈着が非対称で三日月状となる非対称性色素性毛包開孔(asymmetric pigmented follicular openings)，毛包周囲が菱形に灰黒色で覆われる菱形構造(rhomboidal structures)，毛孔辺縁〜毛包間の不均一な青灰色の点状色素沈着である環状顆粒状構造(annular-granular structures)などによって形成される[8](図 11)．毛包周囲の regression が進むと毛包周囲が全体に灰色調となり(gray circles)，毛包間でそれらの構造がつながると灰色偽ネットワーク(gray pseudonetwork)を形成する．

Ⅳ．老人性色素斑

＜ポイント＞

- 顔面：typical pseudonetwork(定型的偽ネットワーク)
- 躯幹・四肢：light-brown structureless areas or pigment network(淡褐色の無構造領域ないしは色素ネットワーク)
- moth-eaten border(虫食い状辺縁)

顔面では毛孔部を避ける偽ネットワークが基本となるが，全体に濃淡がある場合，毛包周囲に色素沈着をきたす場合など，メラノーマと鑑別が困難な場合もある．なお，躯幹・四肢では淡褐色のゼリーを流したような(jelly sign)無構造領域とし

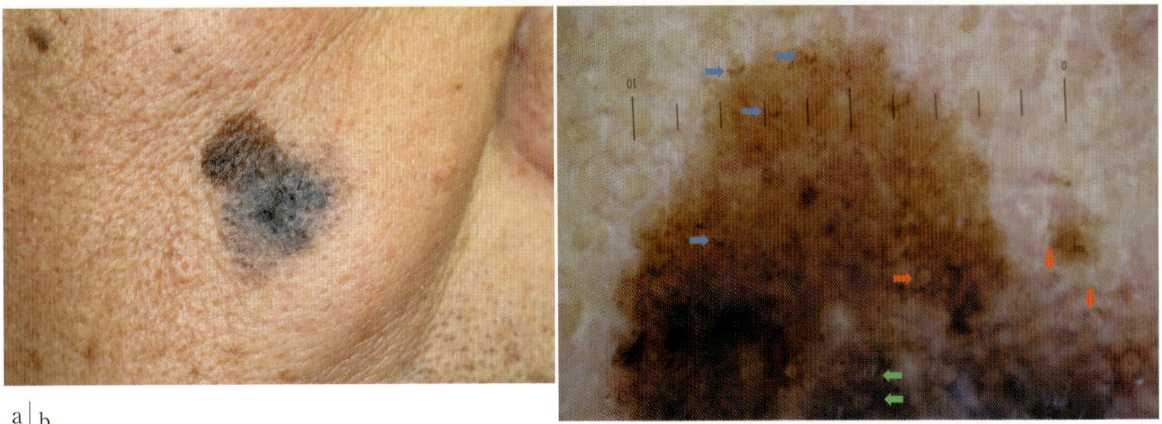

a | b

図 11. 頬部の悪性黒子型メラノーマ

a：臨床像．濃淡のある黒褐色斑

b：ダーモスコピー像．Asymmetric pigmented follicular openings（青矢印），rhomboidal structures（緑矢印），annular-granular structures（赤矢印）などから形成される atypical pseudonetwork

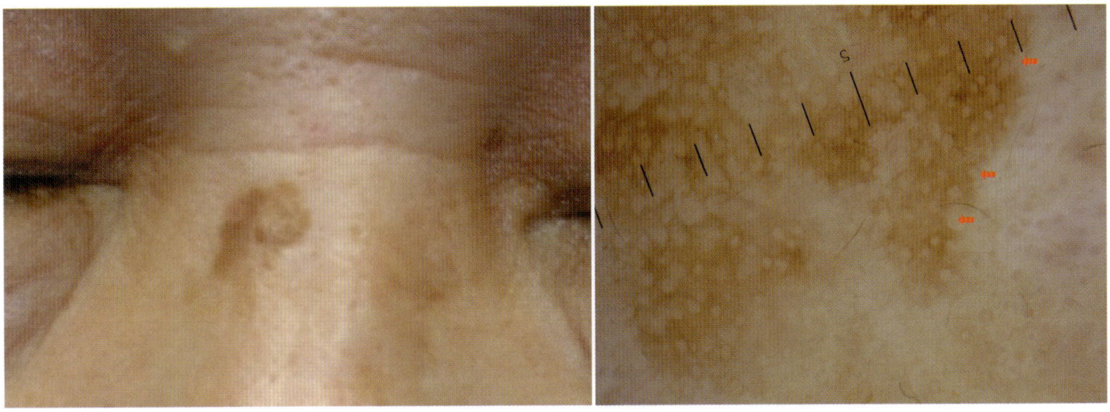

a | b

図 12. 鼻背の老人性色素斑

a：臨床像．淡い褐色斑

b：ダーモスコピー像．毛孔部を広く避ける，異型のない typical pseudonetwork と moth-eaten border（赤矢印）

てみられることが多い．いずれも境界は明瞭でしばしば虫食い状辺縁（moth-eaten border）を伴う（図 12）[9]．

V．脂漏性角化症

＜ポイント＞

- sharp demarcation（境界明瞭）
- milia-like cysts（稗粒腫様嚢腫）
- comedo-like openings（面皰様開孔）
- fissures & ridges（溝・隆起）
- hairpin vessels（ヘアピン様血管）

臨床的には多少なりとも隆起した病変であり，ダーモスコピー所見では境界明瞭（sharp demarcation）な黒褐色の領域としてみられる．典型例では病変内には溝と丘（fissures & ridges）と呼ばれる構造がある．Ridges とは，かまぼこ型に隆起した丘状の領域が曲線状に連なり，その谷間の溝にあたる構造が fissures である．これが大半の症例における診断のポイントとなり，しばしば脳回転様に見える（brain-like appearance）（図 13）[10]．また病変内部には，ダーモスコピーで観察しやすい多数の面皰様開孔（comedo-like openings）や稗粒腫様嚢腫（milia-like cysts）を認めることが多い（図 14）[8]．後者はメラノーマを含む他の疾患でもしばしば見られるが，本症に特徴的なのは大型で

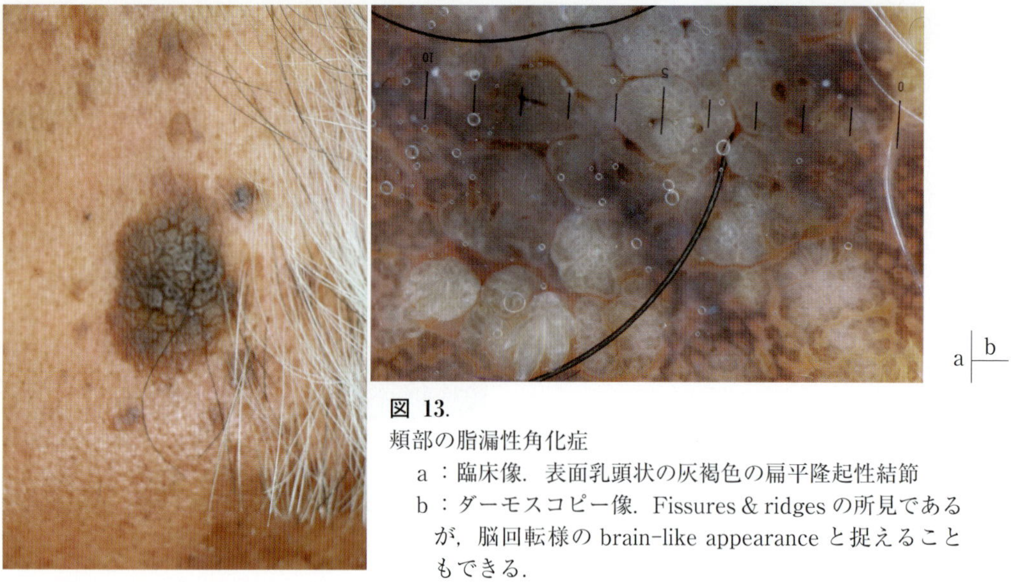

図 13.
頬部の脂漏性角化症
a：臨床像．表面乳頭状の灰褐色の扁平隆起性結節
b：ダーモスコピー像．Fissures & ridges の所見であるが，脳回転様の brain-like appearance と捉えることもできる．

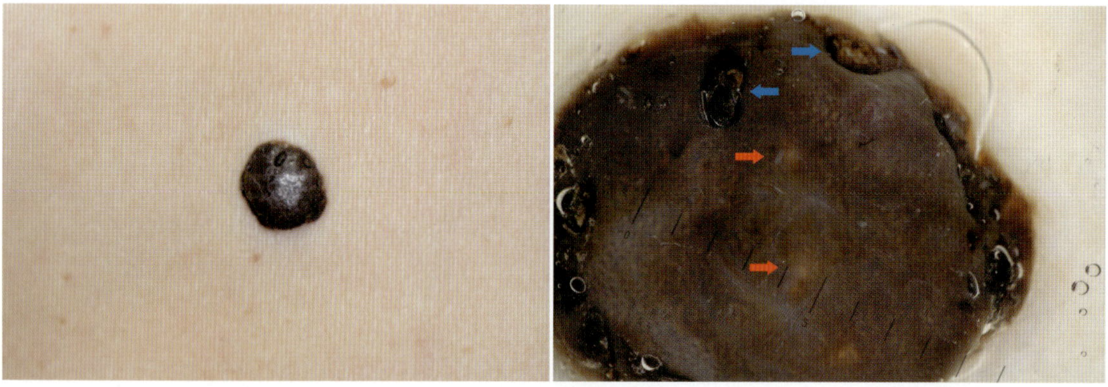

図 14．躯幹の脂漏性角化症
a：臨床像．黒褐色の扁平隆起性結節
b：ダーモスコピー像．Comedo-like openings（赤矢印）と milia-like cysts（青矢印）

ぼんやりしたものとされている[11]．

平坦な病変などは老人性色素斑に近い病変であるが，pigment network 様構造が見られる場合があり，メラノサイト病変と誤認しないように注意が必要である[1]．なお，周囲に炎症を伴う被刺激型（irritated type）などの場合，病変が乳頭状の構造をとり，炎症に伴う血管拡張により全体的な紅色調が目立ち，血管がループないしはヘアピン状（hairpin vessels）に見えることがある．

Ⅵ．日光角化症

＜ポイント＞

• strawberry pattern（苺状パターン）
• scaly surface（鱗屑を付す表面）

表皮肥厚を伴い角化・開大した毛包部を囲むように形成された紅色の網状構造（red pseudonetwork）により苺状パターン（strawberry pattern）が形成され，通常色素沈着を様々な程度で伴う（図 15）[12]．表面は多少なりとも鱗屑の付着がある（scaly surface）．

Ⅶ．基底細胞癌

＜ポイント＞

1）ulceration（潰瘍化）
2）spoke-wheel areas（車軸状領域）
3）arborizing vessels（樹枝状血管）
4）large blue-gray ovoid nests（青灰色類円形大型胞巣）

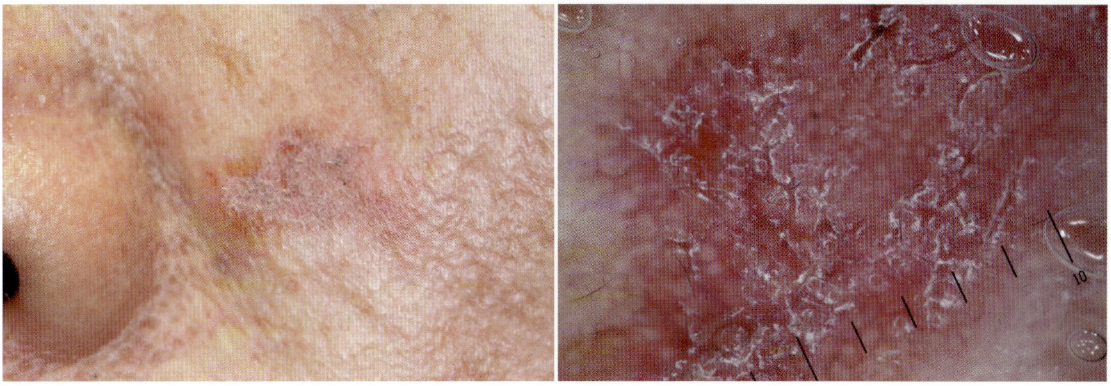

a | b　**図 15.** 頬部の日光角化症

a：臨床像．痂皮を付した角化性紅斑

b：ダーモスコピー像．Red pseudonetwork と毛孔の開大からなる strawberry pattern が見られる．

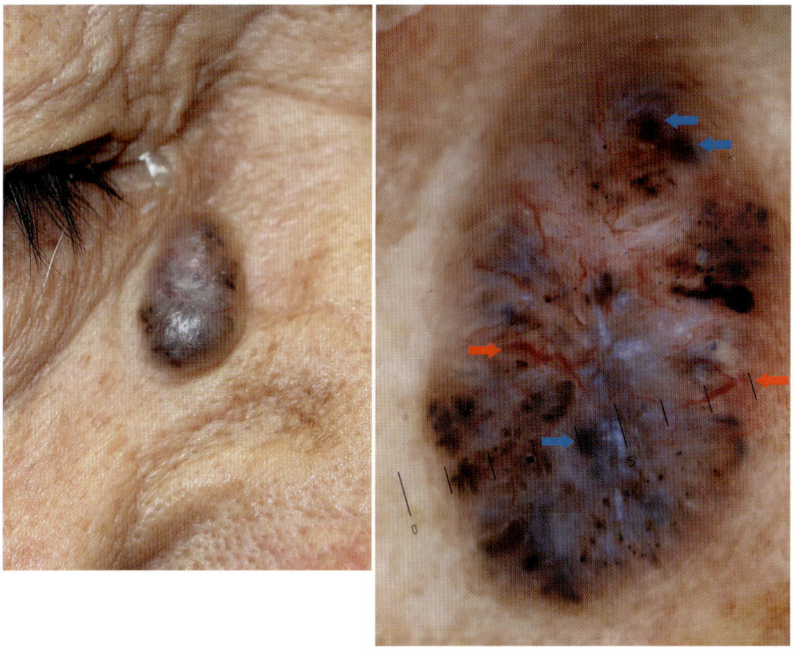

a | b

図 16.
頬部の結節型基底細胞癌

a：臨床像．蠟様光沢を有する黒色小結節

b：ダーモスコピー像．Large blue-gray ovoid nests（青矢印）と arborizing vessels（赤矢印）．中央付近には，光沢があり縦横にクロスするような白色の線条領域（shiny white areas）が存在する．

5）multiple blue-gray globules（多発性青灰色小球）

6）（maple）leaf-like areas（葉状領域）

7）shiny white areas（光輝性白色領域：仮称）

Pigment network を欠き，上記 1)～7) のいずれかがあれば基底細胞癌．

これらは頭文字を並べて USA LMMs：米国（USA）では悪性黒子型メラノーマ（LMMs）が多いと覚えるとよい．

顔面に好発する本症であるが，日本人においては本症の 8 割以上が臨床的に黒い色調をしており[13]，6 割に類円形の黒っぽい青灰色の領域である large blue-gray ovoid nests が散在性にあるいは癒合してみられ，同じく同様の小領域である multiple blue-gray globules が約 3 割にみられる（図 16）[14]．両者は大きさが異なるだけであるが厳密な大きさの定義はなく，前者は複数個隣接するように存在し，多少不整形のこともある．

小さくても痂皮を付着した領域があれば，その下に多くの場合，潰瘍形成（ulceration）がある．浅い潰瘍面に血清成分が固着するとオレンジ色に見える（orange structureless areas）[15]．脂漏性角化症と比べ，fissures & ridges や comedo-like

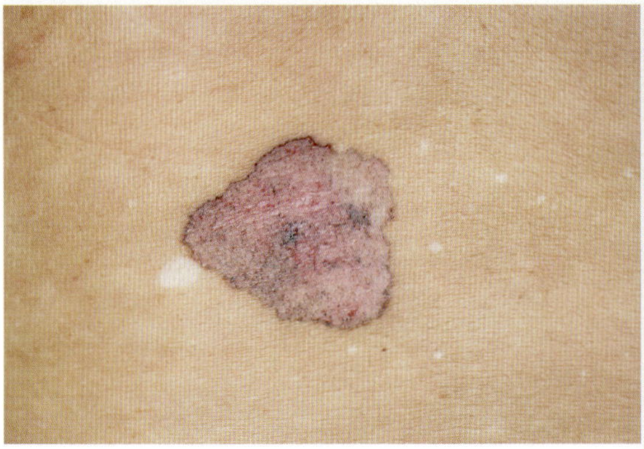

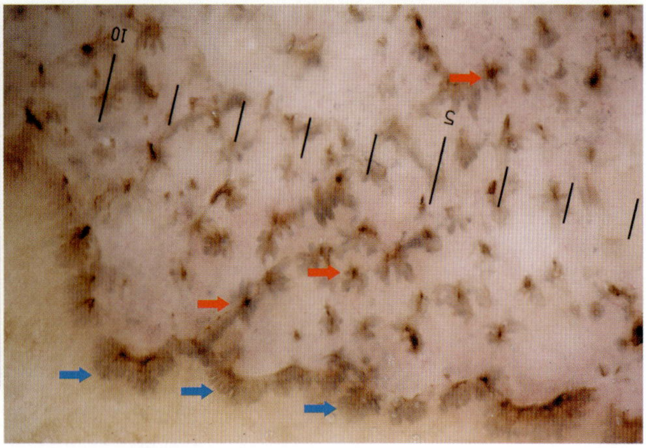

図 17. 背部の表在型基底細胞癌

a | b

a：臨床像．辺縁と内部に多数の点状の褐色～灰色斑を伴う淡紅白色斑

b：ダーモスコピー像．辺縁に leaf-like areas（青矢印），内部に spoke-wheel areas（赤矢印）が見られる．

openings がほとんどみられない．病変の辺縁から内部を縦断するように樹枝状血管（arborizing vessels）がみられる．この血管は表在性のため非常にシャープである．典型例では太さが 0.2 mm 以上あり，分枝しながら細くなる．本症に特徴的な血管構造であるが，有棘細胞癌やエクリン汗孔腫，転移性腫瘍などでもみられることがあり，全体のシルエットや周囲の構造物を参考に腫瘍の診断を行うことが重要である．

斑状病変である表在型は躯幹や四肢に多くみられ，辺縁に（maple）leaf-like areas と呼ばれる黒～濃褐色の領域が外方向性にのびるように存在する．同様に spoke-wheel areas もみられるが，放射状を呈し，腫瘍中心方向にも突起を伸ばしていることが特徴である（図 17）．出現頻度は低いが本症に特異性が高い．これらの所見は主病変である large blue-gray ovoid nests とは連続しないというのが基本である．

また偏光型ダーモスコピーの観察では，病変内部に真皮の線維化などを反映した光沢のある白色不整形領域（shiny white areas）が高頻度に認められる[16)17)]．これは非偏光型のダーモスコピーにおいては見られない所見であり，早期の脂漏性角化症との鑑別に役立つ[1)]．

参考文献

1）田中　勝：悪性か良性かの鑑別．ダーモスコピー超簡単ガイド．17，南江堂，2012
Summary　ダーモスコピー初心者に最適．携帯に便利．

2）外川八英：ダーモスコピー―最近の知見―．皮膚臨床．**55**：261-275，2013.
Summary　ダーモスコピーの最近の考え方，ポイントにつき解説．

3）Togawa, Y., et al.：Melanoma in association with acquired melanocytic nevus in Japan：a review of cases in the literature. Int J Dermatol. **49**：1362-1367, 2010.
Summary　本邦における色素性母斑から生じたメラノーマの 73 例のレビュー．

4）Koga, H., et al.：Revised 3-step dermoscopic algorithm for the management of acral melanocytic lesions. Arch Dermatol. **147**：741-743, 2011.
Summary　足底の色素性病変の改訂版 3 段階診断アルゴリズム．

5）Marghoob, A. A., et al.：Proposal for a revised 2-step algorithm for the classification of lesions of the skin using dermoscopy. Arch Dermatol. **146**：426-428, 2010.
Summary　ダーモスコピーの改訂版 2 段階診断法．

6）Soyer, H. P., et al.：Three-point checklist of dermoscopy. A new screening method for early detection of melanoma. Dermatology. **208**：27-31, 2004.
Summary　簡便なメラノーマの 3-point check-

list.
7) Zalaudek, I., et al.：Three-point checklist of dermoscopy：an open internet study. Br J Dermatol. **154**：431-437, 2006.
8) Argenziano, G., et al.：Dermoscopy of pigmented skin lesions：results of a consensus meeting via the Internet. J Am Acad Dermatol. **48**：679-693, 2003.
Summary　2000年のインターネットダーモスコピー国際会議で提案された，色素性病変のダーモスコピー所見および診断法.
9) 斎田俊明：脂漏性角化症．ダーモスコピーのすべて 皮膚科の新しい診断法．122-128，南江堂，2012.
Summary　本邦におけるダーモスコピーのバイブル.
10) Braun, R. P., et al.：Dermoscopy of pigmented seborrheic keratosis：a morphological study. Arch Dermatol. **138**：1556-1560, 2002.
11) Stricklin, S. M., et al.：Cloudy and starry milia-like cysts：how well do they distinguish seborrheic keratoses from malignant melanomas?. J Eur Acad Dermatol Venereol. **25**：1222-1224, 2011.
12) 斎田俊明：日光角化症．ダーモスコピーのすべて 皮膚科の新しい診断法．136-139，南江堂，2012.
13) Ono, T., et al.：Characterization of basal cell epithelioma in the Japanese. J Dermatol. **9**：291-300, 1982.
14) 斎田俊明：基底細胞癌．ダーモスコピーのすべて 皮膚科の新しい診断法．114-121，南江堂，2012.
15) Kittler, H., et al.：Pigmented basal cell carcinoma. Dermatoscopy an algorithmic method based on pattern analysis. Kittler, H., et al, ed.. 80-86, Facultas. wuv Universitätsvelag, Viena, 2011.
Summary　2015年のWorld congress of dermscopyの会頭Kittlerらによる新たなダーモスコピーのテキスト．所見の解釈に慣れが必要であり，エキスパート向け.
16) Scalvenzi, M., et al.：Dermoscopic patterns of superficial basal cell carcinoma. Int J Dermatol. **47**：1015-1018, 2008.
Summary　表在型基底細胞癌のダーモスコピー所見.
17) Liebman, T. N., et al.：Dermoscopic features of basal cell carcinomas：differences in appearance under non-polarized and polarized light. Dermatol Surg. **38**：392-399, 2012.
Summary　非偏光型および偏光型ダーモスコピーにおける基底細胞癌の所見の違いを解説.

超アトラス 眼瞼手術
—眼科・形成外科の考えるポイント—

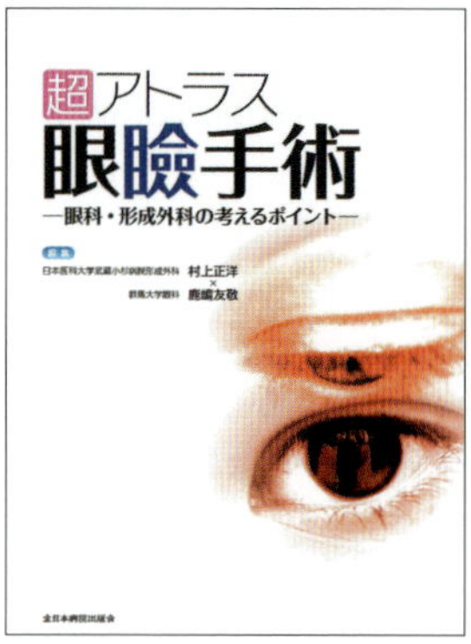

編集　日本医科大学武蔵小杉病院形成外科　村上正洋
群馬大学眼科　鹿嶋友敬

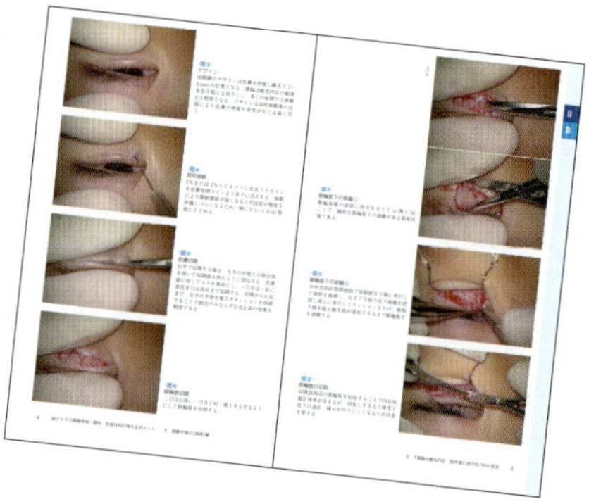

B5 判／オールカラー／ 258 頁／定価　本体 9,800 円＋税
2014 年 10 月発行

形成外科と眼科のコラボレーションを目指す，意欲的なアトラスが登場！眼瞼手術の基本・準備から，部位別・疾患別の術式までを盛り込んだ充実の内容．計 786 枚の図を用いたビジュアルな解説で，実際の手技がイメージしやすく，眼形成の初学者にも熟練者にも，必ず役立つ１冊です．

目　次

Ⅰ　手術前の［基本］［準備］編—すべては患者満足のために—
A　まずは知っておくべき「眼」の基本
—眼科医の視点から—
B　おさえておきたい眼瞼手術の基本・準備のポイント
—形成外科医の視点から—
C　高齢者の眼瞼手術における整容的ポイント
—患者満足度を上げるために—
D　眼瞼手術に必要な解剖
E　眼瞼形成外科手術に必要な神経生理

Ⅱ　眼瞼手術の［実践］編
A　上眼瞼の睫毛内反
上眼瞼の睫毛内とは
埋没縫合法
切開法（Hotz 変法）
B　下眼瞼の睫毛内反
下眼瞼の睫毛内反とは
若年者における埋没法
若年者における Hotz 変法
退行性睫毛内反に対する Hotz 変法（anterior lamellar repositioning）
Lid margin split 法
牽引筋腱膜の切離を加えた Hotz 変法
内眥形成
C　下眼瞼内反
下眼瞼内反とは
牽引筋腱膜縫着術（Jones 変法）
眼輪筋短縮術（Wheeler-Hisatomi 法）
Lower eyelid retractors'advancement（LER advancement）
牽引筋腱膜縫着術と眼輪筋短縮術を併用した下眼瞼内反手術
D　睫毛乱生・睫毛重生
睫毛乱生・睫毛重生とは
電気分解法
毛根除去法
Anterior lamellar resection（眼瞼前葉切除）
E　上眼瞼下垂
上眼瞼下垂とは
Aponeurosis を利用した眼瞼下垂手術
Muller tuck 法（原法）
CO_2レーザーを使用した眼瞼下垂手術（extended Muller tuck 宮田法）
Aponeurosis とミュラー筋（挙筋腱膜群）を利用した眼瞼下垂手術
眼窩隔膜を利用した眼瞼下垂手術（松尾法）
若年者に対する人工素材による吊り上げ術
退行性変化に対する筋膜による吊り上げ術
Aponeurosis の前転とミュラー筋タッキングを併用した眼瞼下垂手術
F　皮膚弛緩
上眼瞼皮膚弛緩とは
重瞼部切除（眼科的立場から）
重瞼部切除（形成外科的立場から）
眉毛下皮膚切除術
G　眼瞼外反
下眼瞼外反とは
Lateral tarsal strip
Kuhnt-Szymanowski Smith 変法
Lazy T & Transcanthal Canthopexy
コラム
眼科医と形成外科医のキャッチボール

PEPARS No.100：65-68, 2015

PEPARS

◆特集／皮膚外科のための皮膚軟部腫瘍診断の基礎

Ⅱ．画像診断

コラム ワンポイントアドバイス

超音波診断のススメ

清原　祥夫*

Key Words：超音波診断(ultrasonographic diagnosis), カラードプラ法(color Doppler imaging), パワードプラ法(power Doppler imaging), 組織弾性イメージング(Elastography), 胎児超音波診断(fetal ultrasonographic diagnosis)

ポイント

1）エコー診断のメリットはリアルタイムに，かつ非侵襲的に検査ができることである．
2）Bモードの高い空間分解能(0.1 mmの精度)による微細な観察が可能である．
3）カラードプラ法(CDI)/パワードプラ法(PDI)による血流評価やElastographyによる組織のelasticity(硬さ)の評価により良性・悪性の鑑別，切除マージンの設定に役立つ．
4）3D画像や4D画像(リアルタイム動画の3D画像)など最新の超音波画像の診断技術により胎児奇形の出生前診断(唇裂・口蓋裂など)が容易にできる．
5）マルチモダリティーイメージングによりCT，MRIの3次元データと超音波画像をリアルタイムで同期させ，複雑な画像表現も可能である．

はじめに

我が国では画像診断の主流はCTやMRI，あるいは核医学診断や内視鏡診断であり，エコー診断はそれらに比べて診断精度が劣り，読影困難のイメージがある．しかし，欧米での取り扱いは異なっている．我が国ほどCTやMRI，核医学診断，内視鏡診断などの超高額な診断機器が全国の津々浦々に浸透・普及している国はなく，検査費用の点からも我が国ほどふんだんに施行されることはない．よって，超音波診断がそれらに代わって頻用されているのである．本稿では，どちらかと言えば，肩身の狭い思いをしている(？)エコー診断にスポットをあててみたい．

* Yoshio KIYOHARA，〒411-0934　静岡県駿東郡長泉町下長窪1007　静岡がんセンター皮膚科，部長

Ⅰ．エコー診断のメリット

他の検査機器にはないエコー診断のメリットはリアルタイムに，かつ非侵襲的に検査が行えることである．またハード面では小型で移動可能なことから外来や病棟，手術室など患者のすぐそばで画像ガイド下に診療ができることである．これらの利便性は言うまでもないが，本稿では，さらにその診断精度の高さについて強調したい．何よりも高い空間分解能(0.1 mmの精度)，カラードプラ法(CDI)/パワードプラ法(PDI)による血流評価(良性・悪性の鑑別)，さらにElastographyによる組織のelasticity(硬さ)の評価やそれらの3D画像や4D画像(リアルタイム動画の3D画像)など，目を見張る技術革新がそこにはある．これらにより皮膚・皮下・軟部腫瘍の原発巣やリンパ節の悪性度，tumor thicknessの評価，センチネルリンパ節生検の術前評価，胎児奇形の出生前診断などにも非常に有用である．

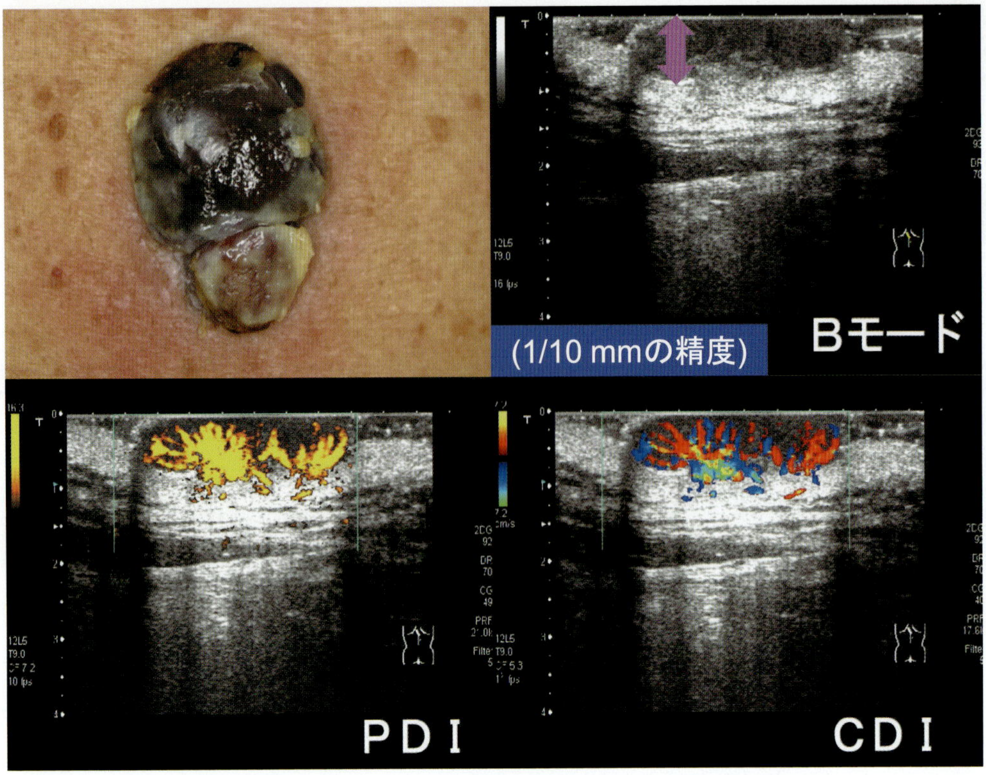

図 1. Melanoma 原発巣の超音波所見(良性・悪性の鑑別診断)
B モードにて tumor thickness の評価が可能で，表皮と連続する比較的境界明瞭で均一な低エコー腫瘤として描出される．ドプラ法にて内部に豊富な血流を認め，良悪性の鑑別が可能である．パワードプラ法にてさらに細かい血管が描出されている．(MB Derma. 216：p.194, 2014. より引用)

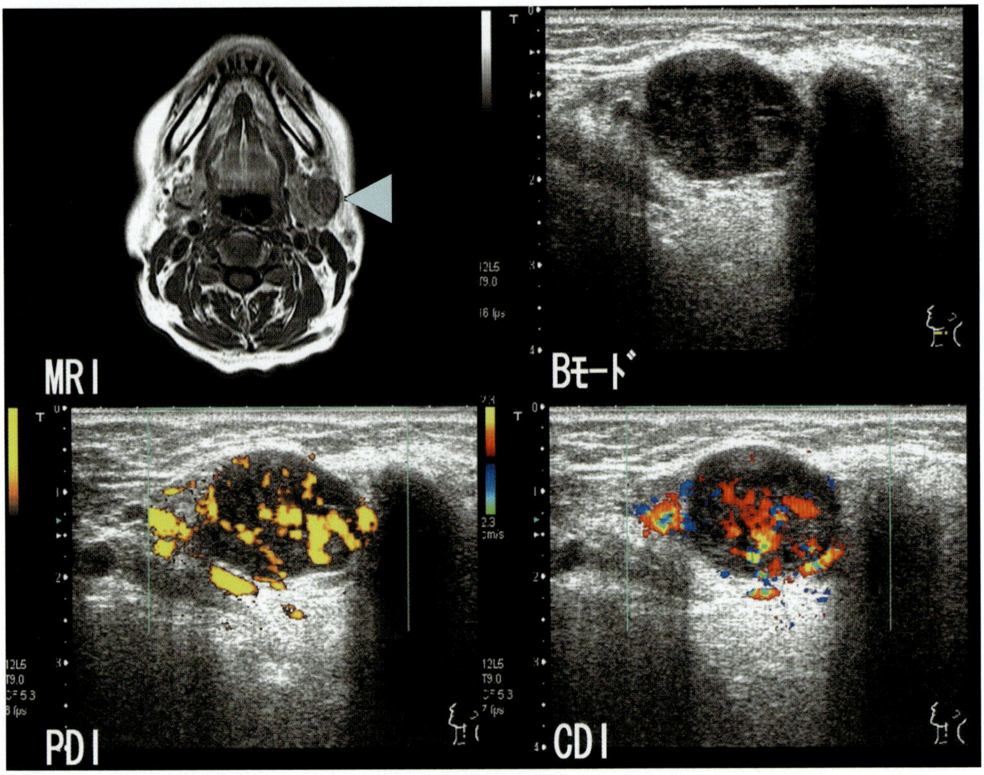

図 2. Melanoma リンパ節転移の超音波所見(転移の有無の鑑別診断)
正常なリンパ節は，辺縁部が均一な低エコー，中心部は高エコーを呈し，炎症による腫大では，辺縁の低エコー部分が増え，中心の高エコー部が不明瞭となって血流も中心部で豊富となる．一方，転移による腫大では，内部エコー，血流とも不均一で，リンパ節周辺から流入血流を認めることが多い．

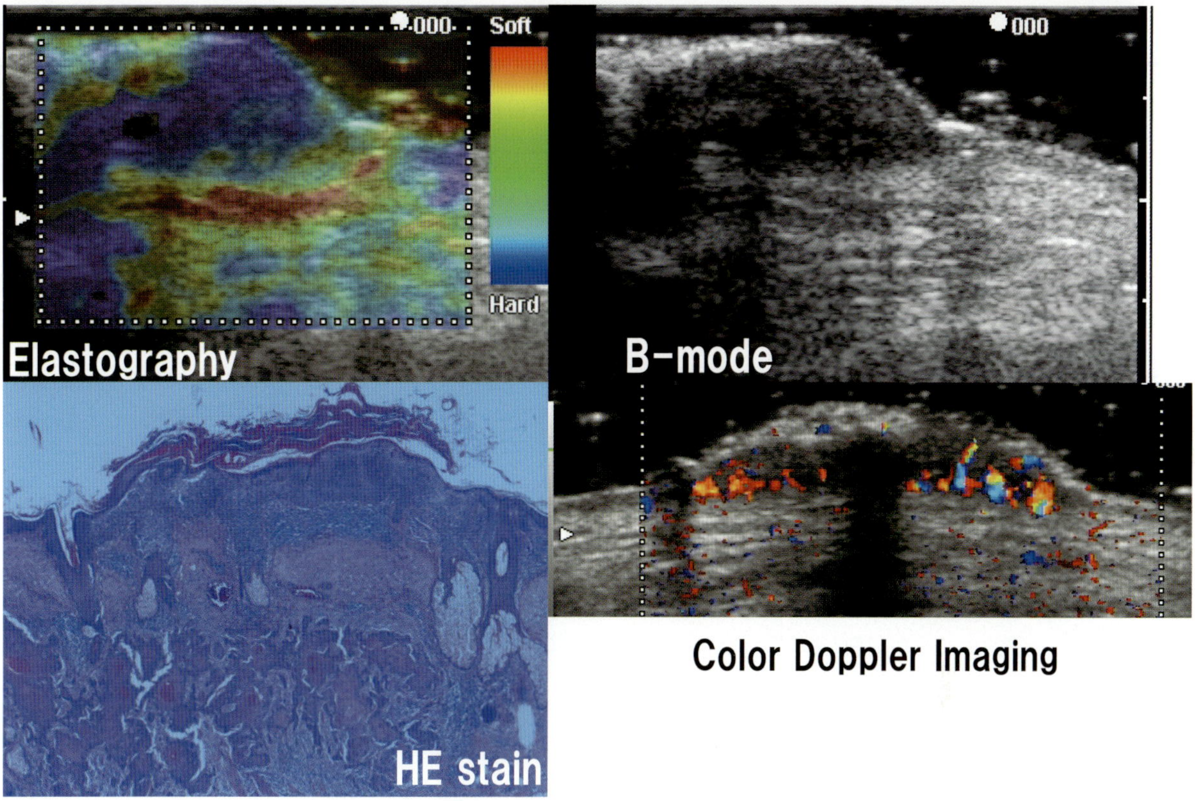

図 3. Squamous cell carninoma 原発巣の超音波所見
Elastography では，腫瘍細胞の密な増生により均一な青色に描出されることが多く，青色部の連続性から一部深部に浸潤していることが推察される．カラードプラ法では腫瘍下床から内部に流入する豊富な血流像を認める．

II．エコー診断の種類

1．B モード法

エコー診断法は B モードが一般的である．白黒の断層画像を観察するのであるが，他の画像診断に比べて秀でている点はリアルタイム動画が得られることと空間分解能が高いことである．前者は，患者の協力を得ながら筋肉や関節を動かした場合，血管・神経に緊張や圧迫を加えた場合などの変化をリアルタイムで観察できる点である．後者は大きさや距離を図る場合に 1/10 mm までの精度が担保されることである．

2．カラードプラ法（CDI）/パワードプラ法（PDI）

カラードプラ法（CDI）/パワードプラ法（PDI）による血流観察（3～20 cm/秒）は以前にもましてより微細に，より鮮明に描出されるようになった．これを B モード画像に被らせて，その血流パターンの観察・評価から対象病変の良性・悪性の鑑別が容易にできる[1]（図 1，2）．

3．組織弾性イメージング（Elastography）

Elastography とは触診した時のように，組織の硬さ（elasticity）の違いを数値化，画像化し，対象病変を観察・評価する．さきのカラードプラ法（CDI）/パワードプラ法（PDI）による血流評価とクロスオーバーさせることで良性・悪性の鑑別は更に精度が向上する[1]（図 3）．腫瘍の切除範囲の評価に威力を発揮する．

4．3D/4D 画像

立体画像（3D）にして観察することで，複雑な病態や解剖学的な所見をより簡単に目の当たりにすることができ，さらに 4D 画像ではリアルタイ

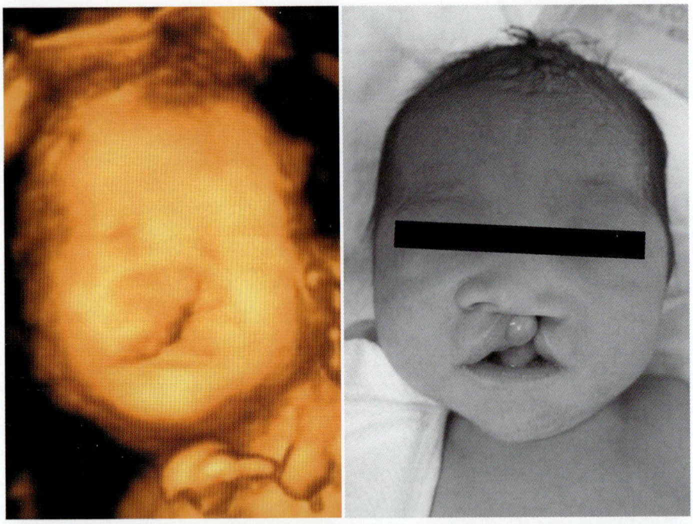

a|b

図 4.
片側(左側)口唇口蓋裂の症例
　a：胎児 3D 超音波画像
　b：出生後の患児の外観
(文献 2 より転載)

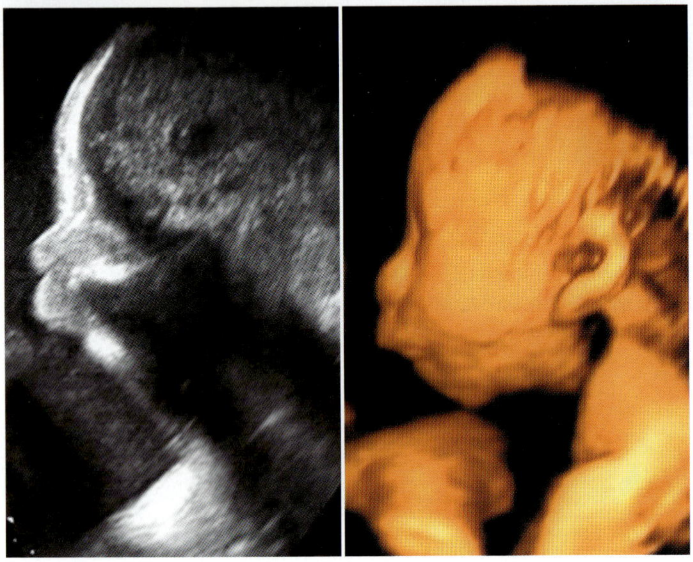

a|b

図 5.
無顎症の胎児超音波画像
　a：側面像
　b：胎児 3D 超音波画像
(文献 2 より転載)

ムに 3D 画像が動画で観察できる．例えば心疾患(心弁膜症)・血管内病変のみならず，先天性の胎児奇形(口唇裂・口蓋裂，耳介低位，小顎症，欠指症，多指症，合指症など)の出生前診断が胎児超音波診断で容易にできる(図 4，5)[2]．また 3D イメージングを利用した Fry Thru 機能では内視鏡的な画像を描出でき，管腔内の病変の把握が容易である．

5．マルチモダリティーイメージング

CT，MRI の 3 次元データと超音波画像をリアルタイムで同期させ，任意の同一断面を表示する方法(RVS；Real-time Virtual Sonography，SF；Smart Fusion，FI；Fusion Imaging)があり，例えば肝・胆道系や尿路系腫瘍の把握に有用である．

これらの新しい超音波診断方法を駆使して，術前・術中診断から術後フォローに十分活用されたい．

文　献

1) 清原祥夫，南里和秀，中島美智子：超音波診断 ドプラ法による画像診断と治療．MB Derma．**77**：9-17，2003．
2) 臼井規朗：他科における最新の診断方法─出生前診断─．日耳鼻．**116**：1273-1281，2013．

◆特集／皮膚外科のための皮膚軟部腫瘍診断の基礎

Ⅱ．画像診断

コラム　ミニアトラス

皮膚軟部腫瘍の代表的疾患における超音波所見

林　礼人

皮膚軟部腫瘍診断に重要な代表的疾患の超音波所見を過去の報告から集めてみました．
実際の臨床の現場で，ご参考にして頂けると幸いです．

皮膚腫瘍・皮下腫瘍

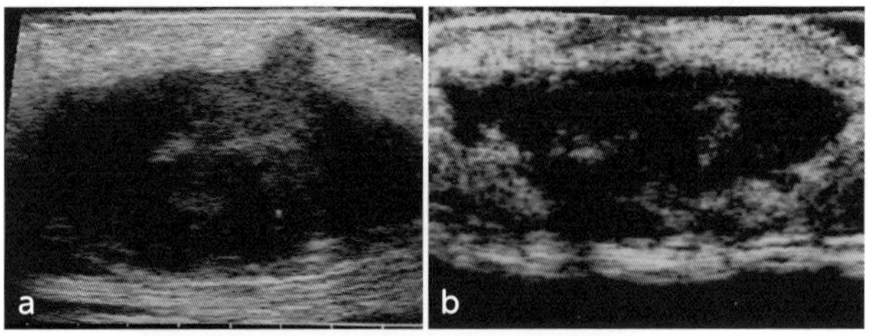

図 1．粉瘤
a：定型的な粉瘤．表皮への開口部とそれに連続するさざなみ状の内部エコーが観察される．
b：炎症を伴った粉瘤．嚢腫の周囲に肉芽腫による低エコーを認める．
(大畑恵之：皮下腫瘍の診断と手術治療．MB Derma．171：33-41，2010．より)

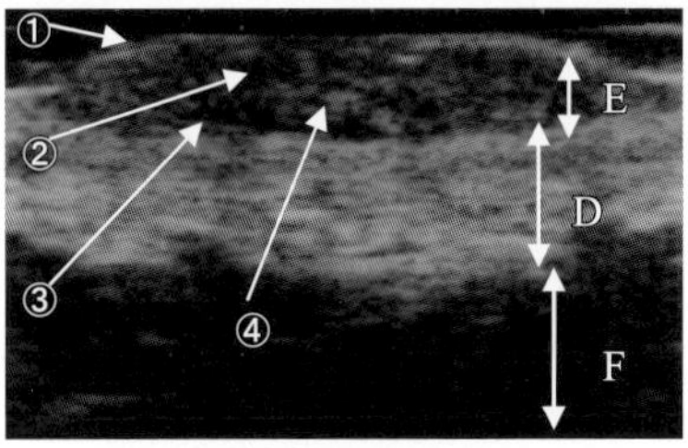

図 2．脂漏性角化症
① 角質肥厚による表面エコーの増強，② 内部は低エコー，③ 真皮との境界を示す平坦で明瞭な後部エコー，④ 偽角質嚢腫の高エコー

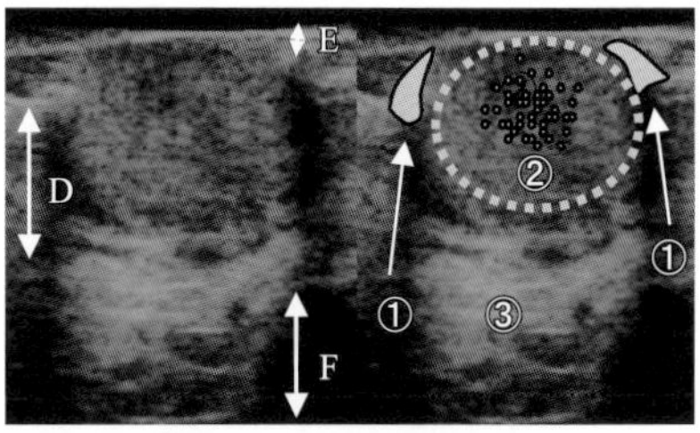

図 3．血管拡張肉芽腫
① Epidermal collarette を示す高エコーとその部分の後方の低エコー，② 内部に管腔構造を呈する腫瘍エコー，③ 増強する後方エコー

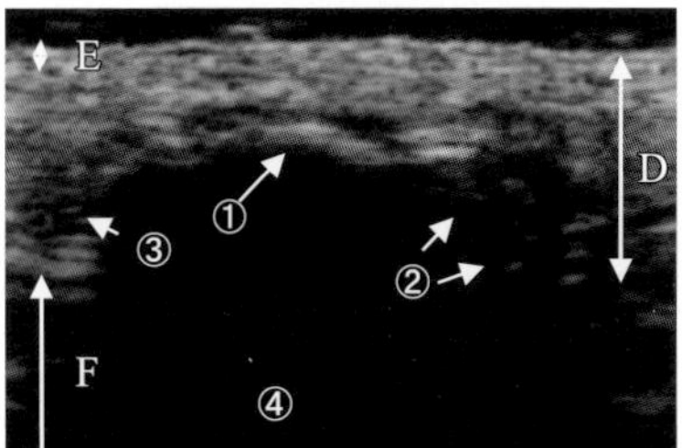

図 4．石灰化上皮腫
① 石灰化に伴う明瞭な境界エコー，② 点状～胞巣状のやや低レベルの内部エコー，③ 周囲の肉芽腫性変化に伴う低エコー，④ 石灰化部位は後方エコーが消失(音響陰影)

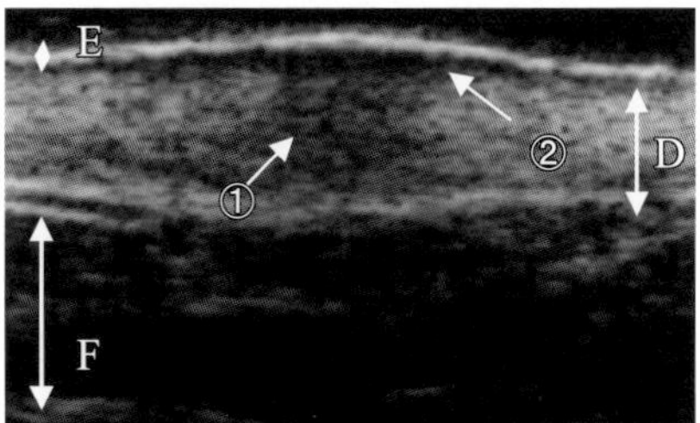

図 5．皮膚線維腫
① 真皮内に比較的明瞭な低エコーを示す腫瘍胞巣
② 表皮肥厚による表皮の低エコー域の拡大

図 2～5：E：epidermis，D：dermis，F：fat tissue．
(大畑恵之：画像検査(超音波検査)．MB Derma．216：190-198，2014．より)

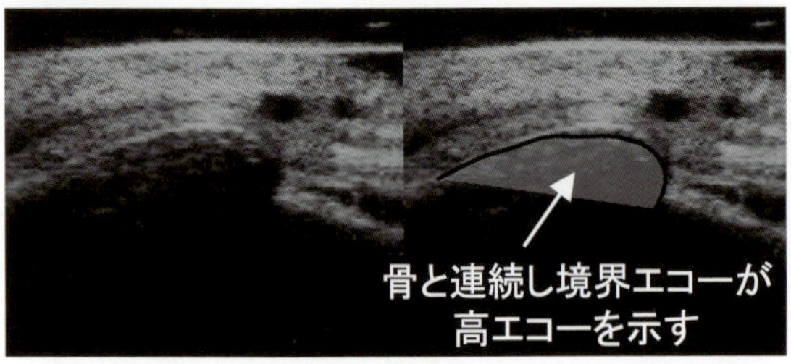

図 6. 骨腫

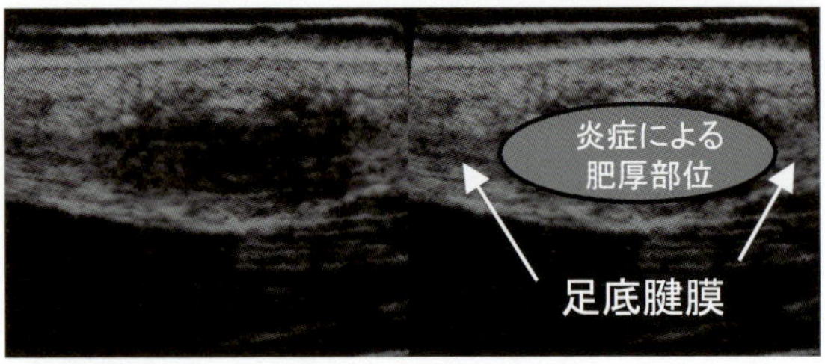

図 7. 足底腱膜炎

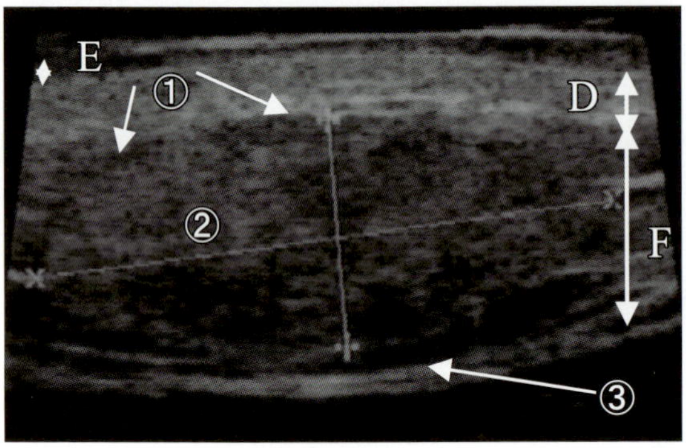

図 8. 脂肪腫
① 皮下脂肪織内の境界エコーに乏しい病変
② 周囲の脂肪織と同レベルの内部エコー
③ 後方エコーに変化を認めない.

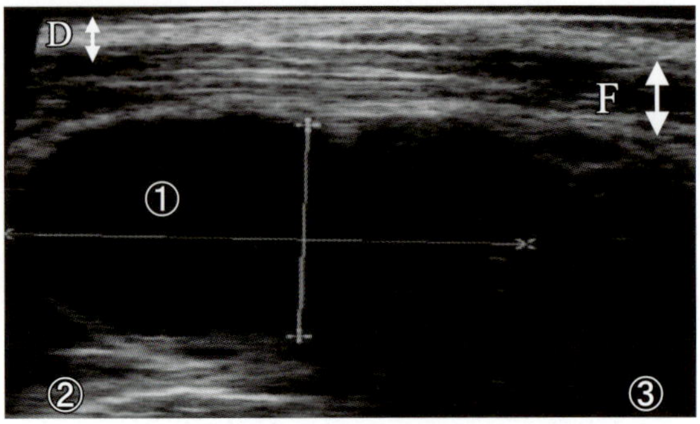

図 9. ガングリオン
① 嚢腫壁を反映した明瞭な境界エコーに囲まれた病変で内部エコーはほとんど認めない(無エコー).
② 後方エコーの増強
③ 一部, 下床とつながっているところは, 低エコーが連続している.

図 6～図 9：E：epidermis, D：dermis, F：fat tissue.
(大畑恵之：画像検査(超音波検査). MB Derma. 216：190-198, 2014. より)

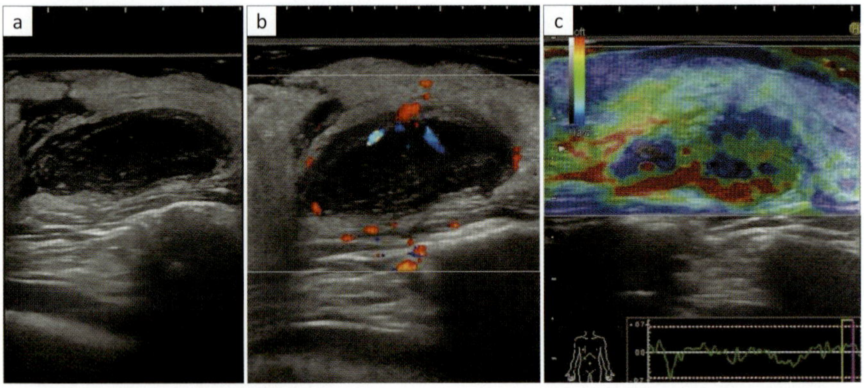

図 10. 隆起性皮膚線維肉腫(パワードップラー像やエラストグラフィー像も含めて)
a：B-mode. 皮下脂肪織から筋層にかけて存在する比較的境界明瞭な低エコーと高エコーの混在する腫瘍が存在する.
b：PDI. 腫瘍内部に流入する血流と辺縁を走る血流を認めた.
c：エラストグラフイー. 腫瘍の大部分が緑～青色で脂肪組織よりも硬い腫瘤であることがわかる.
(緒方 大：皮膚・皮膚腫瘍のドッフラー血流エコーとエラストグラフィによる診断. MB Derma. 217：53-61, 2014. より)

PEPARS No.100：71-81, 2015

◆特集／皮膚外科のための皮膚軟部腫瘍診断の基礎

PEPARS

Ⅱ．画像診断

血管腫・血管奇形に対する超音波検査

野崎 愛[*1] 佐々木 了[*2]

Key Words：血管腫(hemangioma)，血管奇形(vascular malformation)，画像診断(diagnostic imaging)，超音波検査(ultrasonography)，ドップラー超音波検査(Doppler ultrasonography)

ポイント

1）血管腫・血管奇形の診断において，超音波検査ははじめに行われるべき検査であり，病変の大きさ，性状，血流などについて評価することができる．
2）血管腫・血管奇形は，ISSVA分類では，血管性腫瘍(vascular tumor)と血管奇形(vascular malformation)に大別される．
3）血管性腫瘍の代表的疾患である乳児血管腫は，超音波検査では低エコーの充実性病変として描出され，内部に動脈性の血流を認める．
4）血管奇形はその構成成分により，毛細血管奇形(capillary malformation；CM)，静脈奇形(venous malformation；VM)，リンパ管奇形(lymphatic malformation；LM)，動静脈奇形(anteriovenous malformation；AVM)に分類される．
5）血管奇形であるVM, LM, AVMはいずれも無～低エコー領域として描出されることが多いが，カラードップラーやパルスドップラーで血流を評価することにより，ある程度の鑑別が可能となる．

はじめに

皮膚軟部腫瘍における日常診療で，血管腫・血管奇形を診察する機会は多く，その正確な診断は非常に重要である．血管腫・血管奇形の診断においては，まず問診や診察により臨床症状，理学的所見を把握することが大切であるが，病変の性状や広がり，周辺組織との関係など，より詳細な病態を把握するためには各種画像検査が有用である．画像検査では，超音波検査，MRI，CT，血管造影などが行われるが，超音波検査は簡便で非侵襲的，即時性があり，最初に行われることの多い画像検査である．特に表在病変で有効であるが，深部病変や，空気や骨などが介在する病変では描出が困難となる．超音波検査では，Bモード表示では，病変の大きさ，性状，周囲組織との関係をある程度把握することができる．カラードップラーでは病変内の流速や動脈，静脈の描出が可能であり，パルスドップラーでは流速を波形として検出することができ，血管腫・血管奇形の診断に有用である．また，診断のみならず，硬化療法でのモニターとして使用でき，穿刺時のガイドおよび硬化剤の広がりの観察にも有用である．

本稿では，血管腫・血管奇形における超音波検査の具体的な所見について，各々の疾患毎に述べる．

*1 Ai NOZAKI，〒060-0001 札幌市中央区北1条西6丁目 KKR札幌医療センター斗南病院形成外科／血管腫・血管奇形センター
*2 Satoru SASAKI，同，形成外科，科長／血管腫・血管奇形センター，センター長

Ⅰ．血管腫・血管奇形の分類

血管性病変は一般的に「血管腫」と総称されることが多く，診断や治療において混乱を招くことも

表 1. ISSVA 分類

血管性病変(Vascular anomalies)		
血管性腫瘍(Vascular tumors)	血管奇形(Vascular malformations)	
	単純型(Simple)	混合型(Combined)
良性(benign) 境界型(locally aggressive or borderline) 悪性(malignant)	毛細血管奇形(capillary malformation；CM) リンパ管奇形(lymphatic malformation；LM) 静脈奇形(venous malformation；VM) 動静脈奇形(anteriovenous malformation；AVM) 動静脈瘻(anteriovenous fistula；AVF)	CVM, CLM LVM, CLVM CAVM CLAVM

(文献 1 より引用・改変)

少なくない．そこで，国際血管腫血管奇形学会(International Society for the Study of Vascular Anomalies；ISSVA)は ISSVA 分類を作成している[1]．ISSVA 分類では，血管性病変は，脈管の内皮細胞が腫瘍性あるいは過形成の性格をもつ「血管性腫瘍(vascular tumor)」と脈管が異常な吻合や構造をもつ「血管奇形(vascular malformation)」に大別される．血管奇形はその構成要素により毛細血管奇形(capillary malformation；CM)，静脈奇形(venous malformation；VM)，リンパ管奇形(lymphatic malformation；LM)，動静脈奇形(anteriovenous malformation；AVM)および混合型血管奇形(combined vascular malformation)に分類される(表 1)[1)~3)]．

Ⅱ．血管性腫瘍(vascular tumor)

血管性腫瘍は血管内皮細胞が異常増殖をきたす腫瘍性病変であり，良性，境界型，悪性に分類される．良性血管性腫瘍の代表的なものとして，乳児血管腫，先天性血管腫が挙げられる．また，境界型ではカポジ肉腫様血管内皮腫，悪性では血管肉腫などがある．

以下では，診療する機会の多い乳児血管腫とその亜型とされている先天性血管腫の超音波検査について述べる．

1．乳児血管腫(infantile hemangioma；IH)

乳児血管腫(いちご状血管腫)は乳幼児期に最も多い腫瘍で，男女比は 1：3 と女性に多い．通常，生後数日から数週に出現し，1 歳頃まで急速に増大する(増殖期)．その後，5~7 歳頃までに徐々に自然退縮する(退縮期)．表在型，深在型，混合型に分類され，皮膚病変を認めるものでは，鮮紅色の局面や苺状の腫瘤を呈する．表皮病変を認めるものでは特徴的な臨床像より診断は容易であるが，表皮病変を認めない深在型においては診断に画像検査が必須である．IH 患者は乳児であることがほとんどであり，他の画像検査が難しい中，超音波検査は有用である．

B モード表示では，境界明瞭な低エコーの充実性病変として描出され，内部は不均一であり，拡張した血管が無エコー領域として認められることもある．また，病変の深部皮下に浸潤性の高エコー領域を認める．増殖期においては，カラードップラーで高流速の血管を多数認め，パルスドップラーでは拍動性の波形が見られる．このため，AVM と鑑別を要することがある．増殖期後期になるに従い，血管の数は増加し，動脈性のものに加え，静脈性のものも増加してくる．また，病変深部の高エコー領域が表層へ拡大してくる．その後，退縮期となると血管の数は徐々に減少し，病変部は高エコーとなる(図 1)[4)~6)]．

2．先天性血管腫(congenital hemangioma；CH)

CH は稀な血管腫であり，IH と異なり胎生期に発生し，生下時には増殖が終了している．1 歳頃までに急速に退縮する rapidly-involuting congenital hemangioma(RICH)と退縮しない non-involuting congenital hemangioma(NICH)がある．外観は青色や紫色で，辺縁は青白く pale halo sign を呈する．

RICH は B モード表示では不均一な無～低エコーの充実性病変を呈し，血管腔が無エコー領域として認められることが多い．カラードップラーで病変内に拍動性の血流を認めるが，流速は IH

a
b
c
d e

図 1.
0 歳，女児．IH(皮下型)

a：右下眼瞼～頬部に軟らかい皮下腫瘤を認める．薄紫色を呈しているが，表皮病変は認めず，深在型の病変である(3.5 か月)．

b：増殖期初期(2 か月)．皮下に不均一な低エコーの充実性病変を認める．病変の深部には浸潤性の高エコー領域を認める．カラードップラーで高流速の血管を認め，パルスドップラーでは拍動性の波形を認める．

c：増殖期後期(2.5 か月)．血管の数が増加し，パルスドップラーでは動脈性の波形に加え静脈性の波形も見られる．

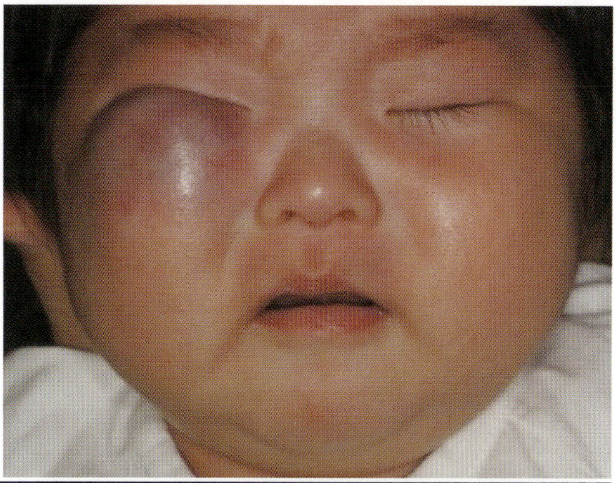

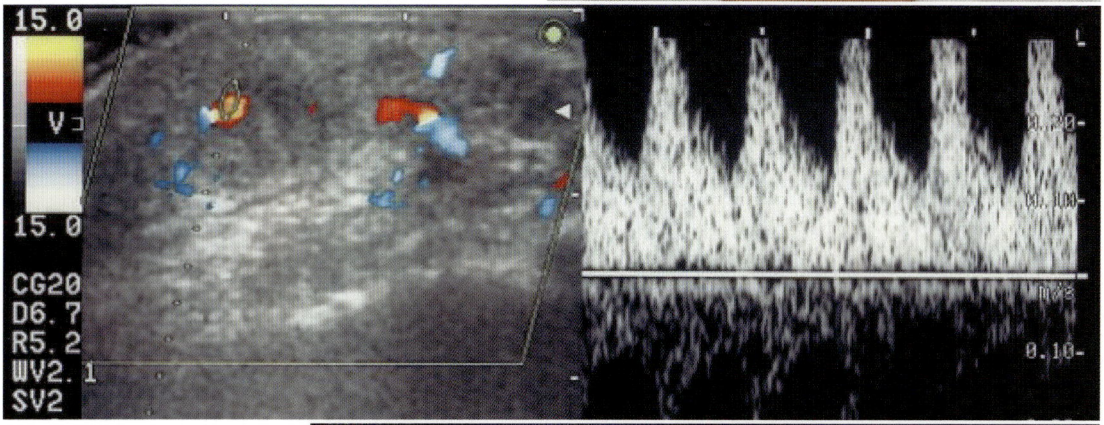

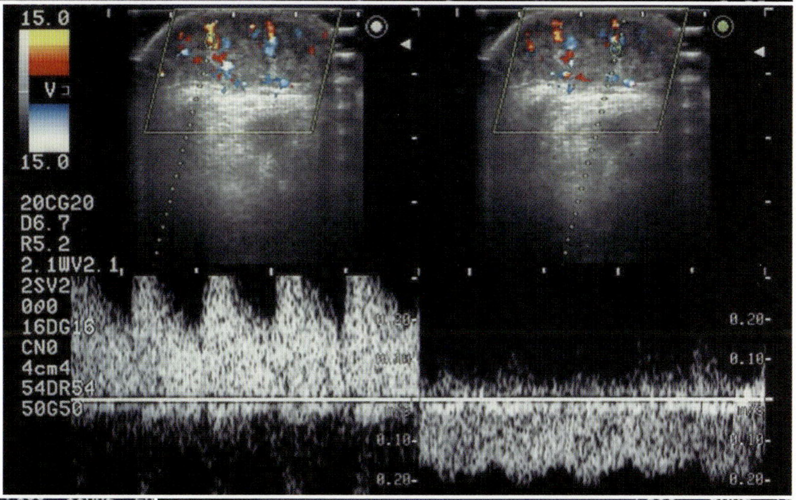

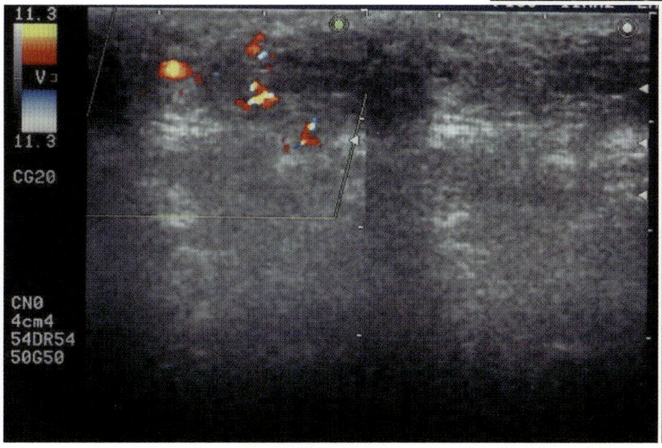

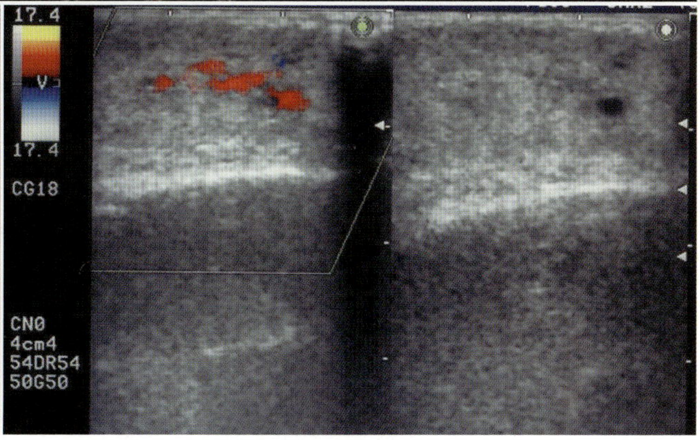

▲d：退縮期初期(5.5 か月)．動脈の数が減少し，深部の高エコー領域が表層へ拡大している．
e：退縮期(11 か月)．動脈の数はさらに減少し，病変部は全体に高エコーに変化する．

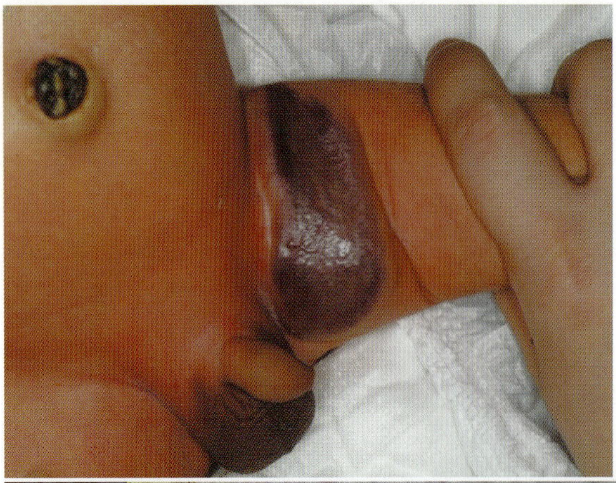

a
b
c

図 2.
0 歳，男児．RICH
　a：鼡径部に紫色の局面を認める．
　b：生後 22 日．皮下の低エコー領域の中に拍動性の血管を認める．
　c：退縮後(11 か月)．血管は消失し，皮下は高エコーとなっている．

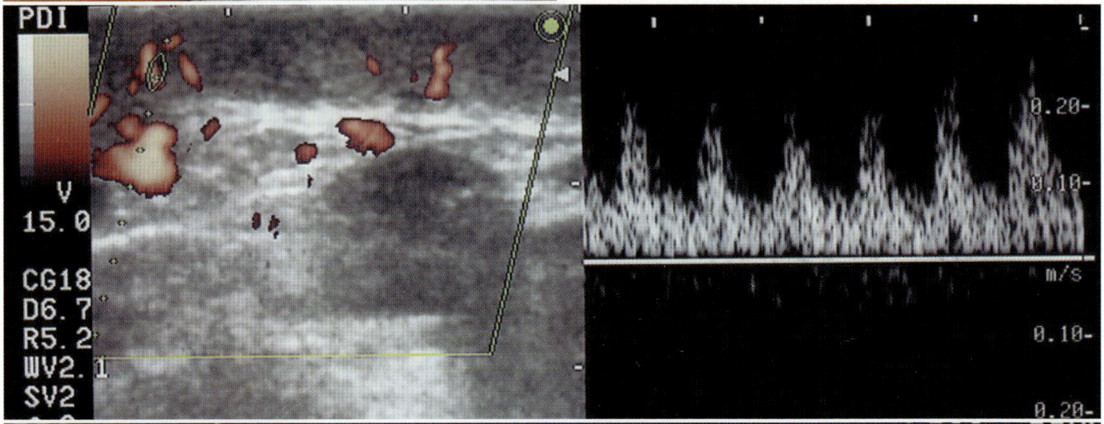

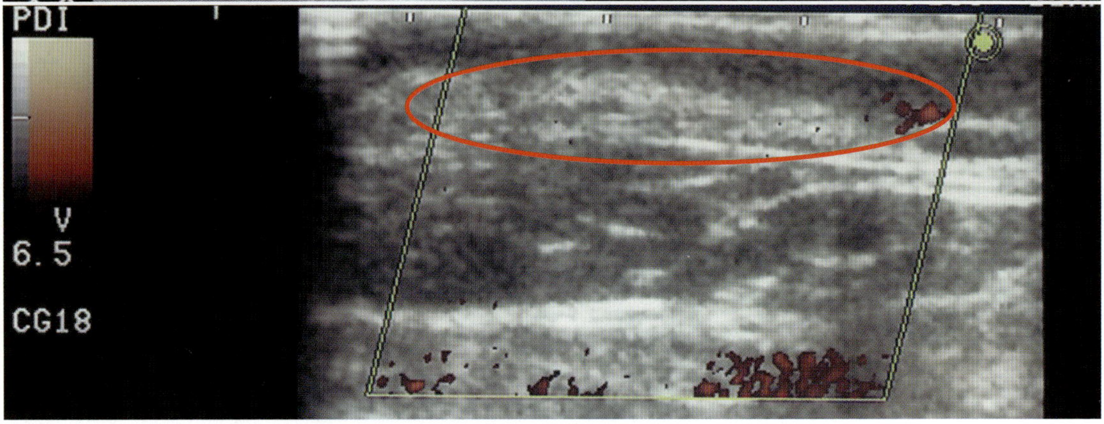

と比べ低速であり，血流を認める範囲も少ない．退縮すると血管は消失し，病変部は高エコーとなる(図 2)[6)7)]．

NICH も RICH と類似の超音波検査所見を呈し，不均一な無～低エコー領域を認め，内部に血管を認める．NICH は自然退縮しないため成人にも認められるが，成人例においては乳幼児期と比べ，病変内の血管が拡張し，血流が一部で高流速となるという特徴がある(図 3)．NICH では，3 次元 CT 血管撮影を行うと AVM に似た病変が描出される．

Gorincour ら[6)]は，IH，RICH，NICH の画像所見についてまとめている(表 2)．超音波検査において RICH と NICH では IH と比較し，無エコー領域として可視できる血管腔を認めることが多く，また RICH と NICH では石灰化を伴うことがあると述べている．

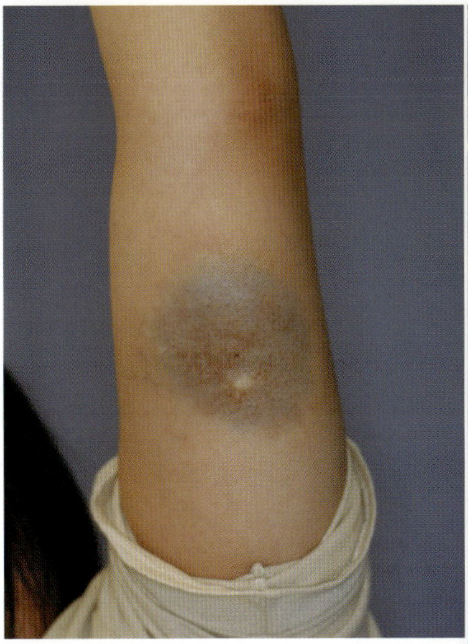

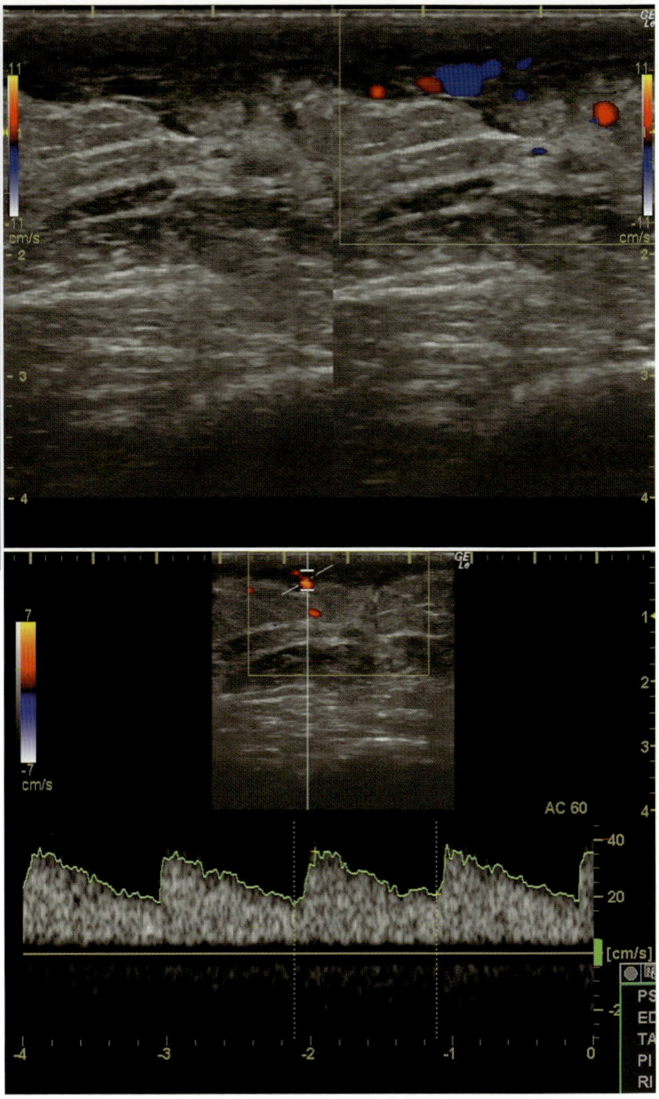

a | b
c

図 3.
21 歳，女性．NICH
a：上腕に淡黒色～青色斑を認め，周囲に pale halo を伴う．
b：皮下の低エコー領域の中に，拡張した血管が無エコー領域として認められる．カラードップラーではそれらの血管に血流を認める．
c：血流を認める部位では，パルスドップラーで拍動性の波形を認める．

表 2. IH，RICH，NICH の超音波所見の比較

	IH	RICH	NICH
不均一な構造	42.3%	62.5%	72%
血管腔	15.4%	62.5%	72%
石灰化	0%	37.5%	17%
血管の数/cm^2>3	100%	87.5%	77.8%
シャント	27%	12.5%	27.8%

(文献 6 より引用・改変)

Ⅲ．血管奇形(vascular malformation)

血管奇形は胎生 4～10 週の末梢血管系形成期の異常により生じる先天的な脈管形成の異常である．その構成成分により，CM，VM，LM，AVM および混合型に分類される．発生頻度に性差はなく，生下時より存在し，成長とともに増大することが多い．

1．静脈奇形(venous malformation；VM)

VM は，拡張した静脈類似の血管腔が皮下や筋肉内などに増生する血管奇形である．血管奇形の中で最も頻度が高く，全身のどの部位・臓器にも発生し，疼痛，出血，変色，醜状変形，機能障害などの臨床症状をきたす．表在病変は青色～紫色を呈し，弾性軟な皮下腫瘤として触知され，下垂や駆血により病変は腫脹し，挙上や圧迫により縮小することが多い．

超音波検査では B モード表示では蜂巣状や嚢胞状など様々な形態の不均一な無～低エコーの領

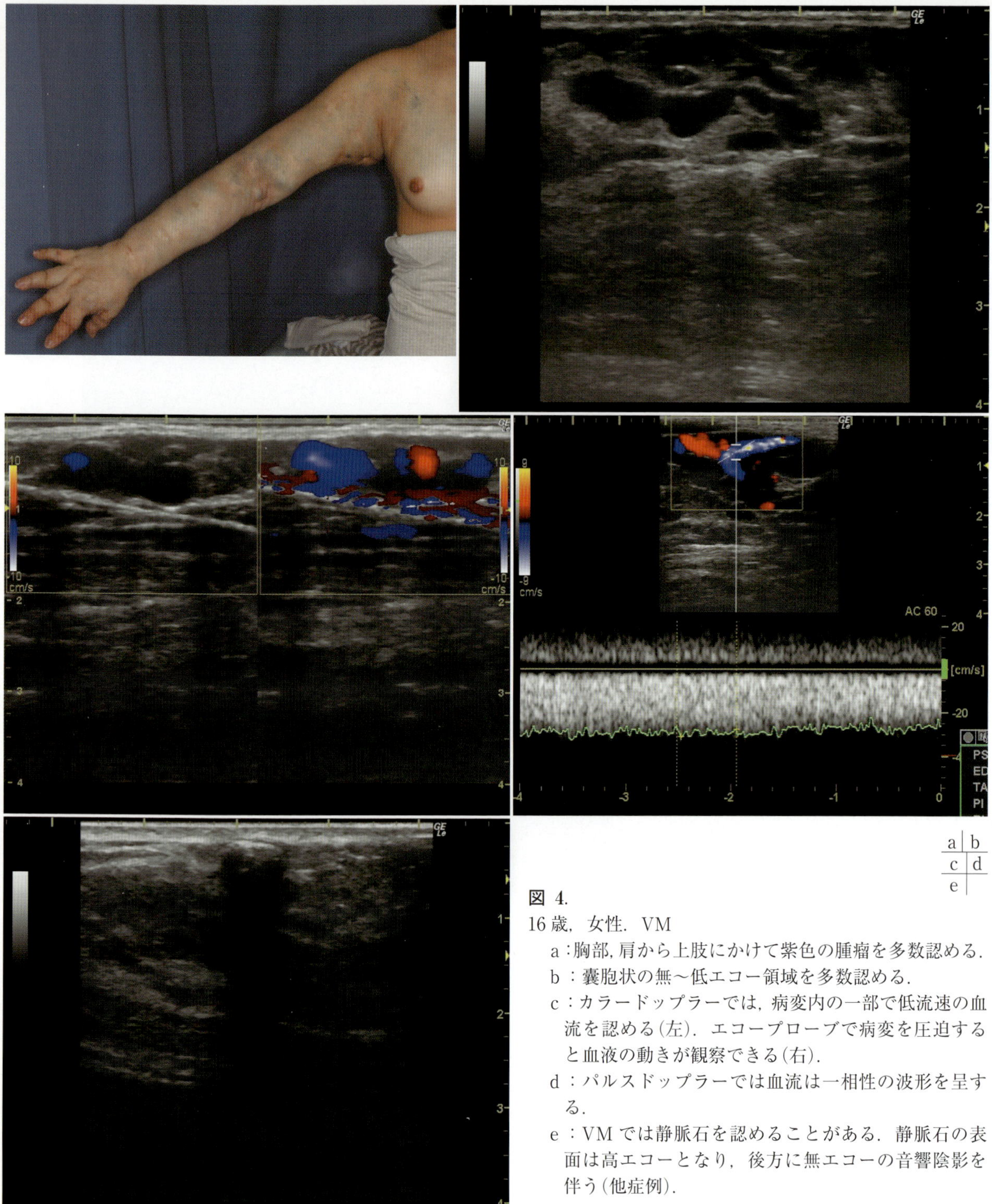

a	b
c	d
e	

図 4.
16 歳，女性．VM
a：胸部，肩から上肢にかけて紫色の腫瘤を多数認める．
b：嚢胞状の無～低エコー領域を多数認める．
c：カラードップラーでは，病変内の一部で低流速の血流を認める(左)．エコープローブで病変を圧迫すると血液の動きが観察できる(右)．
d：パルスドップラーでは血流は一相性の波形を呈する．
e：VM では静脈石を認めることがある．静脈石の表面は高エコーとなり，後方に無エコーの音響陰影を伴う(他症例)．

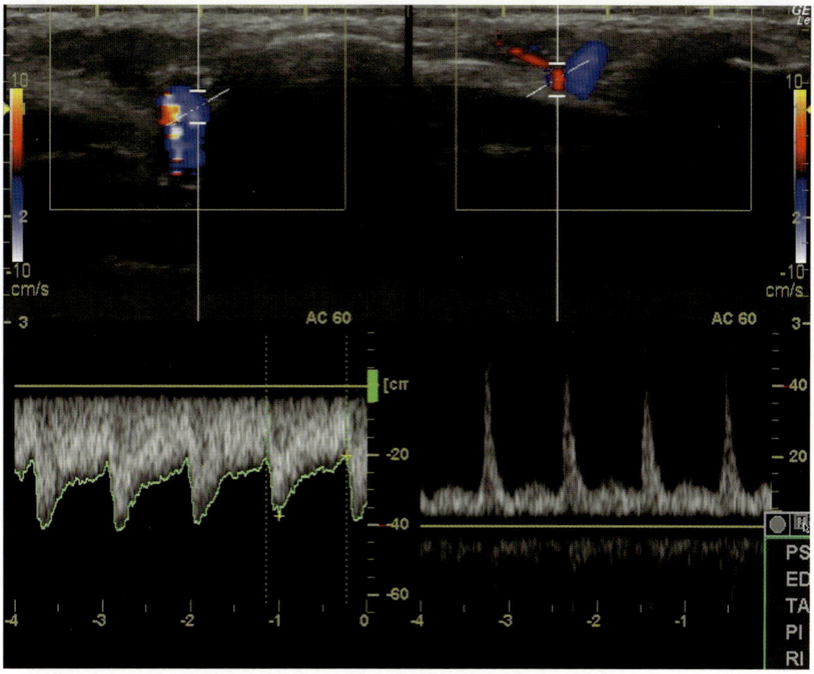

図 5. 8歳，男児．下腿 VM，微細動静脈瘻
VM 病変内の血流はパルスドップラーで拍動性の波形を示している(左)．
カラードップラーで動脈と思われる血管が VM 病変内へ入り込んでおり，流入血管は動脈性の波形を示している(右)．

域を示す．病変内に静脈石を認めることもあり，静脈石の表面は高エコーとなり，その深部に音響陰影(acoustic shadow)を伴う．カラードップラーでは低流速の血流を認めることが多いが，非常に血流が遅い場合や血栓を形成している場合などには血流を認めないこともあり，リンパ管奇形や他の軟部腫瘍，嚢胞性病変との鑑別が必要となる．また，エコープローブで病変を圧迫することにより貯留する血液の動きや病変の退縮を観察できることが多い．パルスドップラーでは典型例では一相性の低流速の波形を呈する(図 4)．一方，VM においてパルスドップラーで二相性(拍動性)の波形が認められる病変も存在する．それらの病変では，カラードップラー，パルスドップラーで動脈性の所見を呈する血管が VM 内に入り込んでいるのが確認できることがあり，筆者らは微細動静脈瘻(micro AV shunt)と呼んでいる(図 5)[5)8)〜11)]．

2．動静脈奇形(anteriovenous malformation；AVM)

AVM は動脈と静脈が毛細血管を介さずに異常吻合した病変であり，拡張・蛇行した異常血管の増生を伴う血管奇形である．Schöbinger の病期分類にあるように，皮膚の紅潮，発赤，異常拍動音の聴取，増大，疼痛，潰瘍，出血，感染，心不全など病期により様々な臨床症状を呈する(表 3)[12)]．

表 3. Schöbinger 分類

病　期	症　状
Ⅰ 静止期	皮膚紅潮，温感
Ⅱ 拡張期	血管雑音，拍動音の聴取，増大
Ⅲ 破壊期	疼痛，潰瘍，出血，感染
Ⅳ 代償不全期	心不全

B モード表示では，拡張・蛇行した血管腔が無〜低エコー領域として描出される．カラードップラー法ではモザイク状の速い血流のカラー表示が見られ，パルスドップラー法では拍動性の波形を認める．また，病変近傍に流入動脈(feeder)を認めることもあり，B モード表示では無エコーの管腔として認められ，カラードップラーでは速い血流を認め，パルスドップラーでは拍動性の波形を呈する(図 6)[11)]．

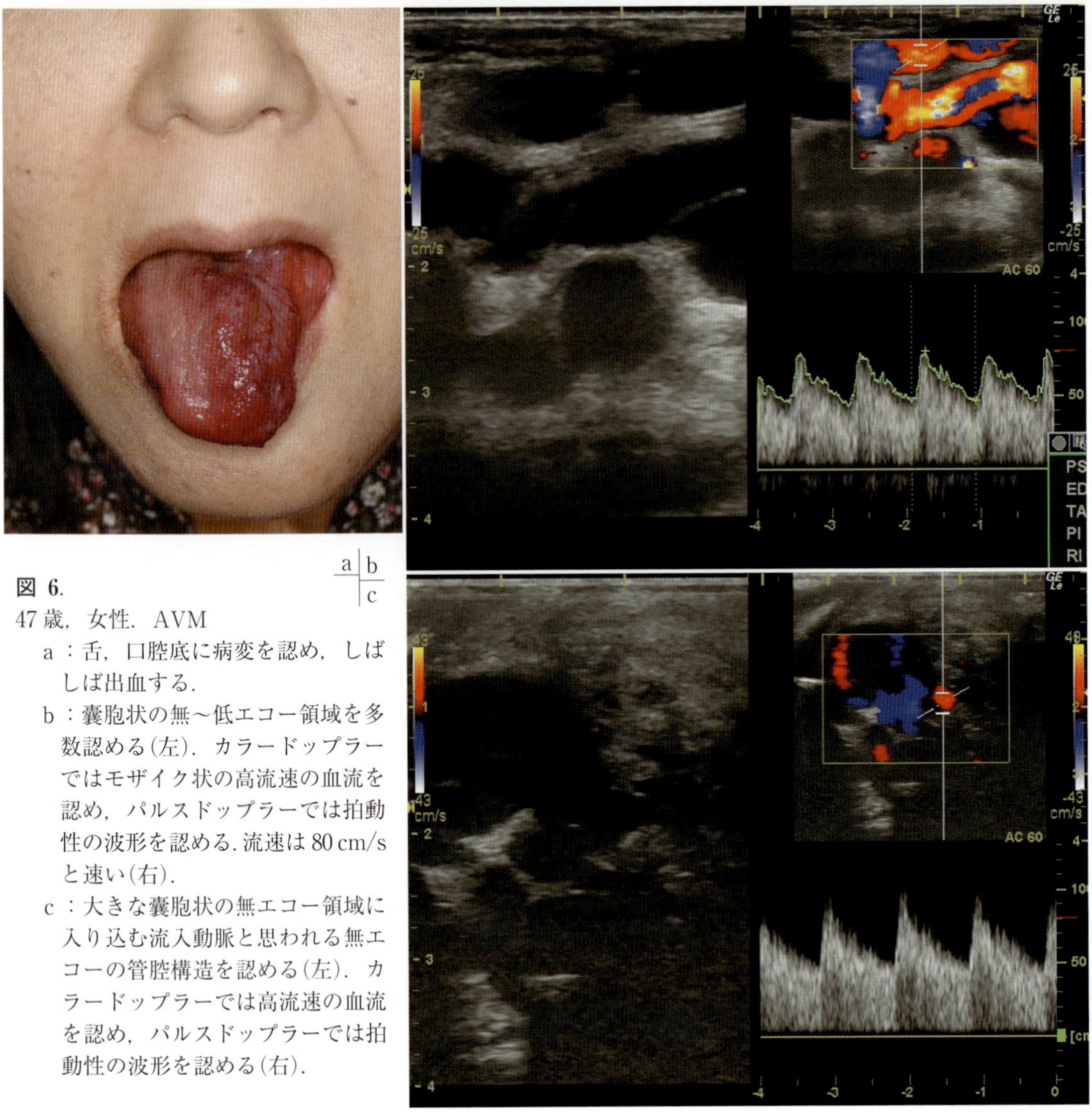

図 6.
47 歳，女性．AVM
a：舌，口腔底に病変を認め，しばしば出血する．
b：嚢胞状の無～低エコー領域を多数認める(左)．カラードップラーではモザイク状の高流速の血流を認め，パルスドップラーでは拍動性の波形を認める．流速は 80 cm/s と速い(右)．
c：大きな嚢胞状の無エコー領域に入り込む流入動脈と思われる無エコーの管腔構造を認める(左)．カラードップラーでは高流速の血流を認め，パルスドップラーでは拍動性の波形を認める(右)．

3．リンパ管奇形(lymphatic malformation；LM)

LM はリンパ管の形成不全であり，拡張したリンパ管が増生し，病変の内部はリンパ液で充満している．頭頚部，腋窩などに好発し，しばしば感染や出血により急激に病変が増大することがある．嚢胞が大きいものは macrocystic type，極めて小さいものは microcystic type と分類されるが，両者の混合型も多い．

B モード表示では，様々な大きさ，形態の無エコーの嚢胞を認める．Macrocystic type では嚢胞状の大きな無エコー領域を認め，嚢胞と嚢胞の間に高エコーの薄い隔壁を認める．内容液に沈殿物を認めたり，内部で出血している場合には全体に白っぽく見えたりすることがある．エコープローブで圧迫すると，病変はやや陥凹するが，弾力があるため VM のようには退縮せず，カラードップラーでも貯留するリンパ液の動きはほとんど見られない．また，ドップラーでは嚢胞内部に血流は認められないが，隔壁内に血管を認めることがある(図 7)．Microcystic type では小さい嚢胞が無エコー領域として見え，周囲に高エコーの隔壁が見られるが，嚢胞が非常に小さい場合には無エコー領域が認められず，高エコーの隔壁により全体に白く充実性に見えることもあり，軟部腫瘍などとの鑑別が必要となることがある(図 8)[10)11)]．

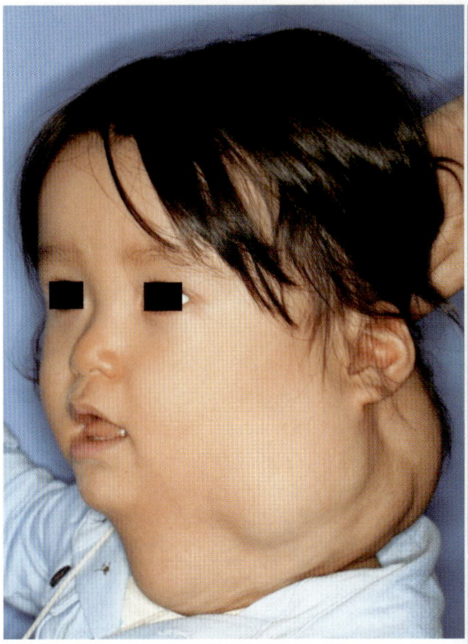

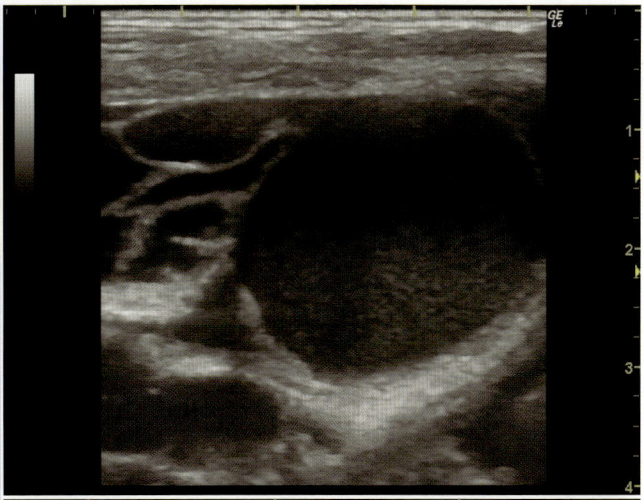

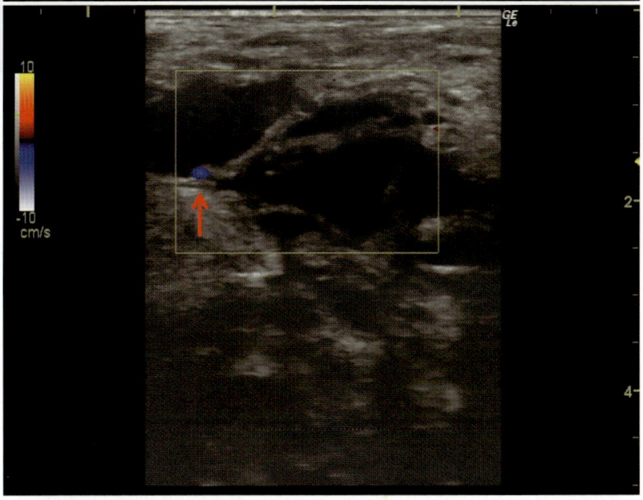

a | b
  | c

図 7.
2 歳，男児．Macrocystic LM
a：下顎部～頚部にかけ巨大な腫瘤を認める．
b：高エコーの薄い隔壁に覆われた嚢胞状の無～低エコー領域を多数認める．嚢胞内は一部白っぽくなっており，出血が疑われる．
c：カラードップラーでは，嚢胞内に血流は認められない．隔壁内に血管と思われる血流を認める(矢印)．

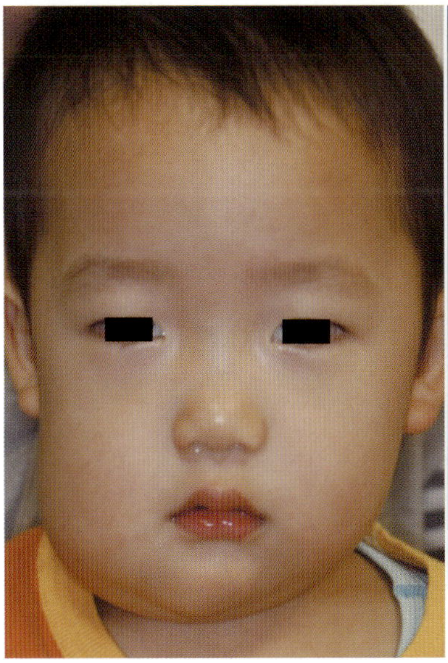

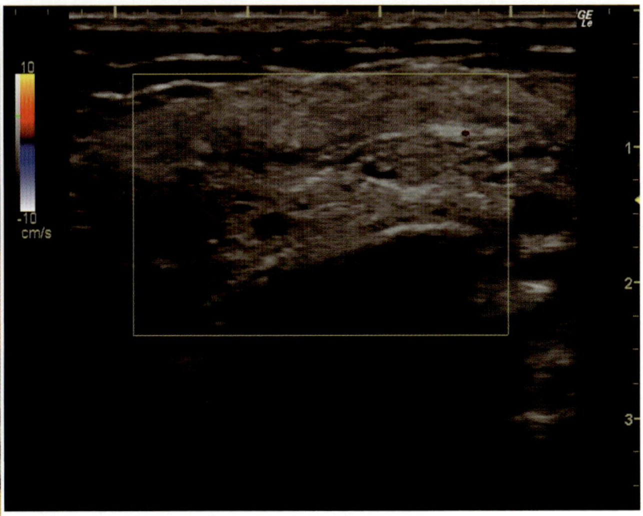

a | b

図 8.
2 歳，男児．Microcystic LM
a：頬部から下顎部にかけて腫脹を認める．
b：一部無～低エコー領域を認めるが，全体に白っぽく充実性に見える．カラードップラーでは血流は認められない．

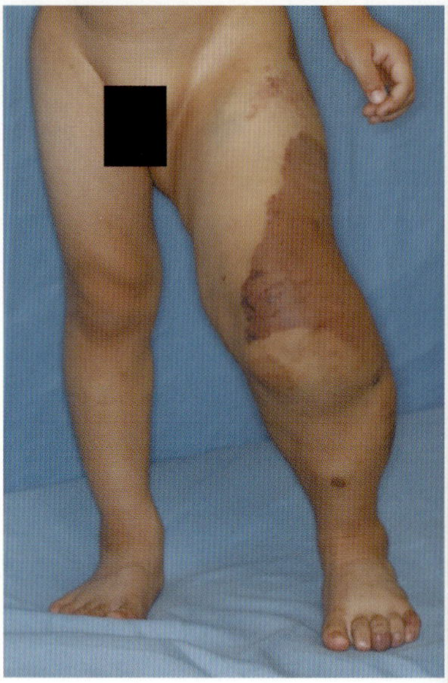

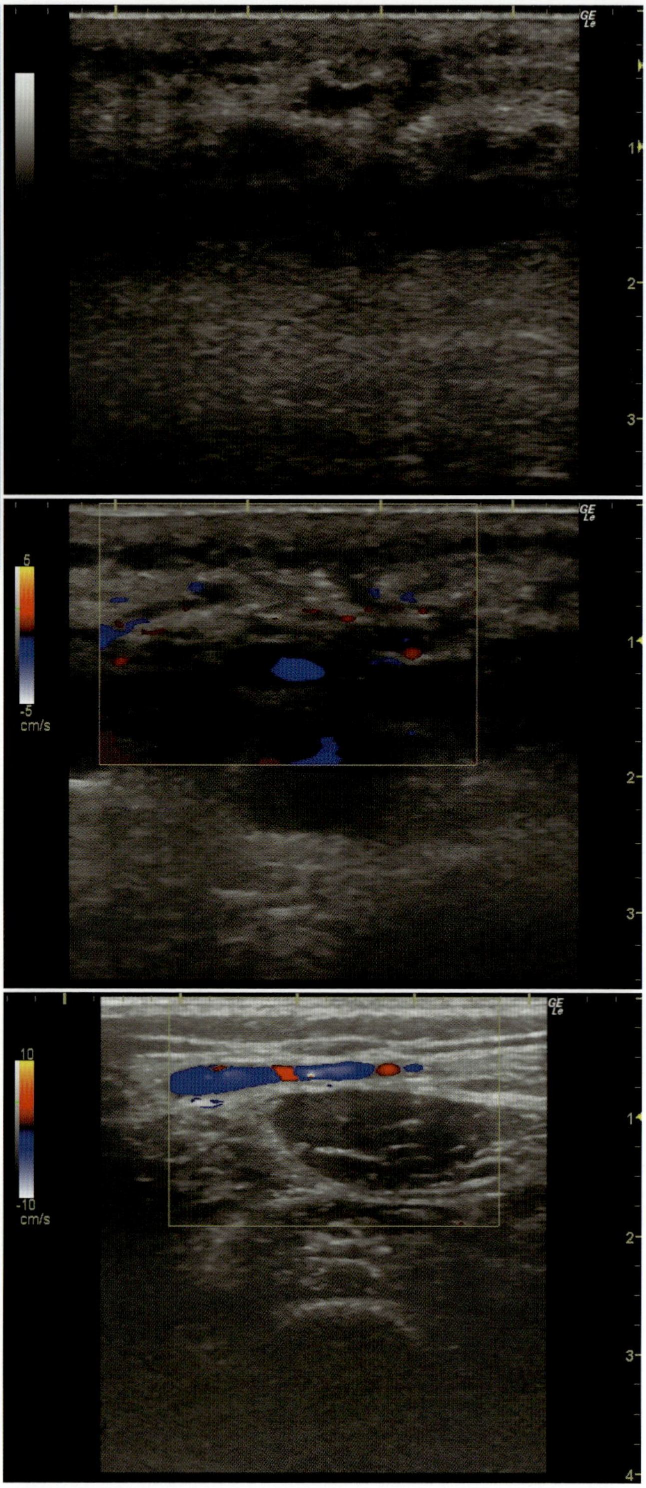

a | b
c
d

図 9.
1 歳，男児．KTS
a：下肢の腫大，紅斑，脚長差を認める．
b：大小様々な無～低エコー領域を認める．
c：カラードップラーでは，無～低エコー領域に遅い血流を認める部位と血流を認めない部位があり，血流を認める部位は VM，認めない部位は LM である可能性が考えられる．
d：患肢外側に拡張した血管を認め，カラードップラーでは遅い血流を認め，lateral marginal vein と考えられる．

4．混合型血管奇形(combined vascular malformation)

血管奇形においては，しばしば複数の成分が混在する病変が存在し，混合型血管奇形と呼ばれる．混合型血管奇形を有する代表的な症候群として Klippel-Trenaunay 症候群(Klippel-Trenaunay syndrome；KTS)がある．KTS は CM，LM，VM の slow flow の混合型血管奇形(capillary-lymphatic-venous malformation；CLVM)を有し，毛細血管奇形，静脈形成異常，患肢の骨軟部組織の肥大を三徴とする症候群である．

KTS では VM と LM 病変が混在していることが多く，B モード表示では，皮下に大小様々な多数の無～低エコー領域を認める．カラードップラーでは血流はほとんど認めないが，低流速の血流がある場合にはその病変は VM であると判断できる．また，エコープローブで病変を圧迫して内部の液体の動きを観察することでも，VM か LM かをある程度識別することができる．また，KTS では患肢外側に lateral marginal vein (lateral mega vein) と呼ばれる拡張した静脈を認めることがあり，超音波検査においても無エコー領域の管腔として認められ，カラードップラーでは遅い血流が見られる(図 9)[13]．

まとめ

血管腫・血管奇形の画像診断において，超音波検査は最初に行われるべき検査であり，形成外科医が自ら行うことも多い．カラードップラーやパルスドップラーで血流を評価することにより，診断が可能なことが多いが，臨床経過，理学的所見，MRI や CT，血管造影などの他の画像検査の所見と総合し，正確な診断を行うことが重要である．

参考文献

1) ISSVA classification for vascular anomalies. (Approved at the 20th ISSVA Workshop, Melbourne, April 2014)
URL：http://www.issva.org
2) 血管腫・血管奇形診療ガイドライン作成委員会：血管腫・血管奇形診療ガイドライン 2013.
URL：http://www.jsivr.jp/guideline/guideline_vascular.html
3) 堀尾　修ほか：【血管腫・血管奇形の治療戦略】血管腫・血管奇形の分類と診断．形成外科．**55**(11)：1169-1176，2012.
4) Dubois, J., et al.：Soft-tissue hemangiomas in infants and children：diagnosis using Doppler sonography. AJR Am J Roentgenol. **171**(1)：247-252, 1998.
5) Paltiel, H. J., et al.：Soft-tissue vascular anomalies：utility of US for diagnosis. Radiology. **214**(3)：747-754, 2000.
6) Gorincour, G., et al.：Imaging characteristics of two subtypes of congenital hemangiomas：rapidly involuting congenital hemangiomas and non-involuting congenital hemangiomas. Pediatr Radiol. **35**(12)：1178-1185, 2005.
7) Rogers, M., et al.：Sonographic findings in a series of rapidly involuting congenital hemangiomas (RICH). Pediatr Dermatol. **19**(1)：5-11, 2002.
8) Trop, I., et al.：Soft-tissue venous malformations in pediatric and young adult patients：diagnosis with Doppler US. Radiology. **212**(3)：841-845, 1999.
9) Dubois, J., et al.：Soft-tissue venous malformations in adult patients：imaging and therapeutic issues. Radiographics. **21**(6)：1519-1531, 2001.
10) Eivazi, B., et al.：Low flow vascular malformations of the head and neck：a study on brightness mode, color coded duplex and spectral Doppler sonography. Eur Arch Otorhinolaryngol. **268**(10)：1505-1511, 2011.
11) Hyodoh, H., et al.：Peripheral vascular malformations：imaging, treatment approaches, and therapeutic issues. Radiographics. **25**(Suppl 1)：S159-S171, 2005.
12) Kohout, M. P., et al.：Arteriovenous malformations of the head and neck：natural history and management. Plast Reconstr Surg. **102**(3)：643-654, 1998.
13) Capraro, P. A., et al.：Klippel-Trenaunay syndrome. Plast Reconstr Surg. **109**(6)：2052-2060, 2002.

PEPARS No.100：82-94，2015

◆特集／皮膚外科のための皮膚軟部腫瘍診断の基礎

PEPARS

Ⅱ．画像診断

皮膚軟部腫瘍診断における画像検査(MRI)

藤本　肇*

Key Words：軟部腫瘍(soft tissue tumor)，磁気共鳴イメージング(magnetic resonance(MR)imaging)，T1 強調像(T1-weighted images)，T2 強調像(T2-weighted images)，造影検査(contrast-enhanced study)

ポイント

1）MRI はコントラスト分解能に優れた画像診断手法である．
2）病変に応じて適切な受信用コイルと適切な撮像法を選択する必要がある．
3）造影にはガドリニウム造影剤が用いられるが，腎機能低下患者には禁忌である．
4）多くの病変は T1 強調像で低信号，T2 強調像で高信号を呈するが，これは非特異的である．
5）軟部腫瘍のなかには MRI で特徴的な所見を呈するものがあり，これらの所見の成り立ちを理解するとよい．

Ⅰ．総論—MRI 検査の基礎—

A．MRI の原理

磁気共鳴イメージング(magnetic resonance imaging；MRI)は，強力な磁石と電磁波を用いて体内を可視化する手法である．

対象となるのは人体に含まれる水素原子(プロトン)で，一言で言えばその“化学的存在状態”を反映した断層画像が得られる．

ひとつひとつのプロトンは，微小な磁石とみなすことができる．通常これらはランダムに配列しているが,強力な静磁場(注 1)の中に入れると,これらは静磁場に平行に整列する．ここで特定の周波数の電磁波(注 2)を照射すると，プロトンは方向を変える(これが磁気共鳴現象)．次に電磁波の照射を止めると，これらのプロトンは照射したのと同一周波数の電磁波を放出しながら元の方向に戻っていく(これを緩和と言う)．この電磁波を受信し，その強さを画像化する手法が MRI である．

画像のコントラストは水や脂肪の量(厳密にはプロトン密度)，および水素原子と周囲とのエネルギーのやりとりに関する 2 つの化学的パラメータ(縦緩和時間：T1，および横緩和時間：T2，注 3)を反映している．これら 3 つに加えて，血流や，組織における水分子の微細な運動(拡散，diffusion)によって画像が修飾を受ける．

B．臨床で頻用される撮像法の概説

MRI の画像コントラストは主として前項に挙

* Hajime FUJIMOTO，〒410-0302　沼津市東椎路字春ノ木 550　沼津市立病院放射線科，部長

(注 1) 臨床によく用いられるのは 1.5 Tesla や 3.0 Tesla の超電導磁石をもった装置である．Tesla は磁場の強さ(厳密には磁束密度と言う)を表す単位で，T と略記する．ちなみにリニアモーターカーの磁場は約 1.0 T である．

(注 2) この周波数(共鳴周波数)は原子の種類により決まり，静磁場強度に比例する．例えば 1.5 T におけるプロトンの共鳴周波数は 63.9 MHz で，3.0 T ではこの倍となる．概ねテレビや FM 放送で使用される電磁波と同じ位である．

(注 3) 生体人体のいろいろな臓器・組織の T1 は概ね数百ミリ秒程度，T2 は数十ミリ秒程度である．

表 1. 主な組織・病変の MRI における信号強度

撮像法	コントラストの特徴	高信号を呈するもの	低信号(または無信号)を呈するもの
T1 強調像	T1(縦緩和時間)の差異を反映 (T1 が長いものほど低信号)	脂肪 メトヘモグロビン(亜急性期の血腫) 蛋白濃度の高い液体(表皮嚢腫など) メラニン	水・筋肉・骨皮質・石灰化・線維化 血管の内腔 多くの腫瘍・炎症
T2 強調像	T2(横緩和時間)の差異を反映 (T2 が長いものほど高信号)	水・脂肪 多くの腫瘍・炎症	筋肉・骨皮質・石灰化・線維化 血管の内腔 ヘモジデリン(陳旧性の血腫・腱鞘巨細胞腫など) メラニン
拡散強調像	拡散(組織における水分子の動きやすさ)を反映 (拡散が低下すると高信号)	リンパ節(正常・異常ともに) 腫瘍(特に細胞密度の高いもの) 膿瘍 蛋白濃度の高い液体(表皮嚢腫など)	

げた 5 つの因子が複雑に関与しているが，撮像の方法をいろいろと工夫する(撮像パラメータを変える)ことにより，特定の因子を強調した画像を得ることができる．基本的撮像法としては T1 強調像と T2 強調像がある．

前者は，T1 の差異に依存した画像コントラストを得る撮像で，T1 が短い組織ほど高信号(画像上は“より白く描出”)になる．後者では，T2 が長い組織ほど高信号となる(表 1)．

腫瘍や炎症などの病変は，一般に正常組織と比較して T1 および T2 が延長するので，T1 強調像で低信号，T2 強調像で高信号を呈する傾向にある．この所見は非特異的で，実際の読影に際しては例外(T1 強調像で高信号となる病変，または T2 強調像で低信号となる病変)を記憶しておくのがよい(表 1)．なお骨皮質や石灰化巣は，プロトンが乏しいので無信号となる．また，血管内腔は流速の影響で無信号化する．

生体内のプロトンは主として水と脂肪に含まれていて，通常の撮像では水と脂肪の両方に含まれるプロトンからの信号を受信して画像を得ているが，撮像のパラメータの設定により，このうち水のプロトンからの信号のみを受信して画像を作成することができる．これを脂肪抑制画像と言う．脂肪抑制 T1 強調像，脂肪抑制 T2 強調像いずれも撮像することが可能である．STIR 像(short-tau inversion recovery)も臨床でよく用いられる画像で，その撮像法についての詳細は割愛するが，脂肪抑制 T2 強調像とほぼ同様の画像コントラストを得る手法と理解してよい．

造影剤を用いた撮像も行われる．MRI で用いられる造影剤はガドリニウム(Gd)を主成分としている．Gd は常磁性の希土類のひとつで，錯体の形の製剤が供給され，静脈注射して用いる．Gd は T1 を短縮するので，T1 強調像(特に脂肪抑制 T1 強調像)で病変を高信号にして浮き立たせることができる．病変の血流の状態をより正確に評価するためには，造影剤を急速静注して経時的に繰り返して撮像する仕方が有用である．これはダイナミック造影(ダイナミック撮像)と呼ばれ，特に多血性の小腫瘤(例えば glomus 腫瘍)の診断には必須の手法である．

C．MRI 検査をオーダーする際に考慮して頂きたいこと

既述のように，MRI では多様な画像を得ることができるが，撮像に際して対象となる病変の位置や大きさ，種類に応じて適切な撮像法を選択する必要がある．このため，画像診断を専門としない臨床医が検査をオーダーする際には，是非とも以下の事項に留意していただきたいと思う．

1）病変の大きさと深さを記載する

撮像に際しては受信用コイルの種類をまず決める．概ねコイルの半径に相当する距離が受信感度域であり，これは CT 検査などとは全く異なる，MRI 検査独特の特性である．例えば，指先の 5 mm 径の小腫瘤が疑われるのならば口径 23 mm

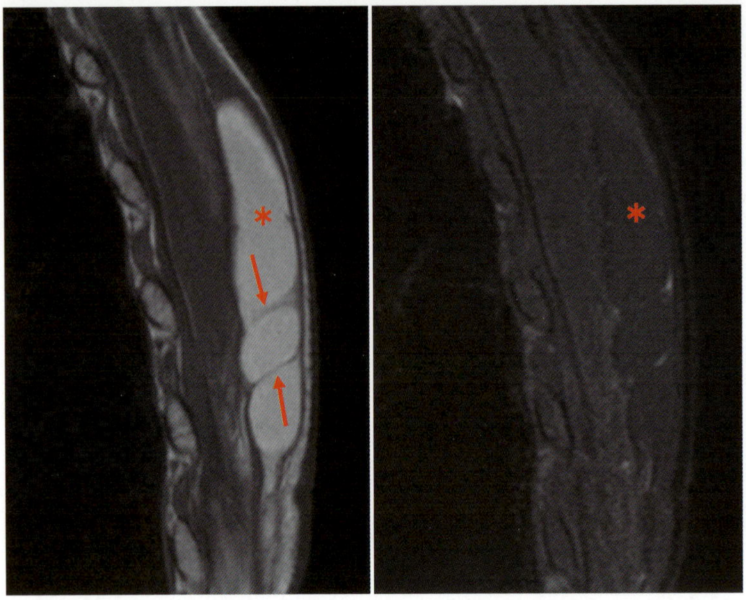

a|b

図 1. 70 歳代，女性．脂肪腫

a：MRI(T1 強調矢状断像)．背部右傍正中の皮下に，境界明瞭な腫瘤がある(＊)．病変は，皮下脂肪と同程度の均一な高信号を呈し，内部に隔壁様構造を伴っている(→)．

b：MRI(脂肪抑制 T2 強調横断像)．病変(＊)は均一な低信号を呈し，高信号を呈する部位はない．脂肪以外の成分は含まれないことを示唆している．

の最小径のコイルを使うが，躯幹の 5 cm 径の腫瘤ならば 10 cm 以上の口径のコイル，あるいは深部まで受信可能な躯幹用コイルを用いて撮像する．したがって，臨床所見から想定される病変のおよその大きさと部位(浅在性か，深部に浸潤している可能性があるか)を記載する必要がある．

2）撮像の目的，想定される疾患を明記する

臨床的にある程度病変の種類について見当がついていて，単に進展範囲を把握するために検査を行うのか，腫瘍性病変で良悪性の鑑別を含めて詳しい検討をしたいのか，あるいは生検を予定している病変で生検部位の決定のためのマップが必要であるのかなど，検査目的は様々である．これらについても明記する必要がある．特に造影検査を追加すべきかどうか検討する際に重要な情報となる．

3）単純 X 線写真・CT の併用

石灰化(骨化)やガスは MRI で無信号となり，これらを描出することはできない．特に石灰化(骨化)の評価は重要で，血管腫や石灰化上皮腫のような一部の腫瘍では特徴的な石灰化像が診断の決め手となることがある．したがって，軟部腫瘍の画像診断に際しては，原則として単純 X 線写真または CT を併用するべきである．MRI 所見のみでは非特異的で鑑別診断が絞れない症例が，たった 1 枚の単純 X 線写真を参照することで氷解することがある．

4）金属や異物の有無

術後などで病変周囲に金属が存在する症例，あるいは何らかの異物を伴う症例では，局所磁場が不均一になるため，画像が著しくゆがみ，正確な評価が困難である．このような症例においては，MRI の適応を含めて熟慮する必要がある．

5）造影剤使用に際しての注意

MRI で用いられる Gd 造影剤は，腎機能が低下した症例では投与が禁忌となる．X 線検査で使用される水溶性ヨード造影剤でも同様であるが，最悪の場合，透析により救済することができる．しかし，Gd 製剤の場合，腎機能低下例(透析患者を含む)に使用すると，一部の症例で腎性全身性線維症(nephrogenic systemic fibrosis；NSF)が惹起されることがある．

本症は，遊離した Gd が皮膚や関節周囲などに

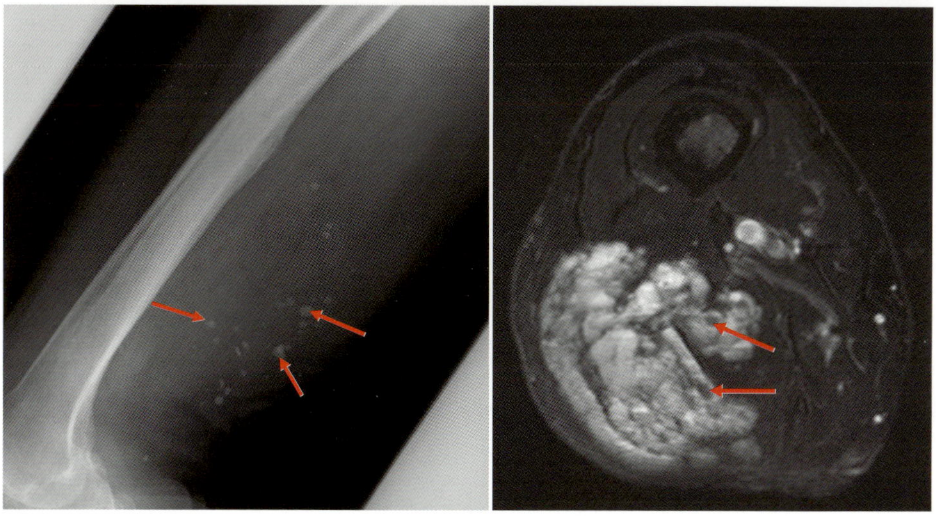

a|b **図 2.** 80歳代，女性．血管奇形
a：単純X線写真側面像．大腿に多数の石灰化がある(→)．これらは静脈石(phlebolith)である．
b：MRI(脂肪抑制T2強調横断像)．病変は深部に浸潤性に進展する腫瘤で，著明な高信号を呈している．これは拡張した血管腔に対応する所見である．さらに，点状の無信号域をいくつか伴い(→)，これらは単純X線写真で認めた静脈石に対応している．

沈着し，全身に不可逆的な拘縮をきたすもので，数か月から数年の経過で進行し，死亡率20〜30%とされる重篤な病態である．本症の予防については日本腎臓学会と日本医学放射線学会からガイドラインが出されている(http://www.jsn.or.jp/jsn_new/news/guideline.pdf)が，明確な機序はいまだ不明で，かつ的確な治療法はない．

したがって，造影MRIの実施に際しては，薬剤アレルギーやアレルギー性疾患(喘息など)の既往歴を確認することに加え，直近の腎機能を必ずチェックしておかねばならない．

Ⅱ．各論―主な皮膚軟部腫瘍のMRI所見―

1．良性腫瘍

A．脂肪腫(lipoma)(図1)

日常診療で最も高頻度に遭遇する軟部腫瘍のひとつで，その本体は成熟した脂肪細胞の塊である．MRIでは，全ての撮像法で皮下脂肪と同じ信号強度を呈する境界明瞭な脂肪の塊を認め，造影剤による増強効果はない．内部に隔壁様構造を伴うことが多く，これが厚い場合には後述する高分化型脂肪肉腫(well-differentiated liposarcoma)との鑑別を要する[1]．

B．血管奇形(vascular malformation)(図2)

脂肪腫と同様に日常診療で高頻度に遭遇する軟部腫瘍で，その本体は拡張した血管腔で，浸潤性に発育する．病理組織学的には世界保健機関(World Health Organization；WHO)による分類と，国際血管腫・血管奇形学会(International Society for the Study of Vascular Anomalies；ISSVA)による分類がある[2]．

画像所見は極めて特徴的である．MRIのT2強調像で病変は多発分葉状の著明な高信号域として描出され，ぶどうの房状の形態をとることからしばしば“bunch of grapes”と形容される．時に液面形成を伴うことがある．また，線維性隔壁を有し，これは線状ないし網状の低信号域として認められる．隔壁部分に脂肪が介在することもある．

さらに，静脈石(phlebolith)を伴うこともpathognomonicな所見として単純X線写真の時代から知られるが，これはMRIでは全ての撮像法において点状の低信号域として認められ，“dot sign”と称されることがある[3]．

鑑別診断として胞巣状軟部肉腫(alveolar soft part sarcoma；ASPS)が挙げられる．この腫瘍は画像所見が血管奇形と酷似し，しばしば鑑別が困

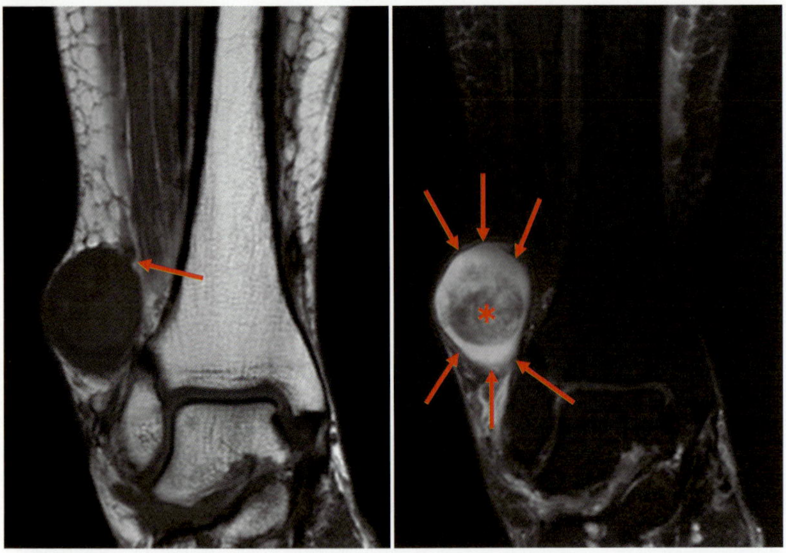

a|b

図 3.
40 歳代，女性．神経鞘腫
a：MRI(T1 強調冠状断像)
下腿の皮下に境界明瞭で辺縁平滑な腫瘤があり，浅腓骨神経と思われる神経束との連続性がうかがわれる(→)．
b：MRI(脂肪抑制 T2 強調冠状断像)
病変の中央部分は中程度の信号強度を呈し(＊)，辺縁部には全体を縁取るようにして著明な高信号域がみられる(→)．前者は細胞密度の高い Antoni A 成分，後者は粘液基質に富んだ Antoni B 成分に対応している．
(文献 4 より転載)

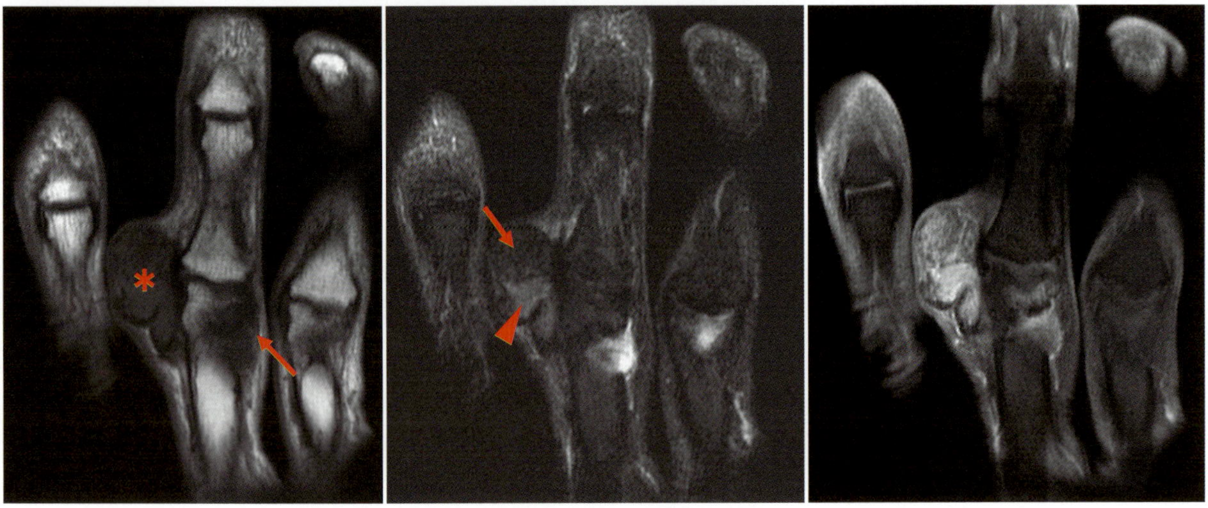

図 4. 60 歳代，男性．腱鞘巨細胞腫 a|b|c
a：MRI(T1 強調冠状断像)．右中指近位指節間関節の橈側の皮下に，最大径 24 mm の腫瘤があり，筋と同程度の低信号を呈している(＊)．病変は基節骨と屈筋腱の間を通って尺側へと進展している(→)．
b：MRI(脂肪抑制 T2 強調冠状断像)．病変には低信号の部分(→)と高信号の部分(矢頭)が混在している．
c：造影脂肪抑制 T1 強調冠状断像．病変は不均一かつ著明に増強される．
(文献 6 より転載)

難なことがある．特に若年女性で病変内部に flow void が目立つ場合，その可能性を考慮する必要がある．

C．神経鞘腫(schwannoma)(図 3)

この腫瘍も遭遇する頻度の高いもので，既述の脂肪腫および血管奇形と並んで良性腫瘍の“御三家”のひとつと言える．

細胞成分が豊富な Antoni A の部分と，粘液基質に富んだ Antoni B の部分から構成され，前者は中央よりに，後者は辺縁に位置するのが典型的なパターンである．

MRI では，Antoni A の部分は T2 強調像では中等度の信号強度を呈し，造影剤投与後は早期から著明に増強されるのに対し，Antoni B の部分は T2 強調像で著明な高信号を呈し，造影後は時間とともに緩徐に増強されるという特徴がある．こ

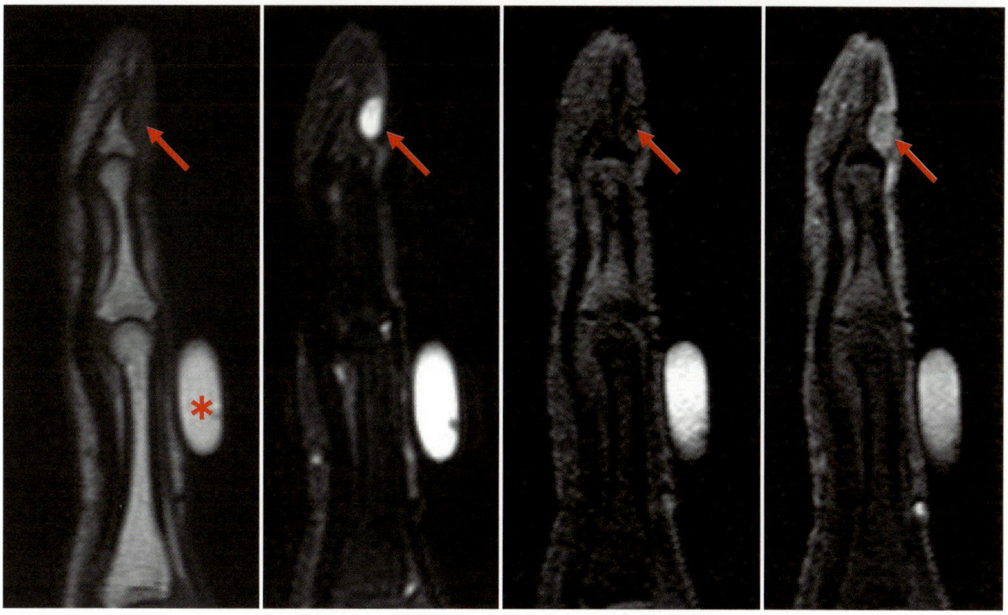

a|b|c|d

図 5. 40歳代，女性．グロームス腫瘍
a：左示指の T1 強調矢状断像．マーカー(＊)を置いて撮像している．爪基部から末節骨に食い込むようにして低信号の小腫瘤が見られる(→)．
b：脂肪抑制 T2 強調矢状断像．病変は著明な高信号を呈する(→)．
c，d：造影(dynamic 撮像)の造影前と造影早期矢状断像．病変(→)は早期から著明に増強されている．
(文献 8 より転載)

のような特徴的形態は，target sign と称されることがある[4)]．(この所見は元来神経線維腫に特徴的として報告されたものであるが，神経鞘腫でも認められる．)

D．腱鞘巨細胞腫(giant cell tumor of the tendon sheath；GCTTS)(図 4)

腱鞘由来の線維組織球性腫瘍で，指の屈筋腱の腱鞘に好発する．病理組織学的には膝関節などに好発する色素性絨毛結節性滑膜炎(pigmented villonodular synovitis；PVNS)と同一である[5)]．

MRI では，T1 強調像・T2 強調像いずれにおいても筋と同程度の低信号を呈する境界明瞭な腫瘤として描出される．組織学的にヘモジデリン沈着を伴うという特徴があり，これを反映して gradient-echo 法の T2* 強調像を用いると低信号がさらに目立つ(spin-echo 法の T2 強調像に比べて，より低信号になる)のが特徴とされる[5)6)]．造影後は著明に増強される．

E．グロームス腫瘍(Glomus tumor)(図 5)

指趾とりわけ爪下部に好発する有痛性軟部腫瘍で，発作性の放散痛を伴うのが臨床的特徴である．

発生部位と臨床症状からこの腫瘍を容易に疑うことができるが，MRI では 2 つの特徴的所見がある．第 1 は T2 強調像で著明な高信号を呈すること，第 2 は造影すると早期から著明に増強されることである[7)8)]．

多くは数 mm 径程度の小さな腫瘤であるため，臨床症状(すなわち有痛性の指の小腫瘤)から本症を疑った場合，それ相応の準備をして MRI 撮像を行い，病変をつかまえる必要がある．第 1 に小口径の受信コイルを用いて撮像範囲(field of view；FOV)を絞って撮像すること，第 2 に dynamic 造影をして早期増強効果の有無を確認することが確診に不可欠である[8)]．

したがって，臨床的に本症を疑う(または本症の可能性がある，あるいは本症の可能性を否定したい)場合，MRI を依頼する際にその旨を必ず担当の放射線科医および技師に伝えることが重要である．漫然と MRI を撮像しただけでは小病変の描出は困難である．

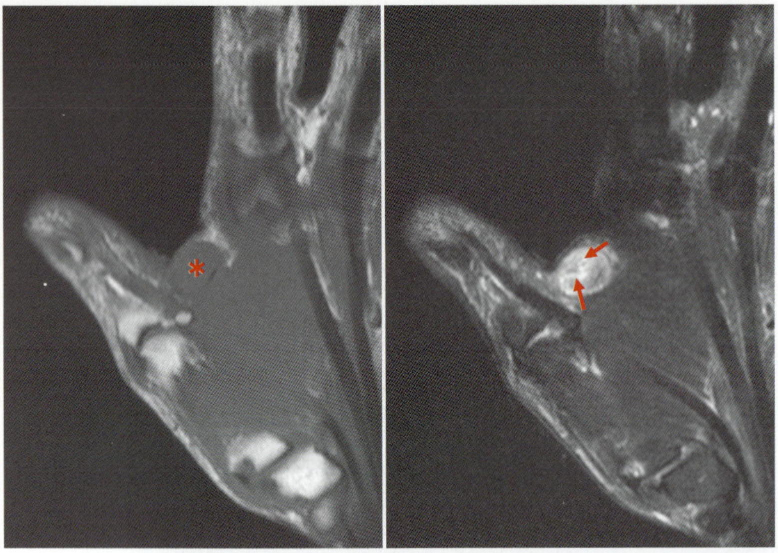

a|b

図 6.
60 歳代，女性．血管平滑筋腫
a：MRI(T1 強調冠状断像)
手掌の皮下に境界明瞭な腫瘤があり(＊)，均一な低信号を呈している．
b：MRI(脂肪抑制 T2 強調冠状断像)
病変内部に線状ないし分枝状の高信号域が認められる(→)．

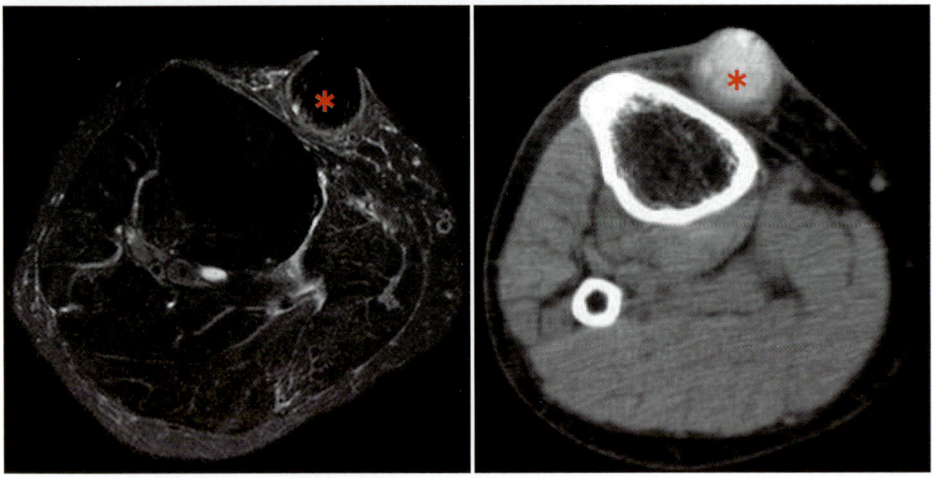

図 7. 60 歳代，男性．石灰化上皮腫　a|b
a：MRI(脂肪抑制 T2 強調横断像)．右下腿の皮膚から膨隆するようにして境界明瞭な腫瘤がある(＊)．病変は低信号を呈している．
b：CT．病変は，淡く均一な高濃度の腫瘤として描出されている(＊)．石灰化を示唆する所見である．

F．血管平滑筋腫(angioleiomyoma)(図 6)

血管平滑筋に由来する筋組織系の良性腫瘍で，成人女性の四肢遠位の皮下に好発する．疼痛を伴うことが多く，寒冷や圧刺激などにより誘発される特徴がある．

MRI では境界明瞭な皮下腫瘤として描出され，T1 強調像では筋と同程度の均一な低信号，T2 強調像では不均一な高信号を呈し，多数の線状ないし分枝状の高信号域を認めることが特徴とされる[9]．造影剤投与後は著明に増強される．

G．石灰化上皮腫(calcifying epithelioma(pilomatricoma))(図 7)

毛包の毛隆起部分から発生する一種の奇形腫で，高率に石灰化を伴う．MRI では T1 強調像で中等度の信号強度，T2 強調像では低ないし中等度の信号強度を呈する[10]．造影後の増強の程度は症例により様々である．T2 強調像での低信号は石灰化を反映した所見と言えるが，石灰化そのものは MRI では描出できない．したがって，臨床的に本疾患を疑う場合は，MRI のみに頼らず，必ず単純 X 線写真か CT を併用して石灰化の有無を

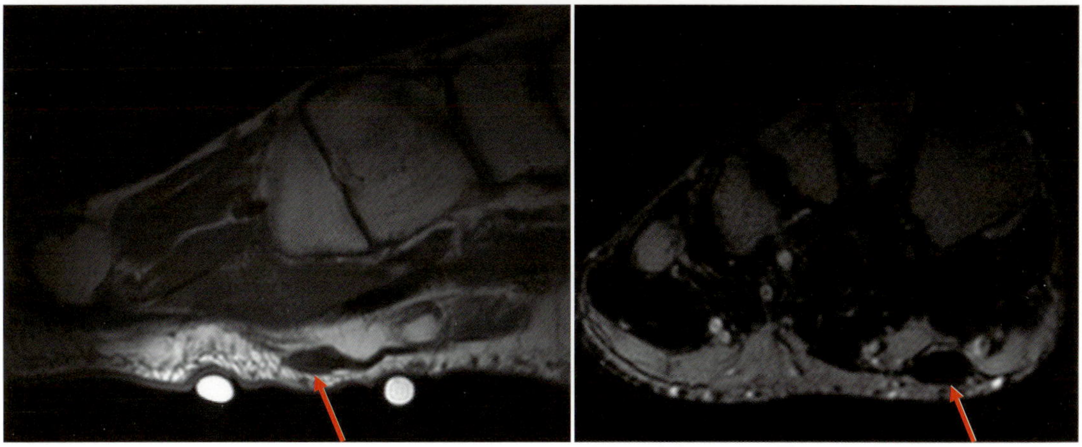

a|b

図 8. 50 歳代，男性．足底線維腫症

a：MRI（T1 強調矢状断像）．右足の足底筋膜の一部が紡錘形に肥厚し，小腫瘤を形成している（→）．（皮膚面には 2 か所，マーカーが置かれている．）

b：MRI（T2 強調冠状断像）．病変（→）は足底の内側寄りに位置している．

a，b いずれの撮像においても病変は筋と同程度の低信号を呈している．

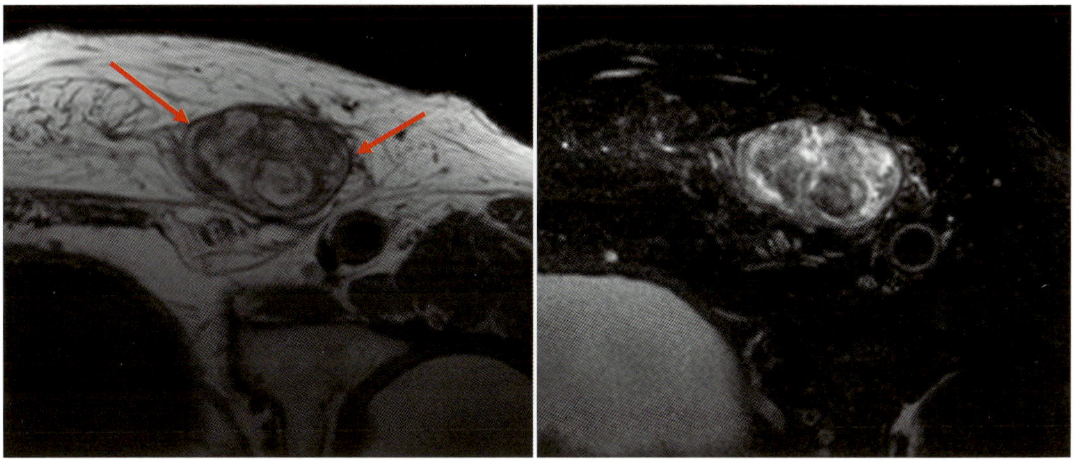

a|b

図 9. 60 歳代，男性．高分化型脂肪肉腫

a：MRI（T1 強調横断像）．左鼠径部の皮下に境界明瞭な腫瘤がある（→）．内部は脂肪と類似した高信号を呈しているが，低信号の成分が混在し，脂肪腫（図 1 を参照せよ）とは異なる様相を呈していることがわかる．

b：MRI（T2 強調横断像）．病変は高信号と低信号が混在し，脂肪以外の成分が含まれていることを示している．

検討しなければならない．

2．良悪性中間型腫瘍

A．足底線維腫症（plantar fibromatosis）（図 8）

線維芽細胞が足底で浸潤性に増殖したもので，手掌線維腫症（palmar fibromatosis，Dupuytren 拘縮）とともに表在性線維腫症（superficial fibromatosis）の範疇に分類される．

MRI では足底筋膜の内側遠位寄りに紡錘形の腫瘤として描出され，T1 強調像では筋と同程度の低信号を呈する．T2 強調像では，細胞成分と線維成分の割合に依存して様々な信号強度をとり得る[11]．多くは皮下へ向かって進展し，比較的境界明瞭であるが，深部（筋膜や筋）へ進展した場合，境界が不明瞭となる．造影後の増強効果は様々である．

B．高分化型脂肪肉腫（well-differentiated liposarcoma）（図 9）

脂肪肉腫のうち最も頻度の高い亜型で，成熟脂

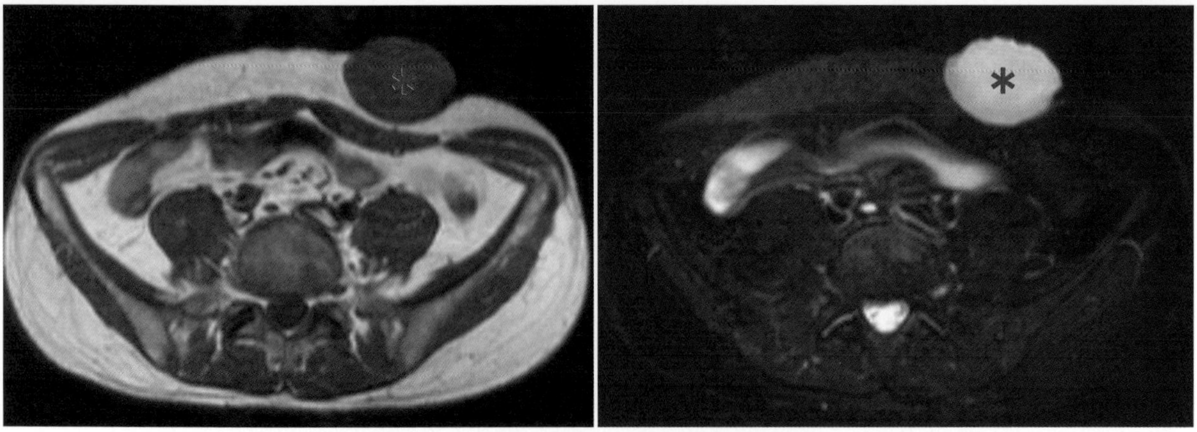

図 10．30 歳代，男性．隆起性皮膚線維肉腫　a|b
a：MRI(T1 強調横断像)．左前腹壁の皮膚から膨隆するようにして境界明瞭な腫瘤があり，筋より僅かに高い均一な信号強度を呈している(＊)．
b：MRI(T2 強調横断像)．病変(＊)は均一な高信号を呈している．これらの所見は非特異的である．

肪細胞の増殖を主体として脂肪芽細胞や異型間質細胞を伴う．局所再発するが遠隔転移は稀で，異型脂肪腫様腫瘍(atypical lipomatous tumor)とも呼ばれる．

MRI 所見は脂肪腫に酷似し，T1 強調像・T2 強調像ともに病巣の主体は皮下脂肪と同じ信号強度を示すが，次のような場合は本疾患を強く疑うべきである[12)13)]．

① 高齢(66 歳以上)の男性
② 最大径が 10 cm を超える病変
③ 脂肪成分の割合が 75％未満
④ 石灰化巣
⑤ 2 mm を超える厚い隔壁
⑥ 脂肪でない結節の存在

C．隆起性皮膚線維肉腫(dermatofibrosarcoma protuberans；DFSP)(図 10)

異型性の目立たない線維芽細胞様紡錘形細胞が渦巻き状ないし花むしろ状に配列して浸潤性に増殖する低悪性度の腫瘍で，成人の躯幹皮膚・皮下に好発する．

MRI では T1 強調像で筋よりやや高信号，T2 強調像で高信号を呈する．これらの所見は非特異的である．病変の形態や皮膚の色調変化などから本疾患の臨床的診断自体は容易で，画像診断の役割は進展範囲を正確に評価することにある[14)]．

3．悪性腫瘍

A．粘液線維肉腫(myxofibrosarcoma)(図 11)

多形性を示す腫瘍細胞が多結節状に増殖する悪性腫瘍で，豊富な粘液基質を伴う．かつて粘液型悪性線維性組織球腫(myxoid malignant fibrous histiocytoma)と呼ばれていたものであるが，現在ではこの名称は用いられない．高齢者の四肢の浅在性腫瘍として認められることが多い．

MRI では皮内，皮下あるいは筋内に比較的境界明瞭な腫瘤として描出される．T1 強調像では中等度の信号強度を，T2 強調像では中等度から高信号を呈するが，内部に線維化・出血・壊死を伴うことが多く，不均一である．

辺縁に偽被膜を有し，これはいずれの撮像でも線状低信号域として描出されるが，それより外までびまん性に腫瘍細胞が浸潤していることが多く，特に T2 強調像で病変の周囲に高信号域を認める場合，その部位を含めた切除が必要である[15)]．

B．悪性末梢神経鞘腫瘍(malignant peripheral nerve sheath tumor；MPNST)(図 12)

末梢神経構成細胞への分化を示す稀な悪性軟部腫瘍で，半数以上の症例は神経線維腫症 1 型に関連して発生する．成人の四肢・肢帯に急速に増大する腫瘤を形成し，一般に予後不良である．

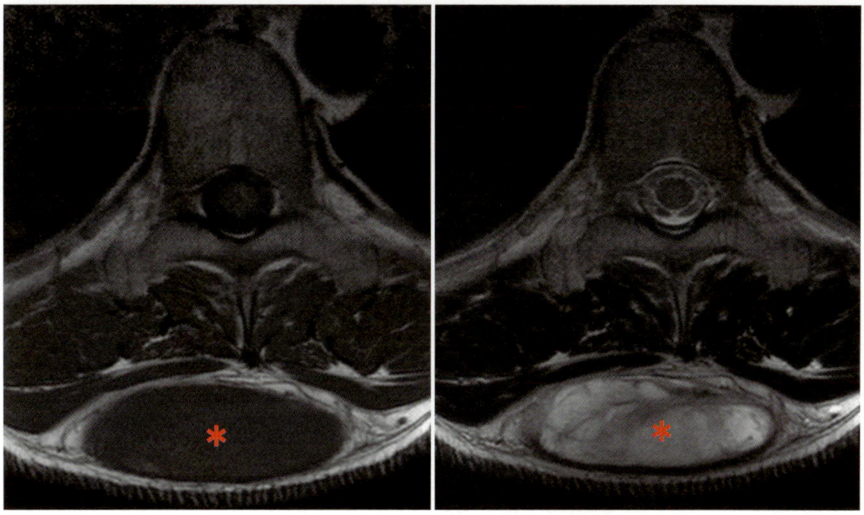

a|b

図 11. 30歳代，男性．粘液線維肉腫
a：MRI(T1強調横断像)．背部正中の皮下に境界明瞭な腫瘤があり，筋と同程度ないし，わずかに高い信号強度を呈している(＊)．
b：MRI(T2強調横断像)．内部は不均一で，高信号と低信号が混在している．

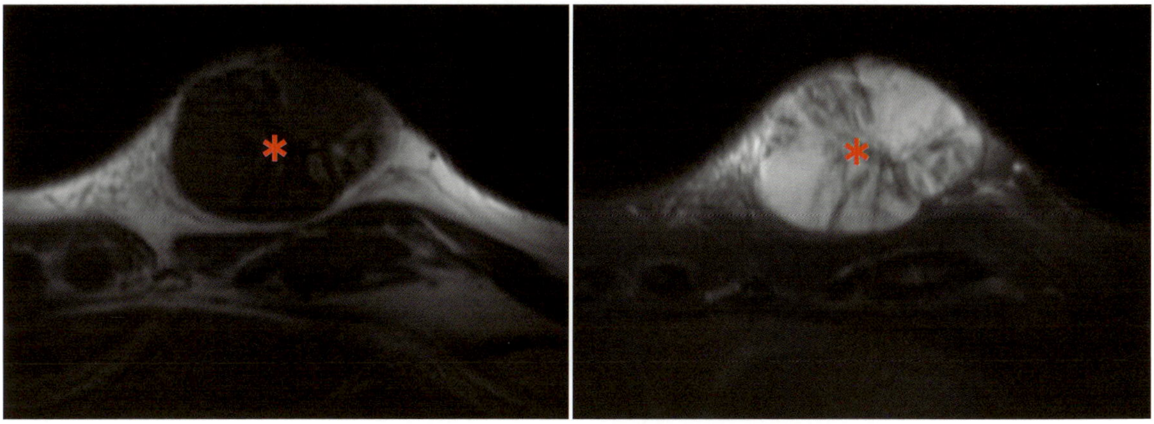

a|b

図 12. 50歳代，男性．悪性末梢神経鞘腫瘍
a：MRI(T1強調横断像)．腹壁から膨隆するようにして境界明瞭な腫瘤があり(＊)，比較的均一な低信号を呈している．
b：MRI(T2強調横断像)．病変(＊)は基本的に高信号だが，内部に不均一な低信号域を伴っている．

MRIではT1強調像では低ないし中等度信号，T2強調像では高信号を呈するが，出血や壊死を反映して不均一な内部構造が見られる[16]．ただし，この所見は非特異的で，その他の種類の悪性軟部腫瘍との鑑別は困難である．

4．腫瘍類似疾患

A．ガングリオン(ganglion)(図13)

関節周囲に好発する嚢胞性病変で，内部にゼリー状の液体を含む．日常診療で極めて高頻度に遭遇する疾患のひとつである．

MRIでは境界明瞭で辺縁平滑な腫瘤として描出される．単房性・多房性いずれの形態もとり得る．被膜や隔壁は薄く均一で，T1強調像・T2強調像いずれにおいても低信号を呈し，造影剤投与後は増強される．内容物はT1強調像で均一な低信号，T2強調像で高信号を呈する[8]．時に内部に

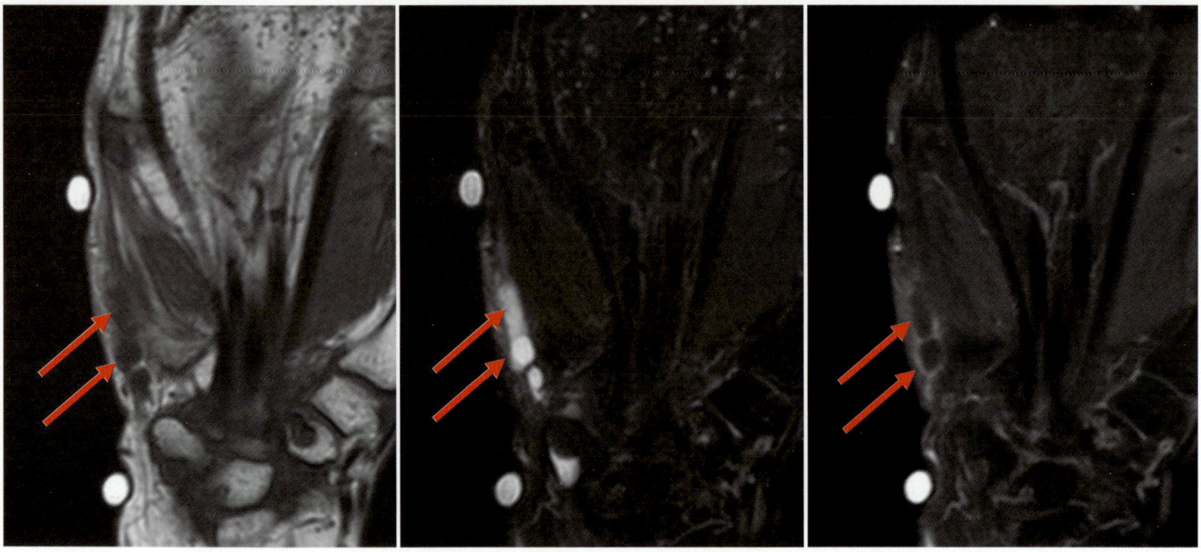

図 13. 60歳代，女性．ガングリオン　　a|b|c

a：MRI(T1 強調冠状断像)．マーカーを置いて撮像．第5中手骨に沿って皮下に数珠状に進展する多房性嚢胞性病変がある．内部は均一な低信号を呈する(→)．
b：MRI(脂肪抑制 T2 強調冠状断像)．内部は均一な高信号を呈する(→)．
c：MRI(造影脂肪抑制 T1 強調冠状断像)．病変は辺縁のみが増強される(→)．
(文献8より転載)

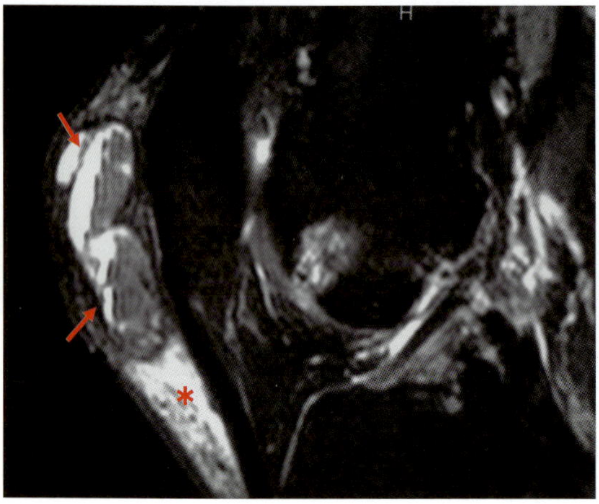

図 14.
50歳代，女性．膝蓋前滑液包炎
MRI(脂肪抑制 T2 強調矢状断像)．膝蓋骨に接して皮下腫瘤を認める(→)．内部は著明な高信号域と比較的低信号な部位が混在し，周囲皮下に浮腫を示唆する高信号域を伴っている(*)．一見，充実性の腫瘍と紛らわしいが，周囲に浮腫・線維化を伴う滑液包炎として特徴的な所見である．
(文献18より転載)

出血や炎症性変化を伴うことがあり，このような場合は T1 強調像で高信号を呈したり，T2 強調像で不均一な信号強度を呈したり，あるいは液面形成を伴うなど多彩な所見を呈し，軟部腫瘍と紛らわしいことがあるので注意を要する．

B．滑液包炎(bursitis)(図14)

滑液包は全身の至るところに多数存在するが，これが何らかの原因で腫大した状態が滑液包炎である．原因としては長期にわたる摩擦などの機械的刺激によることが多いが，感染，関節リウマチ，代謝性疾患などに起因する場合もある．

MRI では表面平滑な嚢胞性腫瘤として描出されることが多く，このような症例では診断は容易である．しかし，時に内部に出血を伴ったり，周囲の炎症や線維化を伴ったりすることがある．このような症例においては，① 内部の信号強度が不均一で様々なパターンをとり得る，② 被膜が厚く，周囲との境界が不明瞭化する，③ 主として辺縁に不均一な増強効果を認めるなど，一見充実性腫瘤に酷似した所見を呈することがあり，注意を要する[17)18)]．

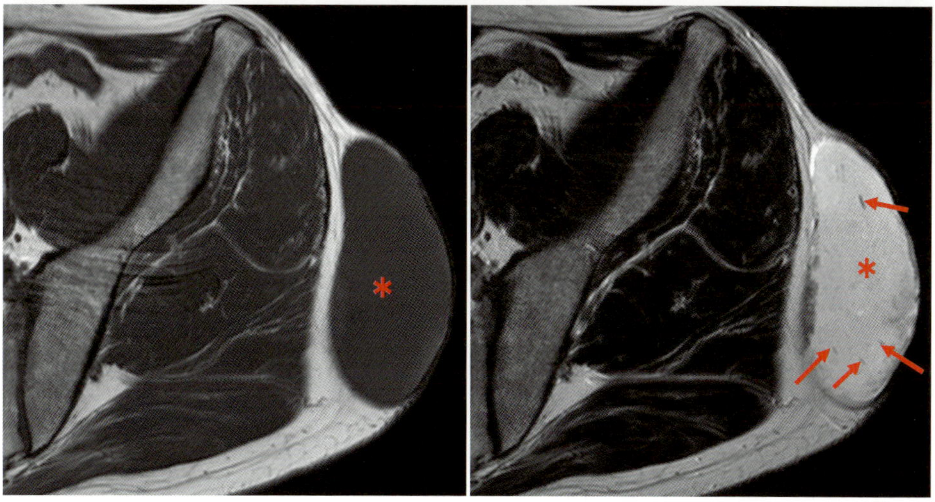

a|b

図 15. 50 歳代，男性．表皮嚢腫

a：MRI(T1 強調横断像)．左臀部の皮下に，薄い被膜を持つ単房性の嚢胞性腫瘤がある(＊)．内部は筋と同程度ないしわずかに高い信号強度を呈する．

b：MRI(T2 強調横断像)．病変(＊)は全体として高信号を呈するが，粒状の低信号域が散見され(→)，脱落物の存在を示唆している．

(文献 8 より転載)

C．表皮嚢腫(epidermal cyst)(いわゆるアテローマ)(図 15)

真皮内に陥入した表皮あるいは毛包漏斗部由来の上皮成分が増殖し，角質に富む内容物を含んだ嚢腫を形成したもので，ガングリオンなどと同様，日常臨床で頻繁に遭遇するありふれた疾患のひとつである．本邦では“粉瘤”(アテローマ，アテローム)と称することが多い．

MRI では薄い被膜を有する単房性の嚢胞として描出される．時に巨大になり，深部にまで進展することがあるが，必ず皮膚と密に接した部位がある．内容物は角質に富む組成を反映して T1 強調像で筋よりも若干高い信号強度を呈する．T2 強調像でも高信号であるが，さらに，内部に脱落物の存在を示す低信号巣が散在する．造影後は被膜様構造のみが増強される[8]．また，内部に充満する角化物は拡散制限があり，拡散強調像で得られる ADC(apparent diffusion coefficient)値が低く，これが他の嚢胞性腫瘤との鑑別点となり得る．

時に破裂することがあり，この場合は T1 強調像・T2 強調像ともに内部が低信号と高信号の混在したパターンを呈するようになる．さらに壁肥厚や隔壁様構造物を認め，造影後はこれらが著明に増強され，一見充実性腫瘤と紛らわしいことがある．さらに，極めて稀に(2％程度)扁平上皮癌が合併することがあり，この場合も破裂と類似した画像所見を呈する可能性がある[19]．

文　献

1) 久岡正典ほか：脂肪腫．骨・軟部腫瘍—臨床・画像・病理．大塚隆信ほか編．176-179，診断と治療社，2011.
Summary　WHO 分類に準拠して主要な軟部腫瘍について概念・疫学・病理・画像・治療・予後を簡潔に網羅した 1 冊．

2) Nozaki, T., et al.：Imaging of vascular tumors with an emphasis on ISSVA classification. Jpn J Radiol. **31**：775-785, 2013.
Summary　ISSVA 分類に基づく血管性腫瘍の画像所見についてのわかりやすい総説．

3) 久岡正典ほか：表在性血管腫．骨・軟部腫瘍—臨床・画像・病理．大塚隆信ほか編．232-233，診断と治療社，2011.

4) 藤本　肇(著)：神経鞘腫．MRI 骨・関節アトラス．250-251，ベクトル・コア，2009.

5) 廣瀬隆則ほか：腱鞘巨細胞腫．骨・軟部腫瘍—臨床・画像・病理．大塚隆信ほか編．206-207，診断と治療社，2011.

6) 藤本　肇(著)：腱鞘巨細胞腫(色素性絨毛結節性

腱鞘炎）．MRI 骨・関節アトラス．148-151，ベクトル・コア，2009.
7）Drapé, J. L., et al.：Subungual glomus tumors：evaluation with MR imaging. Radiology. **195**：507-515, 1995.
8）藤本　肇：【症状からアプローチする画像診断】知っておいてほしい CT/MRI 所見～37．四肢軟部腫瘤～．臨床画像．**29**(増刊号)：213-217, 2013.
Summary　疼痛を伴うことのある四肢軟部腫瘤について MRI 所見をまとめた総説．
9）Gupte, C., et al.：Angioleiomyoma：magnetic resonance imaging features in ten cases. Skeletal Radiol. **37**：1003-1009, 2008.
10）De Beuckeleer, L. H., et al.：Magnetic resonance imaging of pilomatricoma. Eur Radiol. **6**：72-75, 1996.
11）田宮貞史ほか：足底線維腫症．骨・軟部腫瘍―臨床・画像・病理．大塚隆信ほか編．194-195，診断と治療社，2011.
12）Murphey, M. D., et al.：From the archives of the AFIP：imaging of musculoskeletal liposarcoma with radiologic-pathologic correlation. Radiographics. **25**：1371-1395, 2005.
13）Kransdorf, M. J., et al.：Imaging of fatty tumors：distinction of lipoma and well-differentiated liposarcoma. Radiology. **224**：99-104, 2002.
14）久岡正典ほか：隆起性皮膚線維肉腫．骨・軟部腫瘍―臨床・画像・病理．大塚隆信ほか編．210-211，診断と治療社，2011.
15）廣瀬隆則ほか：粘液線維肉腫(粘液型 MFH)．骨・軟部腫瘍―臨床・画像・病理．大塚隆信ほか編．204-205，診断と治療社，2011.
16）廣瀬隆則ほか：悪性末梢神経鞘腫瘍．骨・軟部腫瘍―臨床・画像・病理．大塚隆信ほか編．230-231，診断と治療社，2011.
17）Bermejo, A., et al.：MR imaging in the evaluation of cystic-appearing soft-tissue masses of the extremities. Radiographics. **33**：833-855, 2013.
Summary　嚢胞性軟部腫瘤および嚢胞と紛らわしい所見をきたし得る軟部腫瘤について MRI 所見をまとめた総説．
18）藤本　肇：軟部腫瘍画像診断のピットフォール．臨床画像．**25**：44-52，2009.
Summary　軟部腫瘍の画像診断，特に良悪性の鑑別について，誤解されやすい事項を中心に初学者向けに解説したもの．
19）Hong, S. H., et al.：MRI findings of subcutaneous epidermal cysts：emphasis on the presence of rupture. AJR Am J Roentgenol. **186**：961-966, 2006.

PEPARS No.100：95-102, 2015

◆特集／皮膚外科のための皮膚軟部腫瘍診断の基礎

PEPARS

Ⅱ．画像診断

皮膚軟部腫瘍における画像検査（CT，PET 検査）

林　礼人[*1]　平澤祐輔[*2]

Key Words：皮膚軟部腫瘍(skin and soft tissue tumor)，CT；computed tomography，PET；positron emission tomography，FDG-PET，画像診断(diagnostic imaging)

ポイント

1）皮膚軟部腫瘍における CT 検査は，局所では骨への浸潤程度，全身的にはリンパ節や主要臓器への転移に対する評価に有用で，腫瘍の診断や術前精査には，各々の画像検査(超音波や MRI など)の特性を踏まえた施行が必要である．

2）術後経過観察としての画一的な画像検査の施行は CT も含め推奨されず，症例に応じた十分な検討が必要である．

3）FDG-PET ならびに PET/CT は，腫瘍の局在に加え，腫瘍の悪性度や治療効果の判定など他の画像検査では難しい腫瘍の質的診断が可能で，病期診断についても高い診断能を有するため，有効な使用を行っていく必要がある．

はじめに

皮膚軟部腫瘍に対する画像診断は，その目的によって行う検査が異なり，質の高い診断や治療を行うためには,各々の検査の意義を正しく理解し,的確に使用していくことが必要になる.

腫瘍の診断には，主に超音波や MRI が用いられ，超音波では表在性腫瘍の質的診断や腫瘍厚・拡がりといった形態的診断，さらに局所リンパ節転移の診断を簡便かつ非侵襲的に行うことが可能であるが[1]，検者の能力によって得られる結果が異なる．一方，MRI は腫瘍が深部に及ぶ場合の形態的診断や皮下軟部腫瘍の質的診断に有用であるが，検査時間が長く，ペースメーカーや体内の金属による制限も存在する[2]．

CT は，我が国での普及率が高く，短時間での検査が可能であるため頻用される傾向にあるが[3]，皮膚軟部腫瘍においては，腫瘍そのものの診断よりも悪性腫瘍におけるリンパ節や内臓への転移検索に有用で，局所では骨や血管への浸潤の評価に使用される[3]．また，CT angiography とすれば，high flow な血管奇形の feeder も含めた病変の全体像の把握に有用だが，いずれも形態的診断に留まる．

それに対し，FDG-PET 検査は悪性腫瘍の局在診断に留まらず，悪性度評価や病期診断，治療の効果判定など様々な質的評価にも有用で[4)〜6)]，CT と組み合わせて FDG-PET/CT とすることで解剖学的位置の同定が容易となって検査の質も向上することから，近年さらに大きな注目を浴びている[4)〜6)]．保険適応も平成 22 年から「早期胃癌を除く全ての悪性腫瘍の病期診断又は転移・再発診断」に拡大されより身近な検査となったが,高額で(保険点数　FDG-PET：7,500 点，FDG-PET/CT：8,625 点)，施行できる施設も限られていることか

*1 Ayato HAYASHI，〒113-8421　東京都文京区本郷 2-1-1　順天堂大学医学部形成外科学講座，先任准教授

*2 Yusuke HIRASAWA，順天堂大学医学部皮膚科学講座，助教

ら,その特性をよく理解して使用する必要がある.

今回は,皮膚軟部腫瘍における画像検査の中で,CT ならびに PET 検査について,その基本的事項を中心に述べる.

皮膚軟部腫瘍における CT scan

皮膚軟部腫瘍における CT は,前述したように,局所では骨への浸潤程度,全身的にはリンパ節や主要臓器への転移に対する評価に有用で[3],有棘細胞癌の診療ガイドラインでは,リンパ節転移を起こしやすい因子を持つ場合や理学的に転移が疑われる場合の術前検査として推奨されている[7].MRI との局所の評価における選択については,軟部組織内の進展度や末梢神経・頭蓋内といった部位への進展度を見る場合には MRI が有用とされ[2],局所再発の評価には MRI,全身的な転移精査には CT を使用することが多いのが実情と考えられる.

ただし,術後経過観察のための定期的な画像検査について,日本の皮膚悪性腫瘍診療ガイドラインでは,画一的な術後の画像検査が生存率を向上させるというエビデンスは存在しないとして,悪性黒色腫においても有棘細胞癌においても推奨してはいない[7].これは我が国で CT や MRI が多く普及していることや国民皆保険の制度が欧米と異なるため[3],エビデンスレベルの高い欧米論文が存在しないという点も影響しているかもしれないが,Kuvshinoff らはハイリスクの患者における転移スクリーニングで,CT が有用であった例は 4.4%に過ぎなかったとしている[8].一方,石井らは定期的画像検索により転移陽性例の 16%は CT で発見され,画像検査の中では最も発見率が高かったと報告している[9].ただし,転移の過半数は患者自らまたは理学的診察にて発見されており[9],Garbe らの 2,008 例の術後悪性黒色腫患者の報告の結果もあわせ[10],患者教育と定期健診が最も重要と結論づけている[9][10].

このように術後経過観察としての定期的な CT の施行には十分な検討が必要だが,患者の定期診察の動機づけという側面もある.そのため,転移を生じやすい症例については,原発巣の状況にあわせ半年〜1 年に 1 回程度の施行を検討してもよいのではないかと個人的には考えている.

症例 1:57 歳,男性.右大腿部悪性線維性腺腫症

52 歳時に右大腿外側部に生じた直径 13 cm 大の悪性線維性組織球腫に対して,拡大切除術および植皮術を施行し,局所の経過は良好であった.術後半年毎に頚部〜骨盤内の CT を施行し経過観察を行っていたところ,術後 1 年半で右肺上葉に 2 cm 大の孤立性転移巣を認めた(図 1-a).右上葉部分切除術および ICE,MAID での術後化学療法を施行するも,約半年後に転移巣の再発を認め,再び上葉部分切除術を行い化学療法も併用した.しかし,約 8 か月後には約 4.5 cm 大の再発巣を認め(図 1-b),右肺上葉切除および縦隔リンパ節郭清術ならびに術後放射線療法を施行した.

その後も半年毎に CT を撮影しながら経過観察を行っていたが,術後約 1 年で縦隔リンパ節への転移を認め(図 1-c),再び縦隔リンパ節郭清術ならびにカフェインおよびシスプラチンでの化学療法を施行した.ところが,約 7 か月後に縦隔リンパ節腫脹から上大静脈症候群を生じ(図 1-d,e),顔面頚部の腫脹を生じた.選択的放射線療法を施行することで,症状の改善を得たが,経過観察を行っていく上で定期的な CT での全身検索が必要不可欠であった.

FDG-PET 検査

PET(positron emission tomography)検査は,ポジトロン接種(^{18}F,^{11}C など)で標識された放射性薬剤を用いる核医学検査で,使用薬剤により血流,代謝などの生体内情報を反映した機能画像が得られる[11].悪性腫瘍の診断には,糖代謝薬剤である FDG(フルオロデオキシグルコース)が糖代謝の亢進している悪性腫瘍細胞内に取り込まれ,細胞内に蓄積された FDG の集積画像が腫瘍巣として観察できる[4][5][11].

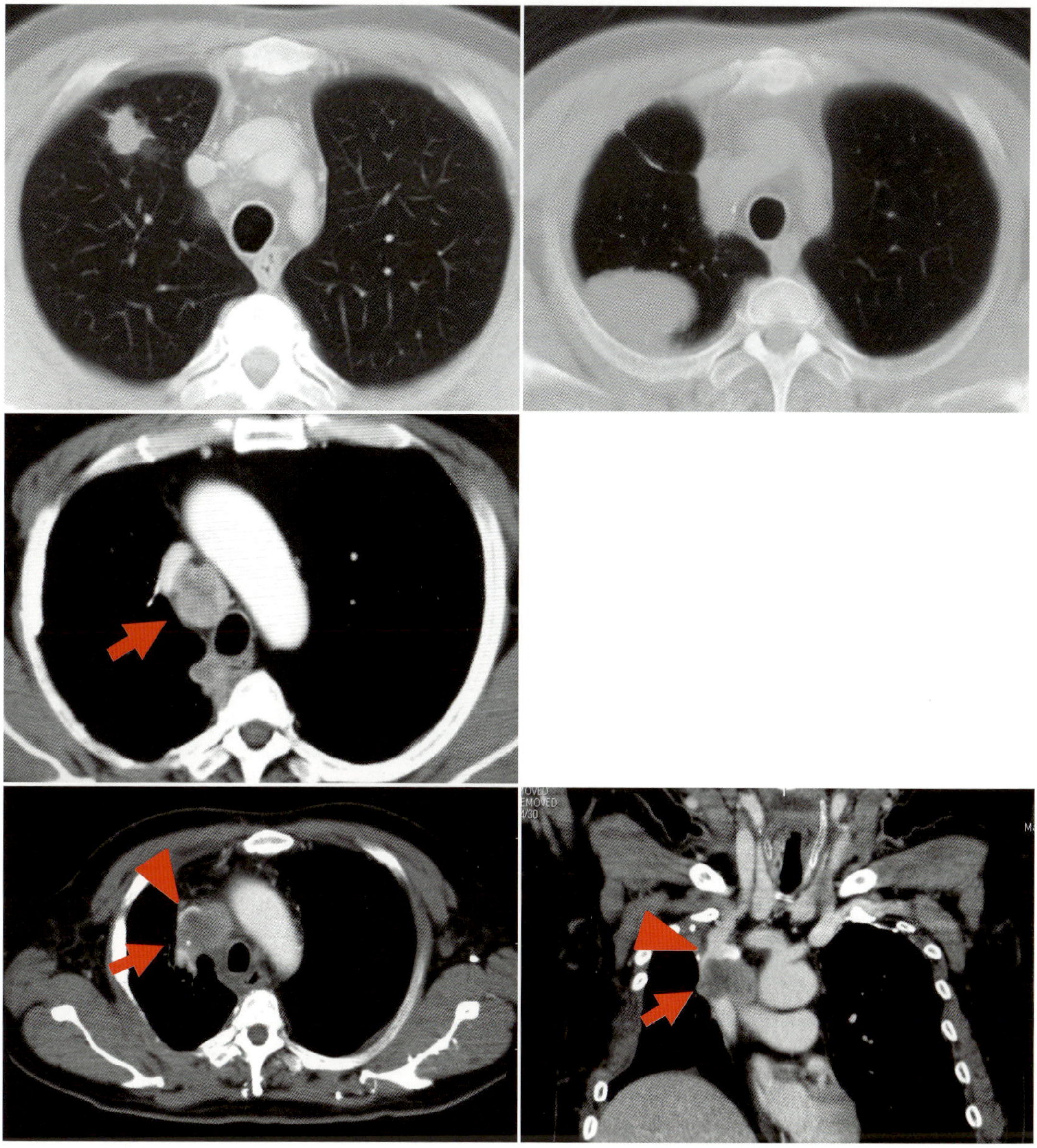

a	b
c	
d	e

図 1. 症例 1：57 歳，男性．右大腿部悪性線維性組織球腫
a：右肺上葉の孤立性転移巣
b：右肺上葉背側の再発巣
c：縦隔リンパ節への転移(↑)
d，e：縦隔リンパ節の腫脹から上大静脈が圧迫され上大静脈症候群を呈した(d：横断面，e：冠状断．▲：上大静脈，↑：縦隔リンパ節腫脹)．

4～5 時間の絶食後に FDG の静注を行い，約 1 時間の安静の後に，PET 装置で 30～60 分かけて撮影を行う．この間は安静を保つ必要があり，検査前に運動による筋肉負荷があると，容易に FDG が筋肉へ集積して病変の評価が困難となる．絶食についても同様で，血液中のグルコースが FDG の体内分布に影響を与えるため，検査時血糖は 120 mg/dL 以下が望ましい(140 mg/dL 以下ならば問題ないともされる)．血糖が 160 mg/dL 以上になると，FDG の正常臓器や腫瘍組織への集積は低下し，コントラストが付きにくく偽陰性や擬陽性を生じやすくなる[5]．

FDG-PET では，視覚的に集積の濃淡を評価して良悪性の鑑別や治療効果の判定を行うが，その

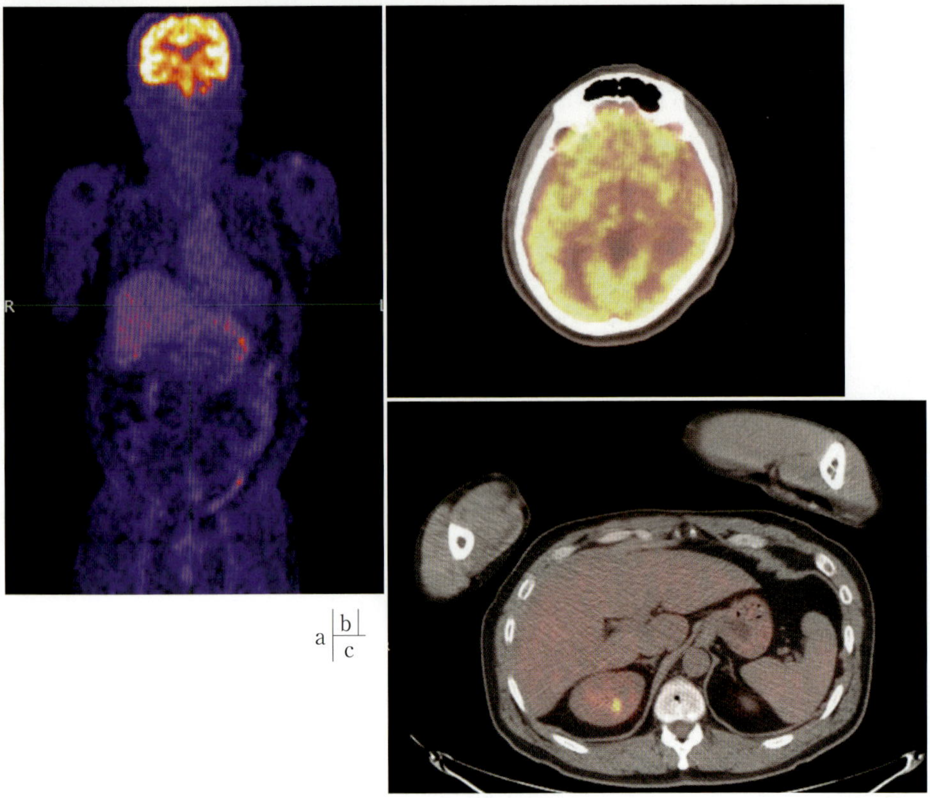

a | b / c

図 2. FDG-PET/CT の生理的集積
a：FDG-PET の冠状断面. 脳や心臓, 胃, 肝臓, 腸管など糖代謝の多い臓器に対する生理的集積を認め, FDG の排泄される尿路系にも集積を認める.
b：FDG-PET の頭部横断面. 大脳全体に集積を認める.
c：FDG-PET の腹部横断面. 肝臓, 脾臓, 腎臓などに淡い生理的集積をびまん性に認める.

評価には半定量的指標である SUV(standardized uptake value)が用いられている. これは体重あたりの投与したアイソトープに対する組織のアイソトープの比で, 均一に分布を想定した場合と比較して, 腫瘍や臓器の放射能濃度が何倍高いかを表した指標である[2)4)].

$$\mathrm{SUV}=\frac{\text{組織放射能(KBq)/組織重量(g)}}{\text{投与量(KBq)/体重(g)}}$$

腫瘍内部の分布が不均一だった場合には, 最も集積の高い部位での SUVmax がその腫瘍の活性程度を反映しているとして使用する.

FDG-PET 検査の特徴

このように, FDG-PET は MRI やエコーといったその他の画像検査での形態的な診断とは異なり, 腫瘍細胞の viability を FDG の取り込みによる集積の程度によって評価するため[4)12)], 腫瘍の局在のみならず, 腫瘍の悪性度や病期診断, 治療効果の判定, 残存腫瘍や再発・転移の検索・診断など様々な評価を行うことが可能である[4)5)].

一度に全身を検査できる点も特徴的で, 他の検査ではしばしば検出が困難な頚部や腹部の転移巣も比較的容易に検出できるが, 糖代謝の多い臓器(脳, 唾液腺, 心臓, 乳腺, 胃, 腸管, 肝臓, 子宮, 精巣など)に生理的集積を生じたり, FDG の排泄される尿路系(腎臓〜膀胱)にも集積を生じるため[4)13)](図 2-a〜c), それらの部位に生じる悪性腫瘍については他の検査での検索が必要になることが多い(図 2-a, c). また, 炎症部位や手術・注射の施行部位には集積がみられるとともに, 化学療法直後の G-CSF 投与後は骨髄への生理的集積が高くなるなど, 様々な要因が影響を与えるため注意が必要である[5)].

一般に FDG の集積度合い(SUV 値)は細胞増殖

能や腫瘍増大速度とともに病理学的悪性度(組織学的 grade)を反映し，FDG 集積が強い病変は悪性度が高いとされる[4)12)14)]．皮膚癌では悪性黒色腫に対する FDG-PET の有用性が特に高く[5)15)]，本邦でも早期から保険適応となっているが，悪性黒色腫以外の皮膚癌についてもその有用性が報告され，Cho らは有棘細胞癌では 11 例中 9 例のハイリスク症例，乳房外 Paget 病では 7 例中 4 例の腫瘍厚 2 mm を超える原発巣に FDG の集積を認めたとしている[16)]．勝浦らも有棘細胞癌において原発巣 10 病変中 8 病変に FDG の異常集積を認め，SUVmax が腫瘍の厚さと正の相関が得られたとして，悪性度との関連を示唆しているが，メルケル細胞癌や付属器癌など様々な皮膚癌での有用性も報告され[17)18)]，今後その適応は拡大していくものと考えられる．

一方，軟部腫瘍については，悪性線維性組織球腫，横紋筋肉腫，血管肉腫などの悪性度の高い肉腫で FDG が高い集積を示すものの[14)19)]，脂肪肉腫や滑膜肉腫などは良性腫瘍よりも低い SUV を呈することがあったり[19)]，神経鞘腫やデスモイド，骨巨細胞腫，軟骨芽細胞腫などの良性腫瘍では，特に腫瘍サイズの大きいもので強い集積を示す場合があり[20)]，組織型によってその使用を注意深く検討する必要がある[14)19)]．また，サルコイドーシスや線維性過形成などの腫瘍類似疾患であっても強い集積を示す場合があり[6)14)]，それらについても注意が必要だが，神経線維腫症については良性と悪性の鑑別が可能とされ[21)]，特に Neurofibromatosis Ⅰ型では生涯を通して約 10％の悪性転化のリスクが存在するとされることから，悪性化が疑われた場合の精査として今後検討すべき手法と考えられる[22)]．

病期診断については，所属リンパ節転移や遠隔転移の診断において他の画像検査よりも優れた診断能を示し，Reinhardt らは悪性黒色腫の所属リンパ節転移において FDG-PET は感度 92％，特異度 98％，正診率 96％と報告し，FDG-PET/CT では，感度 95％，特異度 100％，正診率 98％とさらに良好な成績を報告している[23)]．再発転移病変に対する診断能についても Fuster らは感度 74％，特異度 86％，正診率 81％と従来の検査法(各々 58％，45％，52％)と比べ良好な結果を報告し[24)]，遠隔転移の検出能については Reinhardt らが PET-CT 98.7％，PET 88.8％，CT 69.7％と CT よりも優れた結果を示している[23)]．このような優れた診断能は治療方針の決定にも大きな影響を与え，多発転移の疑いであったものが単発転移で外科手術が可能になったり，より多くの転移巣が同定されたりといったことで，病期Ⅲ～Ⅳの症例では 22～49％の症例で治療方針に影響を与えていたとの報告もある[25)]．

ただし，PET 装置の分解能は 4～6 mm ほどであるため，1 cm 未満の小さな病変の評価は困難とされる[26)]．そのため，悪性黒色腫に対するセンチネルリンパ節の同定とその生検結果については，センチネルリンパ節生検の方が優れており，FDG-PET の感度は低く 14％であったとの報告もある[27)]．

治療効果の判定については，従来の CT や MRI における腫瘍の縮小率や造影効果の変化は化学療法後早期にはわかりづらく，必ずしも組織学的な評価を反映していないため，治療効果判定が困難な状況が存在した[6)]．しかし，PET は腫瘍細胞の活性そのものを反映し，治療が奏効した場合の SUV は大幅に減少するため，治療法の選択に有用である[6)14)]．また，化学療法後に SUV が低値を示す症例では，生命予後がよい傾向にあるとされ[6)]，化学療法が必要となる軟部悪性腫瘍や今後大きな飛躍を遂げると考えられる悪性黒色腫に対する新たな免疫療法や分子標的療法の指標として重要な役割を果たしていくものと思われる[6)15)]．

症例 2：48 歳，男性．鼻尖部有棘細胞癌，右頸部リンパ節転移

約 1 年前に鼻尖部に化膿性丘疹が出現し，近医にて抗生剤が処方されるも軽快せず，その後同部が潰瘍化したため，他院皮膚科を受診．外傷性の皮膚潰瘍を疑われ，抗生剤含有軟膏の外用が施行

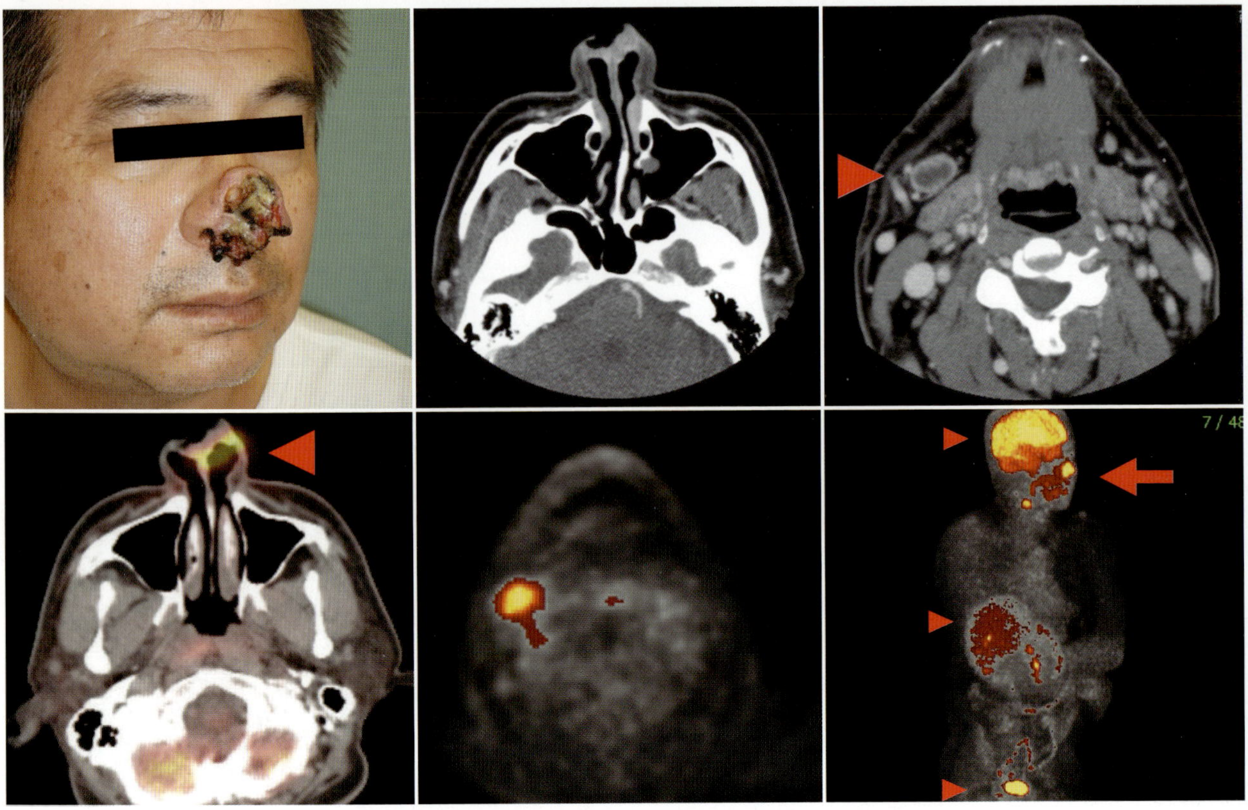

図 3. 48 歳，男性．鼻尖部有棘細胞癌，右頚部リンパ節転移

a｜b｜c
d｜e｜f

a：当科初診時．鼻背部中央に壊死性潰瘍を伴う多結節性の隆起性腫瘤を認め，右顎下部には約 1 cm 大のリンパ節腫脹を認めた．
b：腫瘍部 CT 横断面．腫瘍部周囲から鼻中隔にかけて辺縁不鮮明な造影層を認める．
c：頚部 CT 横断面．リング状に濃染される結節像を認める(▲)．
d：腫瘍部 FDG-PET/CT 横断面．腫瘍部周囲に FDG の異常集積を認める(▲)．
e：頚部 FDG-PET/CT 横断面．リンパ節腫脹部と一致して FDG の異常集積を認める．
f：立体全身斜面像．頭部，腹部，尿路系の生理的集積(▲)と伴に鼻背腫瘍部と頚部に異常集積を認める(↑)．

されるも潰瘍の拡大傾向を認めたため，当院皮膚科を紹介受診した．鼻背部中央に壊死性潰瘍を伴う 30 mm 大の紅色で多結節な隆起性腫瘤を認め，右顎下部には約 1 cm 大のリンパ節腫脹を認めた(図 3-a)．造影 CT を行うと，腫瘍部周囲から鼻中隔にかけて辺縁不鮮明な造影層を認め(図 3-b)，右顎下部には 20×13 mm のリング状に濃染される結節像を認めた(図 3-c)．CT 像から皮膚悪性腫瘍およびそのリンパ節転移が疑われ，腫瘍の生検にて有棘細胞癌の診断となった．FDG-PET/CT を施行すると，主要臓器への転移は認めなかったが，腫瘍部に SUVmax＝11.90 の異常集積(図 3-d)，右顎下部リンパ節には SUVmax＝11.05 の異常集積を認め(図 3-e)，右顎下部は有棘細胞癌のリンパ節転移が強く疑われた(図 3-f)．

当科紹介受診となり，腫瘍の隆起部から 1 cm margin での拡大切除と右頚部リンパ節郭清(Ⅰ～Ⅲ，Ⅴ領域)を施行し，腸骨・耳介軟骨による硬性再建とともに両側の鼻唇溝皮弁と Scalping forehead flap による鼻腔・皮膚側の再建を施行した．

病理は高～中分化な有棘細胞癌で軟骨浸潤を認めたが，断端は陰性．右頚部に腫脹したリンパ節は節外浸潤を伴う有棘細胞癌の転移であったが，郭清した 44 のリンパ節中転移を認めたのはその 1 つのみであった．

まとめ

今回は，皮膚軟部腫瘍における CT ならびに PET 検査について，基本的事項を中心にまとめた．CT は局所では骨への浸潤程度，全身的にはリンパ節や主要臓器への転移に対する評価に有用で，術前検査として推奨されている．ただし，術後経過観察のための画一的な画像検査については生存率を向上させるというエビデンスはなく，CT の定期的な施行については症例に応じた検討が必要である．

FDG-PET ならびに PET/CT は，腫瘍の局在に加え，腫瘍の悪性度や治療効果の判定など他の画像検査では難しい腫瘍の質的診断が可能で，一度に全身の評価が行えるため(脳転移を除く)，病期診断についても高い診断能を有する．悪性黒色腫に対する分子標的薬といった新しい治療法がさらに増加していくなか，治療方針決定や治療効果判定にその重要性が益々高まると考えられる．

参考文献

1) 師井洋一：新しい皮膚科検査法・治療法　皮膚悪性腫瘍病変の画像評価．日皮会誌．**116**：2167-2170，2006．
2) 北村真也，青柳　哲：【初歩から学べる皮膚科検査の実際】画像検査(CT，MRI，PET/PET-CT など)．MB Derma. **216**：199-205，2014．
3) 堤田　新：【皮膚診療スキルアップ 30 ポイント】画像診断のスキルアップ　皮膚腫瘤に関連した画像診断．MB Derma. **203**：163-167，2013．
4) 勝浦純子，窪田泰夫：【最近のトピックス 2006 Clinical Dermatology 2006】新しい検査法と診断法　皮膚悪性腫瘍における FDG-PET 検査の有用性．臨皮．**60**：62-66，2006．
5) 高橋美和子，百瀬敏充，門野岳史ほか：【皮膚悪性腫瘍―基礎と臨床の最新研究動向―】悪性黒色腫　悪性黒色腫の検査・診断　画像診断　PET．日臨．**71**：278-281，2013．
6) 柳川天志：【PET による悪性腫瘍の治療戦略】悪性骨軟部腫瘍に対する PET の有用性．PET Journal. **27**：29-31，2013．
7) 斎田俊明，真鍋　求，竹之内辰也ほか：皮膚悪性腫瘍診療ガイドライン．日皮会誌．**117**：1855-1925，2007．
8) Kuvshinoff, B. W., Kurtz, C., Coit, D. G.：Computed tomography in evaluation of patients with stage Ⅲ melanoma. Ann Surg Oncol. **4**：252-258, 1997.
9) 石井貴之，八田尚人，藤本晃英ほか：悪性黒色腫患者の術後経過観察　画像検査の意義についての検討．日皮会誌．**118**：397-402，2008．
10) Garbe, C., Paul, A., Kohler-Späth, H., et al.：Prospective evaluation of a follow-up schedule in cutaneous melanoma patients：recommendations for an effective follow-up strategy. J Clin Oncol. **21**：520-529, 2003.
11) 窪田和雄：【クリニカル PET　FDG の臨床応用】FDG-PET の原理と評価法．画像診断．**23**：1118-1128，2003．
12) Yamada, K., Brink, I., Bissé, E., et al.：Factors influencing[F-18]2-fluoro-2-deoxy-D-glucose (F-18 FDG) uptake in melanoma cells：the role of proliferation rate, viability, glucose transporter expression and hexokinase activity. J Dermatol. **32**：316-334, 2005.
13) 陣之内正史：【FDG-PET 検査はがん検診の切り札となりうるか？】FDG-PET 検査はがん検診を変えるか？．臨放．**49**：855-863，2004．
14) 人羅俊明，山上佳樹，西村英樹ほか：【外来で見逃さない軟部腫瘍】軟部腫瘍と PET．関節外科．**32**：644-648，2013．
15) 小川洋二：【PET による悪性腫瘍の治療戦略】悪性黒色腫．PET Journal. **27**：30-32，2013．
16) Cho, S. B., Chung, W. G., Yun, M., et al.：Fluorodeoxyglucose positron emission tomography in cutaneous squamous cell carcinoma：retrospective analysis of 12 patients. Dermatol Surg. **31**：442-446；discussion 446-447, 2005.
17) Yao, M., Smith, R. B., Hoffman, H. T., et al.：Merkel cell carcinoma：two case reports focusing on the role of fluorodeoxyglucose positron emission tomography imaging in staging and surveillance. Am J Clin Oncol. **28**：205-210, 2005.
18) Cho, S. B., Roh, M. R., Yun, M., et al.：(18) F-fluorodeoxyglucose positron emission tomography detection of eccrine porocarcinoma. Br J Dermatol. **152**：372-373, 2005.
19) 篠崎哲也，柳川天志，高岸憲二：【骨・軟部腫瘍　先端的研究と臨床の現況】診断　画像診断　骨・

軟部腫瘍の診断，治療効果判定における FDG-PET の有用性．整形外科．**61**：793-801，2010．
20）籔内洋輔，濱田健一郎，石川直輝ほか：良性軟部腫瘍の FDG-PET 画像診断．中部整災誌．**55**：501-502，2012．
21）Benz, M. R., Czernin, J., Dry, S. M., et al.：Quantitative F18-fluorodeoxyglucose positron emission tomography accurately characterizes peripheral nerve sheath tumors as malignant or benign. Cancer. **116**：451-458, 2010.
22）Liodaki, E., Liodakis, E., Papadopoulos, O., et al.：PET scanning in plastic and reconstructive surgery. Ann Nucl Med. **26**：115-122, 2012.
23）Reinhardt, M. J., Joe, A. Y., Jaeger, U., et al.：Diagnostic performance of whole body dual modality 18F-FDG PET/CT imaging for N- and M-staging of malignant melanoma：experience with 250 consecutive patients. J Clin Oncol. **24**：1178-1187, 2006.
24）Fuster, D., Chiang, S., Johnson, G., et al.：Is 18F-FDG PET more accurate than standard diagnostic procedures in the detection of suspected recurrent melanoma?. J Nucl Med. **45**：1323-1327, 2004.
25）Belhocine, T. Z., Scott, A. M., Even-Sapir, E., et al.：Role of nuclear medicine in the management of cutaneous malignant melanoma. J Nucl Med. **47**：957-967, 2006.
26）山本由佳，西山佳宏，佐藤　功ほか：【胸部異常陰影の検査の進め方】肺癌診療における FDG-PET 診断の位置づけ．臨画像．**21**：84-93，2005．
27）Singh, B., Ezziddin, S., Palmedo, H., et al.：Preoperative 18F-FDG-PET/CT imaging and sentinel node biopsy in the detection of regional lymph node metastases in malignant melanoma. Melanoma Res. **18**：346-352, 2008.

PEPARS No.100：103-108, 2015

◆特集／皮膚外科のための皮膚軟部腫瘍診断の基礎

PEPARS

II. 画像診断

皮膚悪性腫瘍における リンパ節の画像評価

元村尚嗣[*1] 羽多野隆治[*2]

Key Words：皮膚悪性腫瘍(malignant skin tumor), リンパ節転移(lymph node metastasis), センチネルリンパ節(sentinel lymph node), 画像評価(image evaluation)

ポイント

1) 皮膚悪性腫瘍におけるリンパ節転移の有無は, 予後の決定因子として重要である.
2) リンパ節の画像診断については, リンパ節転移を診断するものと, センチネルリンパ節を同定するものがある.
3) リンパ節転移を診断するものとして, CT, MRI, 超音波検査, PET-CT がある.
4) センチネルリンパ節を同定するものとして, Lymphoscintigraphy, SPECT-CT, PDE カメラがある.

はじめに

皮膚悪性腫瘍に対する啓蒙, 診断技術の向上, センチネルリンパ節生検(SLNB)の導入や, 基礎研究に裏付けられた免疫療法・分子標的薬治療など, 皮膚悪性腫瘍に対する治療は大きく前進している. しかし, 未だ手術療法は治療の中心に位置しており, 局所・所属リンパ節までの制御が重要であることには変わりがない. 特に皮膚悪性腫瘍におけるリンパ節転移の有無は, 予後の決定因子として重要であるため, 各種画像検査を含めた検索が必須である. 本稿では各種画像検査として, CT, MRI, 超音波検査, PET-CT, Lymphoscintigraphy, SPECT-CT, PDE カメラによる皮膚悪性腫瘍のリンパ節画像評価について解説する.

各種画像検査について

皮膚悪性腫瘍におけるリンパ節の画像診断については大きく2つに分けられる. リンパ節転移を診断するためのものと, センチネルリンパ節(sentinel lymph node；SLN)を同定するためのものである. これらを混同しないように各種の検査を組み合わせることが重要である.

1. リンパ節転移を診断するための画像検査

A. CT・MRI

皮膚悪性腫瘍においても画像診断の主体はCT・MRIであり, 原発巣の進展範囲診断については臨床検査と併せてかなり正確な病期診断が可能である. しかし, リンパ節転移のCT・MRI診断は現時点でも正確な画像診断基準が確立されているわけではない[1]. CT・MRIは形態診断であることから限界があり, 顕微鏡的転移や分子レベルでの転移は診断不可能である.

CT・MRIによるリンパ節転移診断基準は大きく分けて, 1)大きさによる診断基準, 2)形状による診断基準, 3)被膜外浸潤の有無, がある.

1) 大きさによる診断基準

一般的に最も用いられる基準はCT画像における最大径での診断基準である. 一部のリンパ節(上内深頸リンパ節や顎下部リンパ節では15 mmなど)を除いて10 mmを越える径のリンパ節を転移陽性とするもので, この基準での正診率は80%前

*1 Hisashi MOTOMURA, 〒545-8585 大阪市阿倍野区旭町1-4-3 大阪市立大学大学院医学研究科形成外科学, 教授
*2 Takaharu HATANO, 同

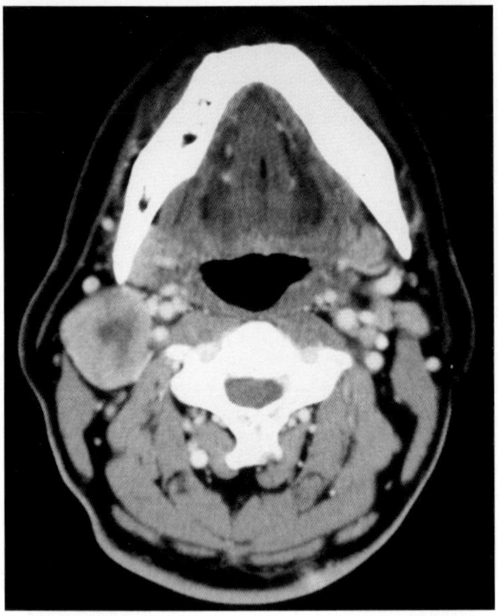

図 1. 頚部リンパ節転移の造影 CT 所見
右上内深頚リンパ節の大きさは 34×25 mm で，中央部に低吸収域を認め，転移陽性と診断した．

後とされている[2]．

2）形状による診断基準

大きさによる診断基準を満たさないリンパ節の診断について，内部性状が重要とされている．すなわち中心壊死や局所欠損を反映する造影後 CT での低吸収域の存在である(図 1)．この低吸収域の診断基準は正診率 90％以上とされている[2]．内部性状による診断は CT が MRI より優れているとされるが[2]，頭頚部などでは歯の補綴物や義歯によるアーチファクトが問題となることがあり，MRI で補う必要がある．

3）被膜外浸潤の有無

リンパ節転移において被膜外浸潤(節外浸潤)は予後に重要な影響をおよぼす因子の 1 つである．被膜外浸潤を示す所見として，CT・MRI ともリンパ節の輪郭の不整と被膜の不整な増強効果が見られる[3]．

B．超音波検査

CT・MRI では径 10 mm 未満のリンパ節転移を見つけることは困難である[4]．しかし，超音波検査ではリンパ節をあらゆる角度から観察できること，血流信号を評価することが可能であることから，より早期のリンパ節転移を見つけることができる．皮膚悪性腫瘍で問題となる頚部，腋窩，鼠径部などの表在領域はリニア型の 7.5～13 MHz 程度の高周波プローブを用いる．通常 B モード法を用いてリンパ節を診断し，カラードプラ法でリンパ節の栄養血管およびリンパ節内血管の血流信号を表示して，その流入および分布状態・流速・血管抵抗の指標によりリンパ節の性状・良悪性の鑑別などに利用する．エコー検査の利点として，1)リアルタイムで断層像を得られる，2)任意の方向で観察が可能，3)血流の測定が可能，4)低侵襲，5)経時的(繰り返し，反復)観察が可能，ということが挙げられる．皮膚悪性腫瘍のリンパ節転移の診断に用いられる所見として，1)リンパ節の厚みが 6 mm 以上[5]，2)長径／短径比が低い(球型に近い)[6]，3)リンパ節門の偏在や消失[5]，4)リンパ節門以外からの動静脈血流の流出入[5]，5)血管抵抗値の高値[6][7](PI：Pulsatility Index；最高血流速度－最低血流速度／平均血流速度が 1.5 以上，RI：Resistance Index；最高血流速度－最低血流速度／最高血流速度が 0.8 以上)がある．超音波診断の欠点としては，1)検者が観察しない部位は診断できないこと，2)検者により検査方法，診断レベルが一定ではないために CT・MRI と比べ客観性の点で劣ること，などが挙げられる．そのため，所属リンパ節全体を見落とすことなく観察し，メルクマールとなる各臓器を中心に得られる超音波画像を基本画像として設定し，必ず左右の基本画像とその付近を観察，記録するようにしていくと，見落としを防ぎ，所属リンパ節領域全体を検査したことを客観的に示すことができる[5]．

C．PET-CT

PET はポジトロン・エミッション・トモグラフィーの略語で，ポジトロン CT とも言われる核医学診断装置のことである．PET で使用される RI(放射性同位元素)は，炭素，酸素，フッ素，窒素などの生体中に存在する元素なので，SPECT よりもなお一層代謝などの様子を正確に把握でき，がんなどの進行度の診断などに優れた能力を発揮する．PET 検査は，がん細胞が正常細胞に比べて3〜20倍のブドウ糖を取り込む，という性質を利用しており，現在PET検査といえば大半がブドウ糖代謝の指標となる^{18}F-FDGを用いたFDG-PET検査である．取り込まれたFDGはがん細胞内に長く留まることができるため，この特性を利用し，PET検査で全身のがん細胞を画像化して診断する．

PET-CT検査は，CT装置を併用することで，時間差による画像のずれを防ぎ，高精度に位置合わせが可能になり，そのため，さらに鮮明な画像で，腫瘍の位置や大きさを撮影することができ，より詳しく分析できるものである．リンパ節の画像評価においてはPET-CTは，あくまでも転移したリンパ節の検索が主である．PET-CTは非常に有用な検査ではあるが，現状では造影CTと比較して明らかに優れているとは断定できないとの報告が多い[8)〜10)]．また転移性リンパ節が小さい場合にも描出されない．今後，造影CTをPETの融合画像として用いる造影PET-CTにより転移性リンパ節の検出能が向上することが期待される[11)]．

2．SLNを同定するための画像検査

A．Lymphoscintigraphy

Lymphoscintigraphyは皮膚悪性腫瘍のリンパ節画像評価においてはSLNの評価を行うものである．粒子状の放射性医薬品を投与した後，ガンマカメラを用いる方法と術中に小型ガンマ線検出装置(ガンマプローブ)を用いる方法がある．いずれも生理的な流れの評価法であって転移の有無を診断する手技ではない．SLNを同定するための理想的な放射性医薬品には，投与部位からリンパへの移行が良く，SLNに取り込まれた後は長く留まり，その下流へむやみに広がらないことが重要である．放射性医薬品の至適サイズに関しては粒子径50〜200 nmが適当とされている．当施設でも以前は，^{99m}Tc-HSA-Dを用いていたが，検査時にリンパ流を観察していると頭頸部のリンパ流は非常に早く，SLNに集積を認めた直後に2次リンパ節に流入していく．その間，約10分弱であり，HSA-Dを用いる場合には必ず検査に立ち会い，dynamic画像を確認する必要があった．そこで，術前検査として1次リンパ節のみを同定するために，HSA-Dより大きい粒子径を持つフチン酸を用いた^{99m}Tc製剤を使用するに至った[12)]．Lymphoscintigraphyの画像は2次元画像であり，その正確な位置は推測に頼ることも少なくなく，特に頭頸部領域においては2次元画像のみでは不十分である．

B．SPECT-CT

SPECTとは，シングル・フォト・エミッションCTの略語で，体内に注入したRI(放射性同位元素)の分布状況を断層画面で見る検査のことである．体内から放出される放射線の分布を画像化する際，検出器の前にコリメーターという器具を置き，体の周りを回転させて断層画面を作成する．PETと異なり，一般の放射性同位体を使用することができるため，PETに比べて取り扱いが容易だが，体内でガンマ線が吸収・散乱されやすいため，PETに比べて感度が悪く，画像が不鮮明になる傾向がある．SPECTは，ターゲットの動態検査が主である．SPECT-CT装置は，ガンマカメラとマルチスライスCTが一体となった装置である．CTを併用することにより，核医学画像のみでは，集積部位の解剖学的位置がはっきりしない検査に威力を発揮する．^{99m}Tc-フチン酸を用いたlymphoscintigraphyの画像評価においては，SPECT-CTは非常に有効な画像検査である．

C．近赤外線観察カメラ(PDEカメラ)

赤外線を用いて肉眼では見えない組織表面下の血管やリンパ管の動態を簡便にリアルタイムで観察するシステムである．インドシアニングリーン(ICG)を蛍光色素として原発巣周囲の皮内に注入し，特定波長の赤外光で励起することにより発せられる蛍光をとらえ，リンパ管，リンパ節の位置や流路の造影観察を行う．皮下脂肪が厚い場合には観察が行い難いが，皮下脂肪厚が2 cm未満であればある程度のリンパ流やリンパ節は確認できる．しかし，術前の評価に使用するというよりは，

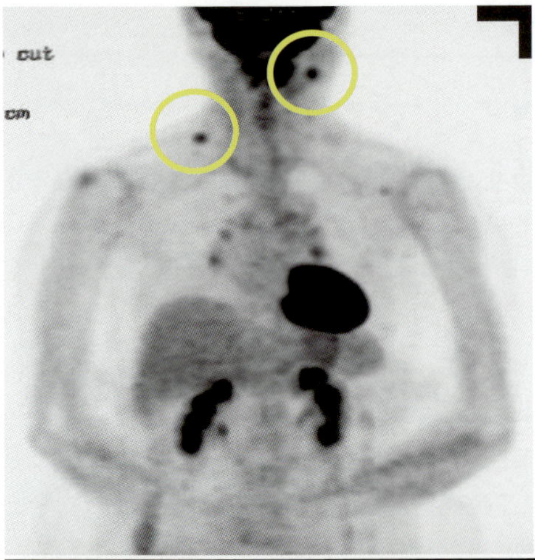

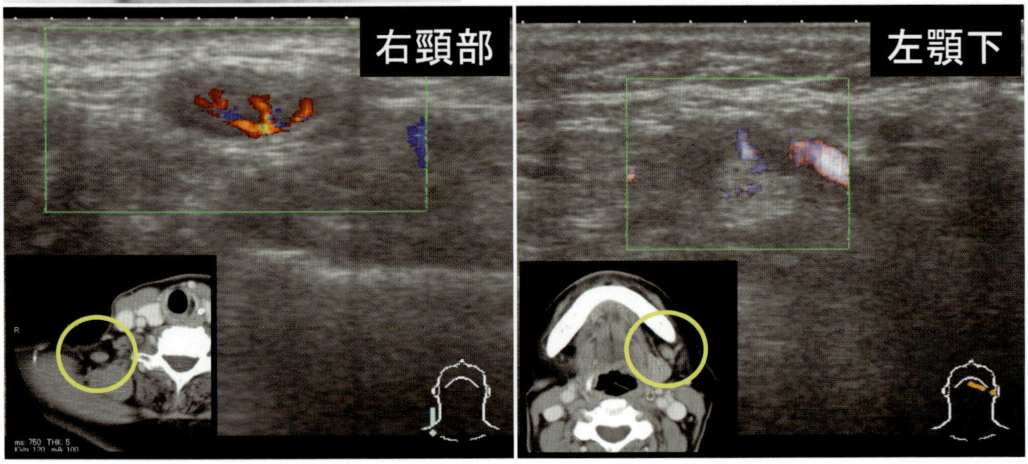

a｜
b｜c

図 2.
症例 1
a：PET．右鎖骨上，左顎下部リンパ節に集積を認める．
b：右頚部の超音波検査所見．11×5 mm のリンパ節，形状扁平リンパ節門が偏りなく確認でき，リンパ節門からリンパ節全体に均等に血流が分布し，PI：0.84，RI：0.55 であった．
c：左顎下部の超音波検査所見．14×10 mm のリンパ節，形状扁平リンパ節門が偏りなく確認でき，リンパ節門からリンパ節全体に均等に血流が分布し，PI：0.96，RI：0.64 であった．

術中にその威力を発揮する．

症　例

症例 1：69 歳，女性．右側頭部悪性黒色腫

PET にて右鎖骨上リンパ節，左顎下リンパ節に集積があり（図 2-a），CT においても同部に 1 cm 強のリンパ節を認め転移が疑われた．術前超音波検査では，右頚部は，11×5 mm のリンパ節，形状扁平リンパ節門が偏りなく確認でき，リンパ節門からリンパ節全体に均等に血流が分布し，PI：0.84，RI：0.55 であった（図 2-b）．左顎下部は，14×10 mm のリンパ節，形状扁平リンパ節門が偏りなく確認でき，リンパ節門からリンパ節全体に均等に血流が分布し，PI：0.96，RI：0.64 であった（図 2-c）．術前超音波検査では転移はないと判断した．リンパ節生検では転移陰性であった．

症例 2：74 歳，男性．右頬部悪性黒色腫

術前 CT では 1.3 cm 大の顎下部のリンパ節が描出されるが，転移ではないと判断した（図 3-a）．術前に ^{99m}Tc-フチン酸を用いた lymphoscintigraphy を施行したところ，下顎下縁に集積を認めた（図 3-b）．SPECT-CT にて評価を行ったところ顎下部が SLN と診断した（図 3-c）．術中に色素法，RI 法，蛍光法による 3 mapping method による SLNB を施行．PDE カメラにて経皮的に蛍光を発するリンパ管・リンパ節が確認できた（図 3-d）．実際には，色素法では SLN は染色されておらず，RI 法では shine through 現象が強く，ICG 蛍光法により蛍光発色したリンパ節を顎下部に同定，摘出することが可能であった．SLN には転移は認めなかった．

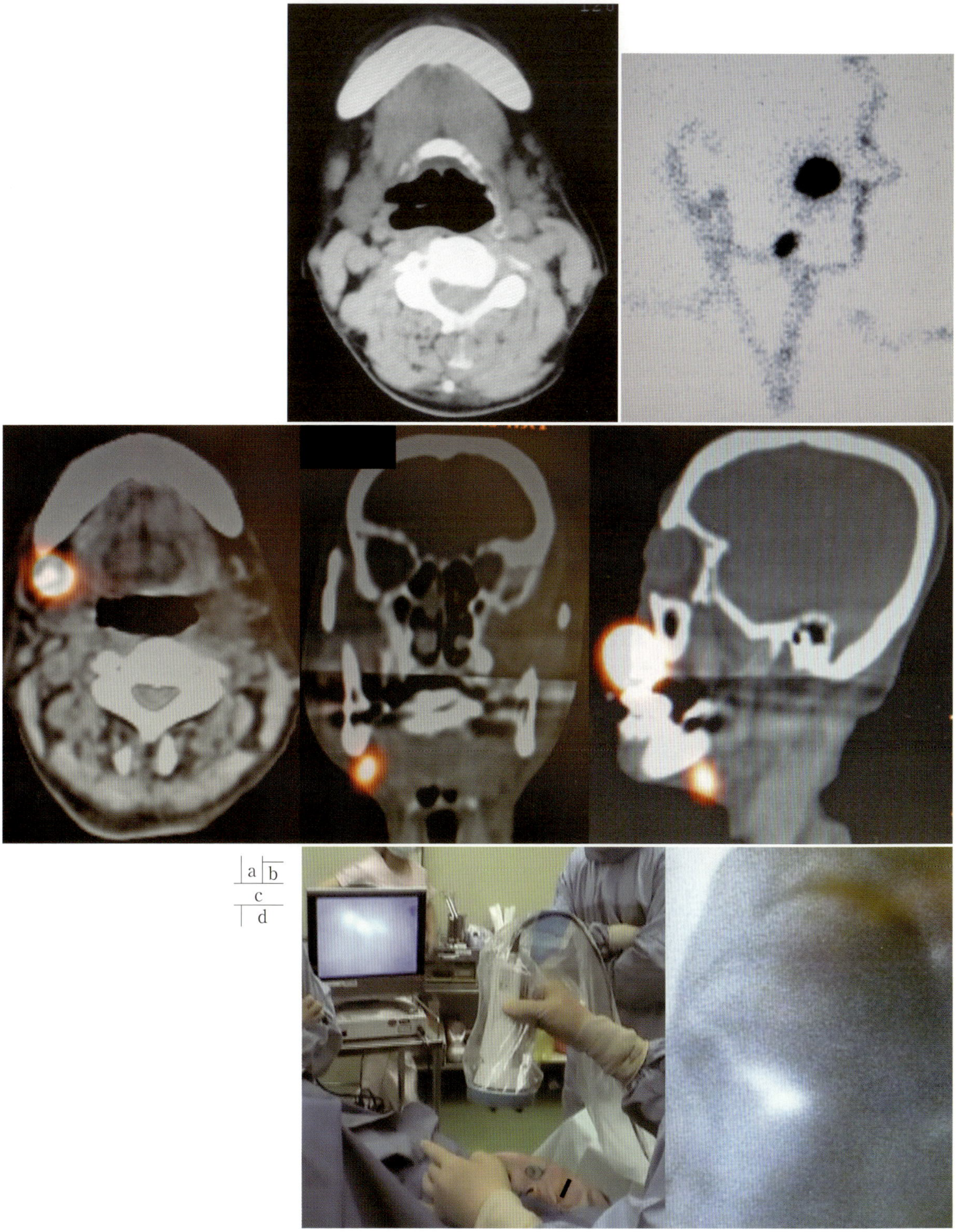

図 3. 症例 2

a：術前造影 CT 所見．扁平な 13 mm 大の右顎下リンパ節を認める．

b：Lymphoscintigraphy の所見．下顎下縁に集積を認めた．

c：SPECT-CT 所見．Axial，coronal，sagittal 像から顎下部が SLN と診断した．

d：PDE カメラ所見．PDE カメラにて経皮的に蛍光を発するリンパ管・リンパ節が確認できた．

（元村尚嗣ほか：当科における頭頸部皮膚悪性腫瘍に対するセンチネルリンパ節生検．日形会誌．32：223-231，2012．より一部引用）

謝　辞

稿を終えるにあたり，静岡県立静岡がんセンター皮膚科　清原祥夫先生，大阪市立大学大学院医学研究科皮膚科　楠谷　尚先生，大阪市立大学大学院医学研究科耳鼻咽喉科　松下直樹先生に多大なる御協力をいただきましたことを心より深謝いたします．

文　献

1）小島和行，辻見矢子，内山雄介ほか：【ここまで変わった頚部郭清術】頚部リンパ節の画像診断 CT・MRI. JOHNS. **27**(2)：167-170，2011.
Summary　CT・MRI を用いた頚部リンパ節の評価法について非常に良くまとめられた論文である．

2）Som, P. M.：Detection of metastasis in cervical lymph node：CT and MR criteria and differential diagnosis. AJR Am J Roentgnol. **158**：961-969, 1992.

3）Yousem, D. M., Som, P. M., Hackney, D. B., et al.：Central nodal necrosis and extracapsular neoplastic spread in cervical lymph nodes：MR imaging versus CT. Radiology. **182**：753-759, 1992.

4）van den Brekel, M. W., Stel, H. V., Castelijns, J. A., et al.：Cervical lymph node metastasis：assesment of radiologic criteria. Radiology. **177**：379-384, 1990.

5）古川まどか，斉川雅久，藤本保志ほか：【ここまで変わった頚部郭清術】頚部リンパ節の画像診断 超音波診断．JOHNS. **27**(2)：171-177, 2011.
Summary　超音波検査を用いた頚部リンパの評価法ついて非常によくまとめられた論文である．

6）南里和秀：【皮膚科超音波診断マニュアル】悪性腫瘍のリンパ節転移．MB Derma. **79**：41-50, 2003.
Summary　超音波検査を用いた悪性腫瘍のリンパ節転移についての詳細が記載されている．

7）中島美智子：【皮膚科超音波診断マニュアル】カラードプラ検査法の応用．MB Derma. **79**：11-17, 2003.
Summary　カラードプラ法の簡単な原理と各腫瘍に対する血流パターンについて記載されている．

8）Rodrigues, R. S., Bozza, F. A., Christian, P. E., et al.：Comparison of whole-body PET/CT, dedicated high-resolution head and neck PET/CT, and contrast-enhanced CT in preoperative staging of clinically M0 squemous cell carcinoma of the head and neck. J Nucl Med. **50**：1205-1213, 2009.

9）Yoon, D. Y., Hwang, H. S., Chang, S. K., et al.：CT, MR, US, 18F-FDG PET/CT, and their combined use for the assessment of cervical lymph node metastases in squamous cell carcinoma of the head and neck. Eur Radiol. **19**：634-642, 2009.

10）Schoder, H., Carlson, D. L., Kraus, D. H., et al.：18-FDG PET/CT for detecting nodal metastases in patients with oral cancer staged N0 by clinical examination and CT/MRI. J Nucl Med. **47**：755-762, 2006.

11）猪原秀典：【ここまで変わった頚部郭清術】頚部リンパ節の画像診断 PET/CT. JOHNS. **27**(2)：178-182, 2011.
Summary　PET/CT を用いた頚部リンパ節の評価法について非常に良くまとめられた論文である．

12）元村尚嗣，對間博之，山永隆史ほか：当科における頭頸部皮膚悪性腫瘍に対するセンチネルリンパ節生検．日形会誌．**32**：223-231，2012.
Summary　頭頚部皮膚悪性腫瘍に対する当科の治療変遷と現在の工夫について述べた論文．頭頚部皮膚悪性腫瘍の SLN についての最新治療について述べている．

PEPARS No.100：109-115，2015

PEPARS

◆特集／皮膚外科のための皮膚軟部腫瘍診断の基礎

Ⅲ．外科的治療

生検術の行い方

清澤 智晴*

Key Words：生検(biopsy)，全切除生検(excisional biopsy)，部分切除生検(incisional biopsy)，術中迅速病理組織診断(intraoperative frozen section diagnosis)，マッピング生検(mapping biopsy)

ポイント

1）生検には様々な方法と特徴がある．
2）正しい生検方法を用いて病理組織診断を得るように努力する．
3）迅速病理組織診断は，永久標本での診断より精度が劣る．
4）良性腫瘍と悪性腫瘍の鑑別は，病理組織診断では決定できないことがある．
5）病理組織診断に臨床経過を十分に考慮した臨床診断を加味し最終的な診断とする．

はじめに

現代社会では，正確な情報をもとに医療を提供することが求められている．腫瘍を扱う外科的治療には生検は欠かせない重要な検査法である．本稿では，形成外科で生検を行う上で意識した方がよい要点を簡略に記した．

生検とは

生検は疾患の状態を詳しく知る方法であり，生体検査あるいは生体組織検査や生体細胞検査の略である．採取される検体には，生体組織や細胞のほか，基質，微生物，異物などがある．皮膚軟部組織の場合は，表皮細胞，真皮の構成細胞，付属器の構造，毛髪や爪などの角化物，血管を構成する細胞，リンパ管の細胞のほか，血管外にも血液系細胞や貪食細胞，色素細胞，神経系細胞などがみられる．こうした組織内に個々の細胞の異型性や核分裂像をみた場合には悪性腫瘍を疑うが，生検の目的はそれだけではない．

細胞診では個々の細胞を見比べることが目的となるが，組織診では細胞の並び方や分布によって重要な所見が得られ，なおかつ個々の細胞の異型性も見られる．加えて血液系細胞の反応や血管浸潤などの様子もわかる．

* Tomoharu KIYOSAWA，〒359-8513 所沢市並木3-2 防衛医科大学校形成外科，臨床教育教授

生検の方法

目的とする病変の局在と検査に必要な組織量を考えて適切な方法を選択する．病理組織検査で免疫組織染色を行う場合には，サイコロ大の組織量がある方がよい．

1．細胞診(cytologic examination)

多くの染色法，採取法があるが形成外科領域では，吸引針生検(fine needle aspiration biopsy；FNAB)が重要である．腫瘍細胞の異型度判定に有用な方法である．核の腫大，核小体の明瞭化，核質の増加，核形の不整，細胞質の狭小化，染色性の変化，粘液などの異常物質の存在などを知ることができる．耳下腺腫瘍やリンパ節で行う．10 ml 程度のディスポーザブル注射器と23ゲージ針があれば施行できる．専用の穿刺吸引装置を用いてもよい(図1-a)．腫瘤に針を刺し，細胞を採取する．3段階判定法やPapanicolaou法ではアルコール固定を行う．

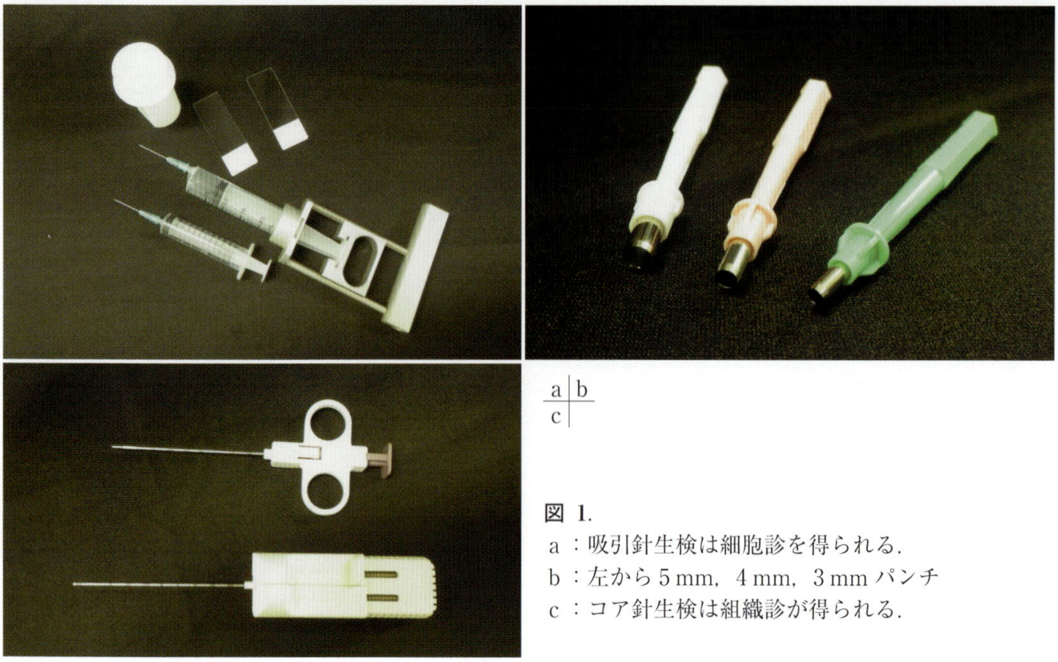

a | b
c |

図 1.
a ：吸引針生検は細胞診を得られる.
b ：左から 5 mm，4 mm，3 mm パンチ
c ：コア針生検は組織診が得られる.

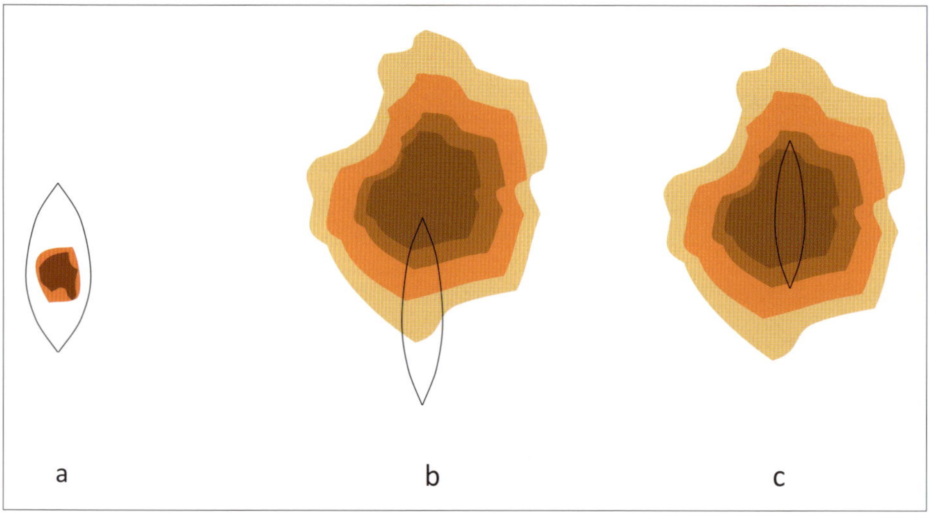

図 2.
a ：全切除生検(excisional biopsy 摘出生検)
b ：部分切除生検(incisional biopsy 切開生検). 正常組織を含む方式が望ましい.
c ：病変のみの部分切除生検は避けたい.

2．組織診(histologic examination，surgical biopsy，open biopsy)

A．全切除生検(excisional biopsy)

病変が小さい場合は，臨床的診断を行った上で自由縁を考慮し全切除する(図 2-a)．黒色病変でメラノーマの可能性が否定できず小さな時は，意識的に自由縁を確保した上で全切除し，腫瘍の厚みを測定する．

B．部分切除生検(incisional biopsy)

病変が大きく，一期的に全切除生検が行いにくい場合は，部分生検を行う．病変の辺縁で，病変部分と正常組織部分を半々程度に採取するのがよい(図 2-b)．こうすることによって，病変部分の細胞と正常部分の細胞を，大きさ，核の異型性，配列の乱れの点などについて同一プレパラート内で比較できるため診断精度が上がる．

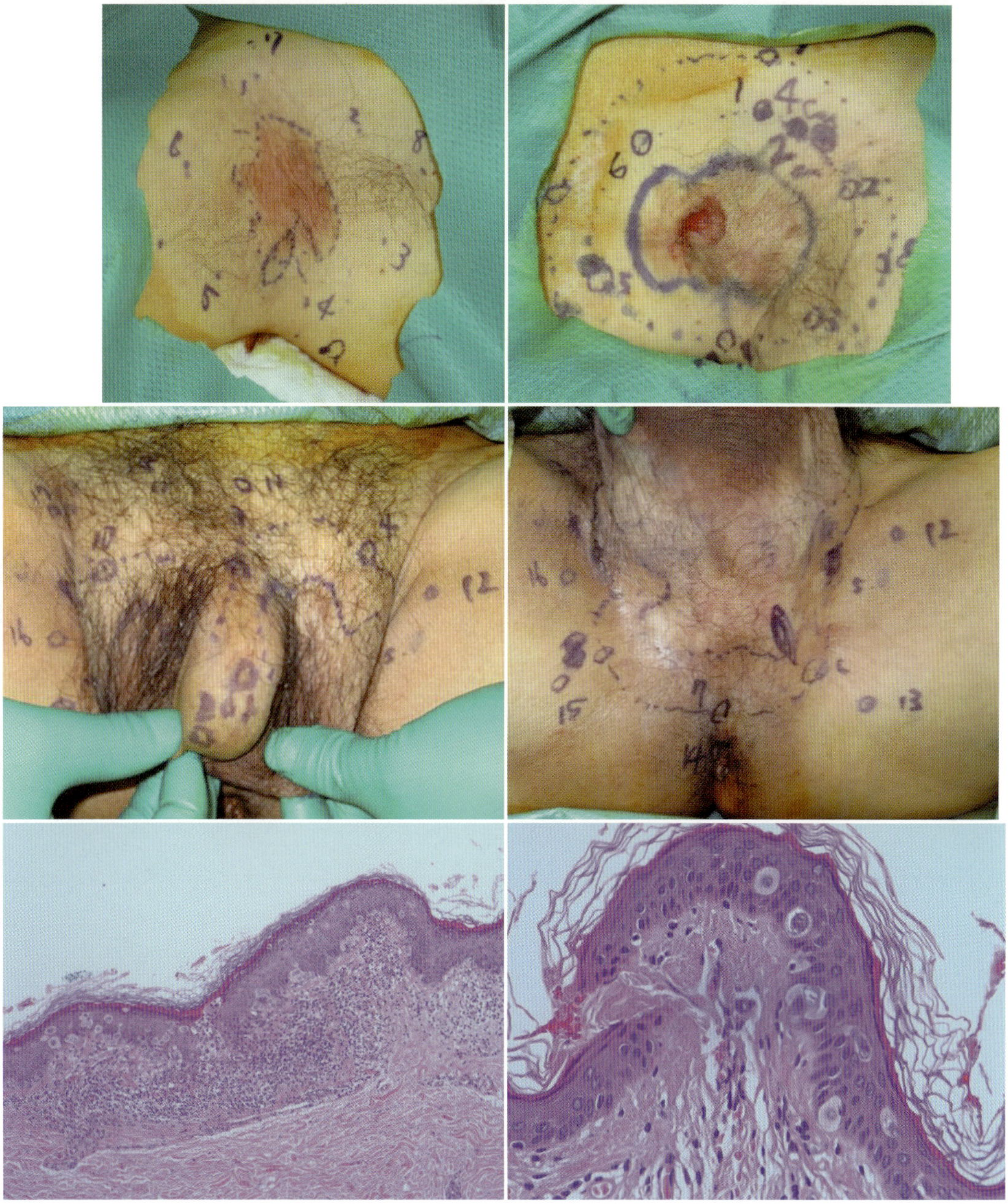

a	b
c	d
e	f

図 3. Triple Paget's 病のマッピング生検
全身麻酔下パンチにて施行．明らかに腫瘍を含む紡錘形の皮膚片もポジティブコントロールとして採取した．
a：右腋窩 8 か所　b：左腋窩 8 か所
c：陰部前面　d：陰部後面，前面と合わせて 16 か所
e：病理組織像(100 倍，HE 染色)．腫瘍の集簇とスキップ現象あり
f：病理組織像(400 倍，HE 染色)．孤立性で好酸性の胞体を有する腫瘍細胞

C．パンチ生検(punch biopsy)

パンチは円形のメス(図 1-b)である．小さな皮膚片を得る場合に有用である．

D．マッピング生検(mapping biopsy)

メスまたはパンチにて病変を複数箇所生検し，病変の広がりを病理組織学的に検索する方法であり，乳房外 Paget's 病(図 3)などで有用である．

E．(コア)針生検(core needle biopsy；CNB)

専用の器具を用いてやや太い針で病変部を刺入し病変の組織を得る(図 1-c)．血管や神経損傷に

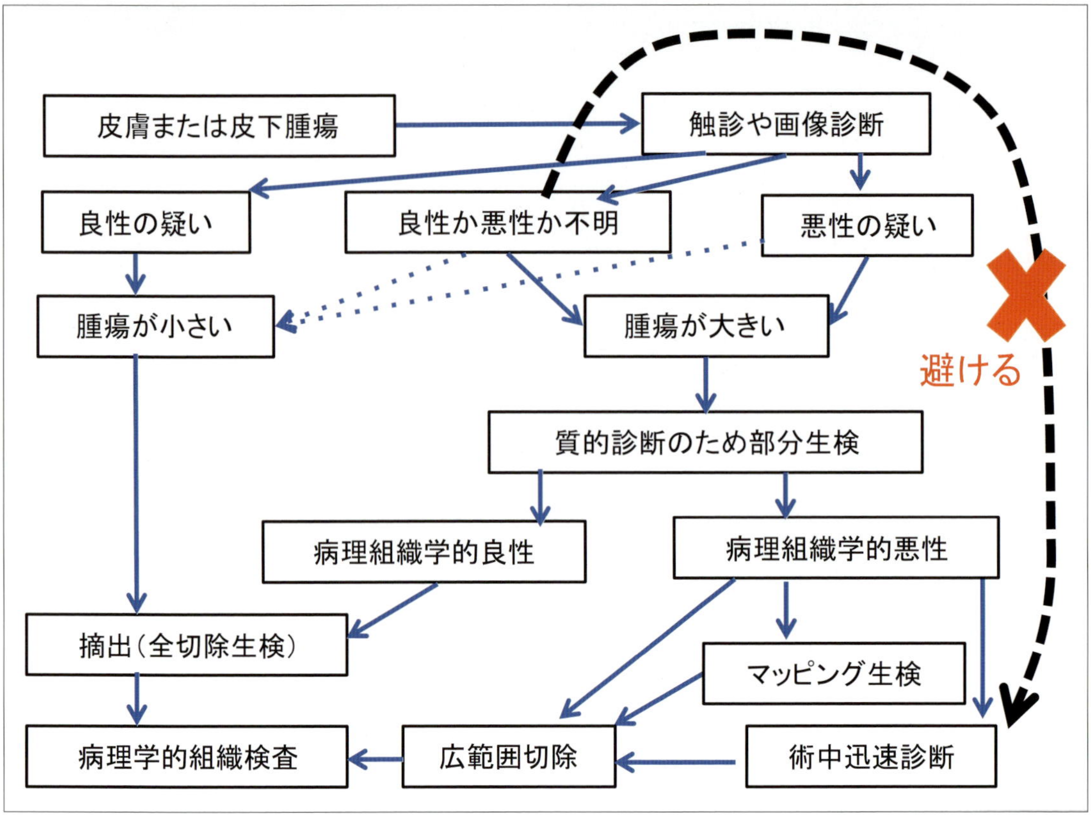

図 4．腫瘍へのアプローチ（防衛医大方式）
術中迅速診断で大幅な術式変更は避けたい．

注意する．病理組織診断が得られる点で優れた方法であるが組織量が少ない．95％で悪性度，88％でグレード判定，組織サブタイプで 75％の相関を示しているとされる[1]．

F．リンパ節生検（lymph node biopsy）

多くは質的診断のため行われる．リンパ節を 1 個ないし 2，3 個摘出する．センチネルリンパ節生検[2]は，近年有用性が検討されている．

G．超音波ガイド下生検（ultrasound guided-biopsy）

超音波装置を使用して組織採取部位の位置を確実にする方法である．

H．CT ガイド下生検（CT guided-biopsy）

形成外科単独では行いにくいが身体の深部にある組織を針組織生検する場合に行われる．CT を短時間で行いながら針を進める．

I．その他

内視鏡下生検や MRI ガイド下生検などがある．

病理組織診断実施の留意点

病変が小さい場合は全摘出生検を行う．病変がやや大きく，悪性の場合に拡大切除することを考慮した上で，組織欠損を皮弁や植皮で再建することが予想される場合には，部分生検を行うことを考慮する．病変が大きいが，良性か悪性かがわからない時も部分生検が考慮される（図 4）．

1．皮膚腫瘍病変

腫瘍性疾患では発疹学を基本とした視診，触診を行い，臨床診断後，生検を考慮する．

2．軟部組織腫瘍

臨床診断で悪性を否定できない時に MRI や CT などの画像診断を加える．腫瘍内部が不均一の場合は 2 か所以上の生検も考慮する．

3．その他

血液系腫瘍である悪性リンパ腫や白血病特異疹の場合には，末梢血液検査，骨髄生検に加え，皮膚病変の生検も考慮される．

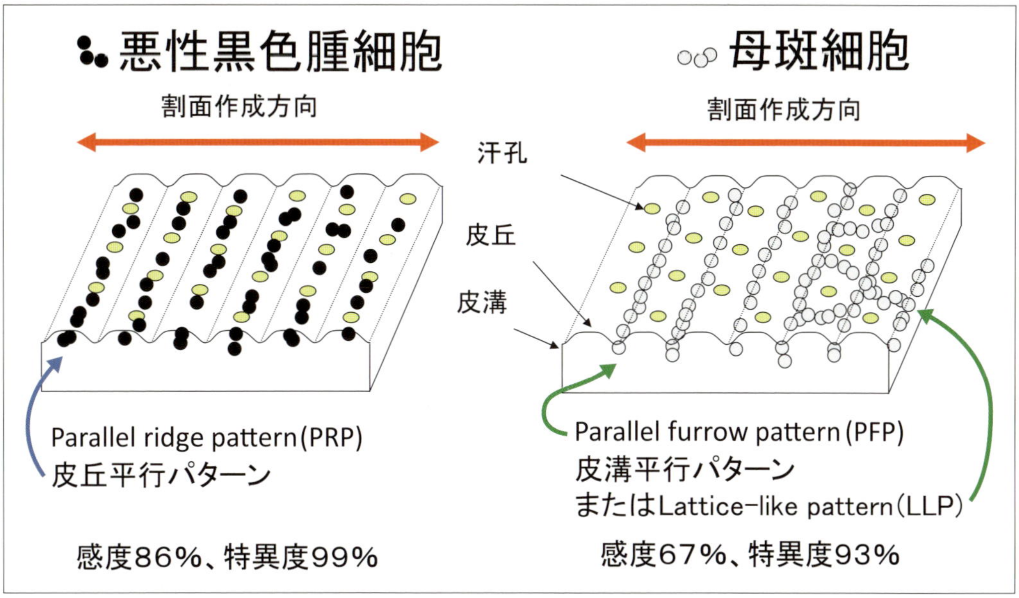

図 5. 足底，手掌皮膚表面における黒色病変の標本提出
生検の標本は割面が皮溝と直角になるよう病理組織依頼書を書く．

4．炎症性疾患

臨床診断によって診断がつきにくい場合は，炎症の評価を行うため皮膚生検を考慮するが，細菌感染を伴う場合は組織培養も同時に行う．

生検標本の取り扱い方法

ヘマトキシリンエオジン染色法による病理組織学的検査以外には，標本の一部を用いて特殊染色，微生物の培養検査(一般細菌，真菌，結核)，遺伝子検査，フローサイトメトリーなどが行われる．

表在性メラノーマの生検と標本作製

ダーモスコープでは様々な形態学的パターンが報告されている．手掌や足底で，例外もあるが良性の母斑では，多くの母斑細胞は掌蹠の皮溝に沿って平行に色素がみられ皮溝平行パターン(parallel furrow pattern)と言われる．一方，末端黒子型黒色腫では，メラノーマ細胞は掌蹠の皮丘に多いとされる皮丘平行パターン(parallel ridge pattern あるいは parallel diffuse pattern)[3]が有名である(図 5)．メラノーマの生検に関しては欧米において，部分生検は予後に影響しないとされている[4]．

皮膚悪性腫瘍診療ガイドラインでは，頭頸部原発以外のメラノーマにおいて部分生検を行ってもよいとされる[5]．しかしながら，部分生検は転移を誘発するという概念もあるため，可及的に全切除生検を行い，腫瘍細胞の厚みを観察することが重要である[6]．また生検組織が皮丘と皮溝が観察できるように切片の方向を指示し標本作製依頼伝票を提出するとよい．

迅速病理組織生検での注意点

提出された検体は凍結のまま薄切され，主にヘマトキシリンエオジン染色が行われ検鏡される．全診療科の標本での凍結切片による誤診率は2%[7]～2.9%[8]との報告もあるが，軟部組織腫瘍の迅速病理検査では精度は落ち，正確な病理診断は88%であるが，グレード判定で62%，組織サブタイプ判定では47%が正しいに過ぎないとされる[1](表 1)．質的診断として迅速病理診断を求めるのはできるだけ避けたい．またリンパ節は迅速病理診断に適していないという報告[8]もある．

切除断端の評価のための生検

乳房外 Paget's 病や顔面の基底細胞癌などで，病変の断端を知るために迅速病理診断を提出することはある．ただし，乳房外 Paget's 病は，本格的

表 1. 固形腫瘍病理組織診断の違い

	永久標本	術中迅速診断
特徴	最終的な病理組織診断が得られる	手術中に病理組織の報告が得られるが，途中報告と考えた方がよい.
標本作製までの時間	20 時間～7 日程度	約 10～20 分
標本観察，報告までの時間	検討に十分な時間あり	短時間で報告する必要あり
質的診断精度	免疫組織染色などを加えるため非常に高い	高いがやや劣る
主な固定法	10～20%ホルマリン固定，パラフィン包埋	急速凍結，切片作製後ホルマリン固定
検体数および組織量	大きな標本でも処理できる	小さい検体を数個以内と制限あり
検体からの感染危険性	少ない	やや危険
細胞の変化	やや萎縮するが組織の構築は原型を保つ	瞬間凍結が不完全だと水分子が膨張し細胞膜が崩れる
染色法	ヘマトキシリン染色のほか，必要に応じて多彩に可能	原則ヘマトキシリンエオジン染色のみ
免疫組織染色	多くの場合で可能	時間の制限のため実施しない
有用な利用法	質的な病理組織診断を得る時	腫瘍の辺縁などで質的診断がわかっている腫瘍の辺縁における存在を確認する場合に特に有用
あまり勧められない方法	RNA 検査などを使いたい時は，ホルマリン固定法では変性する.	手術中に，詳細な病理組織診断を求めるのは難しい時がある．良悪性判断も難しい時あり

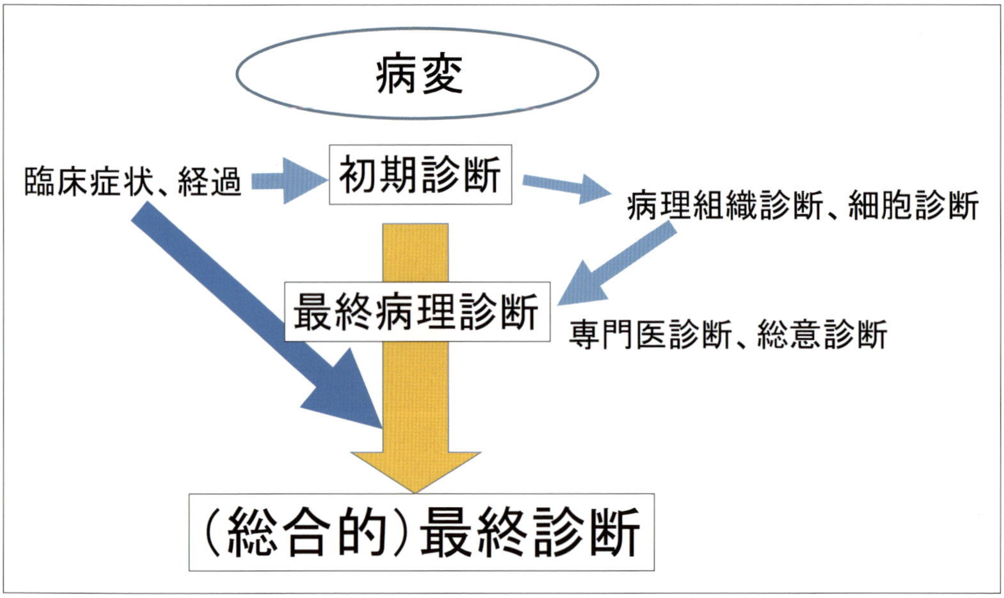

図 6. 診断への考え方
必ず臨床経過を踏まえて最終診断とする.

摘出前の別の日にマッピング生検を施行することも考慮する．無色素性基底細胞癌では必要に応じて術中迅速病理診断で断端を評価する.

病理学と診断について

多くの場合，病理組織学的診断は最終診断と一致することが多い．しかし稀に一致しないこともある．どんなに訓練された病理医でも診断できない症例は時としてある[9]．したがって病理組織診断のみを常に最終診断とするべきではない.

生検の結果，ごく稀ではあるが，病理組織学的に形態が良性腫瘍と判断されても，浸潤や転移を起こして死亡する臨床例がある[10]．特に判定が難しい腫瘍の場合は，同じプレパラートを観察しても，病理を見る医師によって判断が分かれる場合もある．通常，病理組織診断は1人(ないし数名)の専門医診断(expert diagnosis)であるが，判断が難しい病理組織の判定には多数決による総意診断(consensus diagnosis)が有用である．こうした症例は，病理組織診断を参考にしつつも，臨床経過を重視し，患者と直接向き合う皮膚腫瘍外科医の判断で最終的な総合診断(最終診断)を下すことが望まれる(図6)．

おわりに

満足な治療を行うためには，できるだけ正確な診断が重要であり，正しい手順と認識が必要である．同じ生検を行うにあたっても，結果が異なることがあることに注意が必要である．

文　献

1) Heslin, M. J., Lewis, J. J., Woodruff, J. M., Brennan, M. F.：Core needle biopsy for diagnosis of extremity soft tissue sarcoma. Ann Surg Oncol. **4**：425-431, 1997.
2) 山﨑直也，山本明史：Sentinel node navigation surgeryの現況と展望　皮膚悪性黒色腫における臨床的意義．日外科系連会誌．**27**：153-159，2002.
3) 斎田俊明：メラノーマの診断，治療の最新情報．日皮会誌．**110**：1267-1275，2000.
4) Lees, V. C., Briggs, J. C.：Effect of initial biopsy procedure on prognosis in Stage 1 invasive cutaneous malignant melanoma：review of 1086 patients. Br J Surg. **78**：1108-1110, 1991.
5) 斎田俊明ほか：悪性黒色腫(メラノーマ)，皮膚悪性腫瘍学会取り扱い規約第2版．日本皮膚悪性腫瘍学会編．26-39，金原出版，2010.
6) 山本明史：悪性黒色腫と色素性腫瘍　悪性黒色腫．日皮会誌．**118**：1063-1072，2008.
Summary　悪性黒色腫について診断，治療が全般的に記載されている．
7) Barnett, R. N., Richman, L. W.：Accuracy of rapid frozen section diagnosis in a community hospital. A review of 10 years experience at the Norwalk Hospital. Conn Med. **47**：463-465, 1983.
8) 寺山清美，向井万起男：術中迅速病理診断の精度管理に関する検討．病理と臨床．**19**：15-20，2001.
Summary　術中迅速組織診断の2,712例を対象として，各症例の迅速病理診断と永久標本診断の相違を比較し，誤診例を呈示している．
9) 廣田映五：大学病院病理部の現状と将来，現代病理学大系1 病理学序説．飯島宗一ほか編．299-305，中山書店，1995.
10) Rubin, R., Strayer, D. S.：Rubin's pathology：Clinicopathologic foundation of medicine 4th ed. Lippincott Williams & Wilkins, 2005. ルービン病理学―臨床医学への基盤―．鈴木利光ほか監訳．p148-159，西村書店，2007.
Summary　悪性腫瘍と良性腫瘍の違いについて詳細に述べている．

PEPARS No.100：116-124，2015

◆特集／皮膚外科のための皮膚軟部腫瘍診断の基礎

PEPARS

Ⅲ．外科的治療

皮膚軟部悪性腫瘍の切除範囲

大芦孝平[*1]　堤田　新[*2]

Key Words：悪性黒色腫（melanoma），有棘細胞癌（squamous cell carcinoma），基底細胞癌（basal cell carcinoma），乳房外パジェット病（extramammary Paget's disease），メルケル細胞癌（Merkel cell carcinoma），血管肉腫（angiosarcoma），隆起性皮膚線維肉腫（dermatofibrosarcoma protuberance）

ポイント

1）腫瘍の組織型ごとに切除範囲が異なる．
2）治療方針の決定には正確な診断が必要．
3）ガイドラインで推奨されている切除範囲をもとに，症例ごとに根治性と整容的機能的犠牲を検討．
4）切除断端の判定には術中迅速診断，2期的再建を活用．
5）再建法は腫瘍の根治性を損なわないのが原則．

Ⅰ．概　論

皮膚悪性腫瘍において原発巣の外科的切除は，腫瘍を体から直接除去することが可能であるという大きな利点を有している．体表面に生じるためaccessが容易であること，術中所見と術後の病理所見の対比によって腫瘍の広がりや性質を詳細に評価できることから，現在では外科的切除は皮膚悪性腫瘍の治療において主軸となっている．一方で外科的治療は局所治療のひとつであり，基本的には転移の抑制につながらない．また手術侵襲による局所の整容的・機能的障害は程度の差はあるものの必発であり，それらの結果は術者の技量に大きく左右される．

良性腫瘍の手術とは異なる点として，悪性腫瘍の手術の際には腫瘍細胞を播種させないようにする配慮が必要である．具体的には①局所麻酔はできるだけ切除範囲の外側に注射する，②（潰瘍を伴う場合には特に）術中に腫瘍に触れないようにする，③切除が終わって再建を始める前に手袋や手術器具を交換する，といったことである．良性腫瘍と悪性腫瘍では手術時の準備や心構えが異なってくることから，確実な診断に基づいて十分に治療方針を検討してから手術に臨むことが極めて重要である．部分生検のみでは診断が難しい場合には全切除生検をして病理所見をしっかり吟味し，診断を確認してから2期的に拡大切除，再建術を行うことも時に必要となる．良悪の診断がつかないまま，取りあえず切除・再建をしてみるという治療方針は厳に慎まなければならない．

腫瘍ごとの切除範囲について以下に述べるが，日本の皮膚悪性腫瘍ガイドラインは本稿執筆の時点で改訂作業中であり，現在公表されている第1版は少し内容が古い部分があるので，既に2015年版が公表されているNational Comprehensive Cancer Network（NCCN）のガイドラインに記載されている内容が中心になっていることをご了承頂きたい．ただし本邦では切除範囲を腫瘍の組織型によって決定する流れがあるため，Mohs手術で切除範囲を決定している欧米のガイドラインや

[*1] Kohei OASHI，〒104-0045　東京都中央区築地5-1-1　国立がん研究センター中央病院皮膚腫瘍科
[*2] Arata TSUTSUMIDA，同，医長

表 1．NCCN ガイドラインで推奨されている melanoma の切除マージン

Melanoma 原発巣拡大切除における切除マージンの指針	
Tumor thickness	**Recommended Clinical Margins**[2]
In situ[1]	0.5～1.0 cm
≦1.0 mm	1.0 cm (category 1)
1.01～2.0 mm	1～2 cm (category 1)
2.01～4.0 mm	2.0 cm (category 1)
＞4.0 mm	2.0 cm (category 1)
	＊マージンは部位や機能を勘案して症例ごとに調整しても良い

[1] 病変の大きな melanoma in situ や lentigo maligna では，病理組織学的に断端陰性を得るためには，＞0.5 cm の surgical margin が必要なことがあり，2 期的な切除など，より完全に組織学的な断端を判定できる検索法を考慮すべきである．適切な切除を行ったにも関わらず断端が陽性の場合には，イミキモド外用（melanoma in situ の場合）や放射線照射を考慮する．(category 2B)

[2] 推奨される切除マージンは，臨床的境界に基づいて手術時に計測されたものであり，病理医が肉眼的，組織的に計測したマージンに基づいたものではない．(category 1)

注：カテゴリーについて

Category 1　：高レベルのエビデンスに基づいており，その介入が適切であるという NCCN の統一したコンセンサスが存在する．

Category 2A：比較的低レベルのエビデンスに基づいており，その介入が適切であるという NCCN の統一したコンセンサスが存在する．

Category 2B：比較的低レベルのエビデンスに基づいており，その介入が適切であるという NCCN のコンセンサスが存在する．

Category 3　：いずれかのレベルのエビデンスに基づいてはいるが，その介入が適切であるか NCCN 内で大きな意見の不一致がある．

※特に指定のない限り，推奨カテゴリーは 2A である．

(NCCN Clinical Practice Guidelines in Oncology Melanoma Version 1. 2015 より引用．(注釈は日本語訳，一部加筆))

報告を日本人に適用する際には多少の注意が必要である．

Ⅱ．各　論

1．悪性黒色腫

悪性黒色腫はリンパ行性転移，血行性転移をきたしやすいが，局所浸潤能はそれほど高くない．現在の病期分類では局所のリンパ行性播種である satellite lesion や in-transit 転移を生じた時点で N2c もしくは N3 であり，stage ⅢB 以上となる．原発巣の切除範囲を拡大して satellite lesion や in-transit 転移を切除することが予後の改善に結びつくかは不透明である．

NCCN melanoma ガイドライン（ver. 1 2015）で推奨されている切除マージンを表 1 に示す．病変の大きな melanoma in situ や lentigo maligna では，病理組織学的に断端陰性を得るためには，0.5 cm より大きな surgical margin が必要なことがある点に注意が必要である．またこのガイドライン中には 2 mm より厚い病変であっても，解剖学的に 2 cm のマージンを取ることが難しい場合には，1～2 cm マージンでの切除も許容範囲であると記載されている．リンパ行性播種や血行性の局所皮膚転移とは異なり，切除マージンが不十分であったために残存した原発巣から生じる狭義の局所再発は，外科的切除で比較的良好な予後を得ることが可能であるので[1)～4)]，切除断端に不安がある場合には，術後にしっかりとした経過観察を行い，再発を速やかに発見して追加切除を行うことが重要である．

深部の切除範囲については明確なエビデンスは存在せず，ガイドラインでも言及されていない．部位ごとに皮膚の厚みや皮下組織の構造が異なっていること，術者ごとに技量や考え方にばらつきがあることから画一的に深部の切除範囲を決定することは困難であると考えられる[5)]．実際の臨床

表 2. NCCN ガイドラインの SCC リスク分類

	低リスク	高リスク
病歴と身体所見		
部位と大きさ[1]	L 領域<20 mm M 領域<10 mm H 領域<6 mm[4]	L 領域≧20 mm M 領域≧10 mm H 領域≧6 mm[4]
境界	明瞭	不明瞭
初発 vs 再発	初発	再発
免疫抑制	－	＋
照射歴，慢性炎症	－	＋
急速な増大	－	＋
神経症状	－	＋
病　理		
分化度	高分化，中分化	低分化
Adenoid (棘融解型)，adenosquamous (ムチン産生性)，desmoplastic type	－	＋
深達度[2,3]：thickness または Clark level	<2 mm または Ⅰ，Ⅱ，Ⅲ	≧2 mm またはⅣ，Ⅴ
神経周囲浸潤 または 脈管浸潤	－	＋

[1] 腫瘍辺縁の紅斑も含める.
[2] 部分生検で評価が難しい場合には，全切除生検を考慮する.
[3] 修正 Breslow 法で計測する．不全角化，鱗屑/痂皮は含めず，潰瘍がある場合には潰瘍底から計測する.
[4] 状況によっては大きさに関わらず，部位のみで高リスクと判断することがある.

H 領域＝顔面の"マスク領域"(顔面中心部，眼瞼，眉毛部，眼窩周囲，鼻，口唇[赤唇，白唇]，頤，下顎，耳前部，耳介部，耳後部，側頭部)，性器，手，足
M 領域＝頬部，前額部，頭皮，頚部，脛骨前面部
L 領域＝体幹，四肢(脛骨前面部，手，足，爪部，足関節を除く)

(NCCN Clinical Practice Guidelines in Oncology Squamous Cell Skin Cancer Version 1. 2015 より引用．(日本語訳，一部加筆))

では，機能的・整容的に許容される範囲で腫瘍細胞が存在する部位から一層深い層まで切除することが多いように思われる.

2．有棘細胞癌 (squamous cell carcinoma；SCC)

有棘細胞癌は顔面，口唇，耳介，指背，手背など高齢者の露光部に多くみられる．顔面の中でも特に耳前部，頬部，下口唇が好発部位であり，治療の際には機能的・整容的な配慮が必要である[6)7)]．欧米では有棘細胞癌の切除の際に Mohs 手術が広く用いられている．Mohs 手術は通常の切除と比較して再発率が低いと報告されているが[8)]，時間と人手を要するという欠点があり，我が国では広く普及するには至っていない．本邦では切除範囲を腫瘍の組織型によって決定する流れがあるため，Mohs 手術で切除範囲を決定している欧米のガイドラインや報告を日本人に適用する際には注意が必要である.

A．皮膚悪性腫瘍ガイドライン第 1 版

Mohs 手術のデータに基づいた切除マージンの検討では，ほとんどの有棘細胞癌は臨床的境界から 4 mm マージンで完全切除可能だが，腫瘍径 2 cm 以上，Broder 分類 2 以上，高リスク部位，皮下浸潤例については最低 6 mm のマージンが必要とされた[9)]．日本の皮膚悪性腫瘍ガイドライン第 1 版ではこのデータをもとに，NCCN のガイドラインにならって腫瘍を低リスク群と高リスク群に分類し(表 2)，低リスク群では 4〜6 mm，高リスク群では 6〜10 mm の切除マージンが推奨されている.

B．NCCN SCC ガイドライン(ver. 1 2015)

2014 年版までは Basal Cell and Squamous Cell

Skin Cancers として1つのガイドラインにまとめられていたが，2015年版からはBCCとSCCで独立したガイドラインとなっている．NCCN SCC ガイドライン(ver.1 2015)では低リスク群(表2)に外科的切除を行う場合には4〜6 mmの切除マージンを推奨している．また米国では日本と比較して有棘細胞癌の発生が非常に多いこと，露光部に多発する症例が多いこと，費用と効率を重視する国民性を背景として，低リスク群で被髪部位以外の場合，皮下脂肪に達していなければ掻爬術＋電気乾燥法(curettage and electrodesiccation；C & E)も推奨されている．ただしC & Eでは病理組織で断端を確認できないため安易に行うべきではなく，慎重に適応を見極める必要がある．また低リスク群で手術適応がない場合には放射線治療が推奨されている．

高リスク群(表2)に外科的切除を行う場合には Mohs手術を推奨しているが，病理組織学的に(迅速，永久は問わない)詳細な水平・垂直断端の検討を行うことでMohs手術の代替となり得ると記載されている(complete circumferential peripheral and deep margin assessment with frozen or permanent section；CCPDMA)．何らかの理由によりそれらの手技が適応できない場合には，低リスク群よりも大きなマージンで切除すべきと記載されているが具体的な数値は示されておらず，そういった場合には再発率の上昇を招く危険性が高いとされている．高リスク群で手術適応がない場合には，放射線治療，放射線化学療法が推奨されている．

同ガイドライン中では，マージンの計測の際には腫瘍周囲の紅斑も腫瘍とみなすことを前提としていること，低リスク，高リスクを問わず局所皮弁による再建は病理組織学的に断端陰性を確認してから行うことが望ましい旨が述べられていることにも注意が必要である．他にも頭頚部の腫瘍では耳下腺筋膜への浸潤があった場合には耳下腺浅葉切除が推奨されていること，神経浸潤に関しては直径0.1 mm以下の無名な神経への浸潤はリスクファクターとはみなさないことも注目すべき点である．

C．深部マージン

深部マージンについて明確なエビデンスやガイドラインがない点は悪性黒色腫と同様である．有棘細胞癌は悪性黒色腫と比較して局所への浸潤能が高い傾向があり，深部断端からの局所再発は再切除が極めて困難なことが多いため，深部の正常組織を十分に含めて切除することが望ましい．深部断端が陽性でもそれ以上の切除が困難な場合には放射線治療，放射線化学療法を追加する．

D．遊離縁，神経浸潤

顔面・頭部における有棘細胞癌の好発部位である下口唇と耳介は遊離縁であり，皮下組織への浸潤をきたしやすいことから，全層切除を必要とすることが多い[7]．また有棘細胞癌では時に神経浸潤がみられることがあり，その場合には神経支配領域まで切除範囲を拡大することや，術後に神経支配領域まで放射線治療を行うという考え方もある[10]．

3．基底細胞癌（basal cell carcinoma；BCC）

日本人のBCCは高齢者の頭頚部に見られ，色素性のものが90%近くを占める．欧米では逆に無色素性のものが9割以上を占め，発症時の年齢は日本人より若く，体幹部の発生が比較的多い点で臨床像が異なる[11]．治療についても我が国ではあまり普及していないMohs手術が用いられている点で異なっており，欧米のガイドラインや報告を日本人に適用する際には注意が必要である．

基底細胞癌は生命予後が比較的良好で顔面の正中寄りに好発するという特徴から，腫瘍の根治性とともに機能面，整容面への配慮が重要となる．低リスクの症例(表3)では一期的に切除，再建を行っても治癒が得られることが多いが，高リスク症例(表3)や解剖学的な部位の問題で十分な切除マージンが確保できないなど，切除断端に不安がある場合は，術中迅速診断や2期的な再建が望ましい．

表 3. NCCN ガイドラインの BCC リスク分類

	低リスク	高リスク
病歴と身体所見		
部位と大きさ[1]	L 領域＜20 mm M 領域＜10 mm H 領域＜6 mm[4]	L 領域≧20 mm M 領域≧10 mm H 領域≧6 mm[4]
境界	明瞭	不明瞭
初発 vs 再発	初発	再発
免疫抑制	－	＋
照射歴	－	＋
病　理		
組織型	結節型[2]，表在型	Aggressive growth pattern[3]
神経周囲浸潤	－	＋

H 領域＝顔面の“マスク領域”(顔面中心部，眼瞼，眉毛部，眼窩周囲，鼻，口唇[赤唇，白唇]，頤，下顎，耳前部，耳介部，耳後部，側頭部)，性器，手，足
M 領域＝頬部，前額部，頭皮，頚部，脛骨前面部
L 領域＝体幹，四肢(脛骨前面部，手，足，爪部，足関節を除く)

[1] 状況によっては大きさに関わらず，部位のみで高リスクと判断することがある．
[2] 低リスクの組織型には結節型(nodular)，表在型(superficial)以外にも，角化型(keratotic)，infundibulocystic，ピンカス型(線維上皮腫型，fibroepithelioma of Pinkus)など aggressive growth pattern を呈さないものも含まれる．
[3] 斑状強皮症型(morpheaform)，basosquamous，硬化型(sclerosing)，混合浸潤型(mixed infiltrative)，微小結節型(micronodular)の特徴が腫瘍の一部分にでも認められるもの．

(NCCN Clinical Practice Guidelines in Oncology Basal Cell Skin Cancer Version 1. 2015 より引用(日本語訳，一部加筆))

A．皮膚悪性腫瘍ガイドライン第 1 版

皮膚悪性腫瘍診療ガイドライン第 1 版では基底細胞癌の切除マージンについては明記されていなかったが，現在改訂作業中の第 2 版では低リスクで 4 mm マージン，高リスクで 5～10 mm マージンが推奨される方向となっているようである[11]．

B．NCCN BCC ガイドライン(ver. 1 2015)

前述のように日本人に適用するには注意が必要であるが，NCCN の BCC ガイドライン(ver. 1 2015)では低リスク群では 4 mm の切除マージンを推奨している．高リスク分類の基準(表 3)は SCC の分類と多少の違いがあるものの，高リスク群に対する局所治療の方針については SCC と同様の記載がなされている．すなわち具体的なマージンは記載されておらず，Mohs 手術もしくは CCPDMA が推奨されている．

C．下眼瞼

基底細胞癌の好発部位である下眼瞼は遊離縁であり，瞼縁に腫瘍がある場合は前葉(皮膚)だけでなく後葉(瞼板，結膜)の切除も必要となり，全層の欠損となる．また内眼角寄りに腫瘍がある場合には涙器(涙小管，涙嚢，鼻涙管)の摘出を要する場合がある．切除後にどのような欠損になるか術前のシミュレーションでしっかりと予測し，切除，再建の綿密なプランを立てておくことが望ましい．

D．鼻　部

上述の下眼瞼は遊離縁であるので，たとえ腫瘍が筋層まで浸潤していても粘膜面まで全層で切除されることが多いため，深部断端が問題となることは比較的少ない．一方でもう一つの好発部位である鼻部に関しては，切除深度について注意が必要である．特に鼻翼から鼻翼基部にかけて発生した腫瘍は筋層への浸潤例が多くみられる上に，この部位では筋層が極めて薄く深部方向のマージンが不十分となりやすい．大鼻翼軟骨も鼻翼全体を覆ってはいないので，鼻翼部の基底細胞癌を切除

する際には，鼻粘膜下での切除が望ましく，時に鼻翼の全層切除が必要になることもある．大鼻翼軟骨を残す場合には再建前に病理組織で深部断端を十分に確認することが望ましい[12)13)]．

4．乳房外パジェット病

乳房外パジェット病は高齢者の陰部に多く見られ，我が国では女性よりも男性に若干多い傾向がある．陰部の皮膚には生理的に色素沈着がみられること，病変部が湿疹化，感染，湿潤化により二次的修飾を受けやすいこと，多中心性に病変が存在する場合があることから肉眼的境界がわかりづらく，局所再発が多いとされてきた．そのため以前は肉眼的境界から3～5 cmマージンなどかなり大きめに切除されることが多かったが，近年になり切除範囲は縮小傾向である．

乳房外パジェット病の切除範囲に関しては質の高いエビデンスは存在していないのが現状であるが，複数の症例報告や後ろ向き研究によって，皮膚悪性腫瘍ガイドライン第1版では肉眼的に境界明瞭な病変では1 cm，境界不明瞭な部分では3 cm程度のマージンが推奨されている．実際には境界が明瞭な部分では1 cmマージンで，陰嚢など境界が不明瞭な部分では1 cmよりも大きめのマージンで切除するのを基本とし，境界が不明瞭な部分や粘膜では適宜mapping biopsyや術中迅速診断を併用して，腫瘍の取り残しがないように切除するのが現実的であろう．尿道粘膜や直腸肛門粘膜側では機能温存とのバランスから，十分なマージンが確保できなくても断端陰性が確認できれば許容して良いと考えられる．切除前に適切な保清や外用，内服などで炎症，細菌感染や真菌感染を鎮静化させて二次的修飾を取り除き，腫瘍の境界を明瞭にしておくことも重要である．

深部の切除範囲に関しては，表皮内病変のみの場合には皮膚付属器を取り残さないレベルでの切除が必要なので，浅筋膜上(腹壁ではCamper筋膜，陰茎では浅陰茎筋膜，陰嚢では陰嚢肉様膜)で切除すると剝離が容易である．病変内に結節や浸潤，潰瘍が存在する症例では真皮内浸潤が疑われるので[14)15)]，そういった場合には上皮内病変のみの場合よりも一層深い層まで切除する．具体的には深筋膜上(腹壁ではScarpa筋膜，陰茎では深陰茎(Buck)筋膜，陰嚢では外精筋膜，会陰では会陰浅(Colles)筋膜)で切除することが望ましい[16)]．

5．Merkel細胞癌

Merkel細胞癌は稀な腫瘍で，高齢者の頭頚部，次いで四肢に好発する．臨床像は紅色から暗紅色，時に常色の硬い結節で，特徴的な臨床所見はないため見逃しやすく，注意が必要である．Merkel細胞癌は急速に増大して，高率にリンパ節転移，遠隔転移を起こすだけでなく，局所破壊性も強い．死亡率は悪性黒色腫以上で，極めて予後不良な疾患である．Merkel細胞癌の病期分類(AJCC 7th ed., 2010)をみると，多少の違いはあるものの，SCCのT分類とmelanomaのN分類，M分類を合わせたような内容になっており，SCCの局所浸潤能とmelanomaの転移能を併せ持ったような性質がうかがえる．

NCCN Merkel cell carcinomaガイドライン(ver. 1 2015)では，Merkel細胞癌は局所再発が多いため，可能であれば初回切除時に腫瘍を残さず取り切ることが望ましい旨が記載されている．切除による犠牲が許容範囲内であれば1～2 cmマージンで固有筋膜(頭皮では骨膜)を含める深さで切除することが推奨されており，十分なマージンが確保できない場合にはMohs手術やCCPDMAで断端を病理組織学的に吟味した方が良い．Merkel細胞癌は放射線感受性があることから，基本的に切除後には術後補助照射が推奨されている(表4)が，腫瘍の大きさが1 cm未満で，十分なマージンで切除されており，リンパ管侵襲や免疫不全状態のようなリスク因子がなければ経過観察も可能である．

Merkel細胞癌では，臨床的にリンパ節転移が明らかではない症例に対してセンチネルリンパ節生検が勧められている．Merkel細胞癌の病期分類(AJCC 7th ed., 2010)ではstagingの際に所属リンパ節へのmicrometastasisとmacrometasta-

表 4. NCCN ガイドラインにおける Merkel 細胞癌に対する放射線治療の指針

推奨される線量

• 原発	
—切除断端陰性	50〜56 Gy
—顕微鏡的切除断端陽性	56〜60 Gy
—肉眼的切除断端陽性	60〜66 Gy
• 所属リンパ節	
—SLNB，リンパ節郭清なし	
・臨床的転移(−)だが，潜在的転移のリスクあり	46〜50 Gy
・臨床的にリンパ節腫脹あり	60〜66 Gy[1,2]
—SLNB あり，リンパ節郭清なし	
・SLN 転移陰性：腋窩，鼠径	照射の適応なし[3]
・SLN 転移陰性：頭頚部，偽陰性のリスクあり	46〜50 Gy[3]
・顕微鏡的転移陽性：腋窩，鼠径	50 Gy[4]
・顕微鏡的転移陽性：頭頚部	50〜56 Gy[4]
—リンパ節郭清後	
・リンパ節郭清：腋窩，鼠径	50〜54 Gy[5]
・リンパ節郭清：頭頚部	50〜60 Gy

• 補助照射は術後速やかに開始することが望ましい．開始の遅れは予後の悪化につながる．

• 照射は通常 1 日 2 Gy で行われる．皮膚への照射の際にはボーラスを使用する．可能であれば原発巣から 5 cm のマージンで照射を行う．電子線の場合には側方，深部マージンに十分な線量を照射できるように線量と isodose line を設定する．

• 体幹・四肢：広範囲切除を行い，センチネルリンパ節転移が陰性であれば，多くの場合原発巣のみに放射線照射を行う．センチネルリンパ節転移の有無によって，所属リンパ節領域への放射線照射の必要性を決定する．センチネルリンパ節転移が陰性であれば，所属リンパ節は経過観察でよい．センチネルリンパ節生検を行わなかった場合やセンチネルリンパ節生検がうまくいかなかった場合には，所属リンパ節への放射線照射を考慮する．原発巣から所属リンパ節の間のリンパ管に対する放射線照射は，距離が短い場合を除いては適応とならないことが多い．

• 頭頚部：異所性のセンチネルリンパ節が存在したり，複数のセンチネルリンパ節が存在することが多いため，センチネルリンパ節の偽陰性のリスクが高い．原発巣と所属リンパ節の照射範囲が重なることが多い．臨床的にリンパ節転移のない頭頚部 Merkel 細胞癌に対する治療の選択肢には以下のものが考えられる．

—センチネルリンパ節生検と原発巣の広範囲切除を行う．センチネルリンパ節転移が陰性の場合には経過観察，もしくは原発巣±所属リンパ節および原発巣から所属リンパ節の間のリンパ管に対する放射線照射を行う．

—センチネルリンパ節生検は行わずに，原発巣の広範囲切除を行い，原発巣，所属リンパ節および原発巣から所属リンパ節の間のリンパ管に対する放射線照射を行う．

• 緩和的照射：緩和的照射の場合には 30 Gy/10 回のような短期間の照射が行われる．

[1] 腋窩もしくは鼠径で臨床的にリンパ節腫脹がある場合には，初期治療でリンパ節郭清が推奨される．適応があれば術後照射を追加する．

[2] 照射野縮小法

[3] センチネルリンパ節転移が偽陰性であるリスクが高いと考えられる場合，すなわちセンチネルリンパ節生検前に広範囲切除が行われている，術者が不慣れである，免疫染色の染色性が不十分である場合には所属リンパ節領域への放射線照射を考慮する．

[4] 顕微鏡的転移陽性とは，臨床的に触知が不能であり，画像上転移を疑う所見がない場合に，リンパ節 1 個のみに被膜外浸潤を伴わない小さな転移巣を有する場合を言う．

[5] 複数のリンパ節に転移がある場合，被膜外浸潤がある場合には，所属リンパ節郭清後の術後補助照射の適応となる．

(NCCN Clinical Practice Guidelines in Oncology Merkel Cell Skin Cancer Version 1. 2015 より引用(日本語訳，一部加筆))

sis を区別しており，正確な staging のためにはセンチネルリンパ節生検が必須となっている．センチネルリンパ節生検をすることで生存期間にどう影響するかは明らかとはなっていないが，センチネルリンパ節転移陽性例では，陰性例と比較して再発が多くみられる[17]．センチネルリンパ節転移陽性例に対しては，リンパ節郭清術と共に所属リンパ節領域への放射線照射も推奨されている(表 4)．センチネルリンパ節転移陰性例に対しても，偽陰性であるリスクが高いと考えられる場合，すなわちセンチネルリンパ節生検前に広範囲切除が行われている，術者が不慣れである場合，免疫染色の染色性が不十分である場合には所属リンパ節領域への放射線照射を考慮する．また重度の免疫不全患者の場合も，センチネルリンパ節転移陰性であっても所属リンパ節領域への放射線照射を考慮する．

6．血管肉腫

皮膚血管肉腫が局所に限局している場合は，軟部肉腫の治療に準じて根治的切除と術後補助放射線治療が治療の基本であるという考え方がある[18]．局所に限局した頭頸部皮膚原発の血管肉腫では，局所治療として手術もしくは放射線照射治療単独よりも，手術＋放射線治療の併用によって5年生存割合，局所制御割合ともに有意に優れていたことが報告されている[19]．

一方で皮膚血管肉腫は多中心性に発生すること，臨床所見による腫瘍境界の判定が難しいこと，原発巣が顔面を含んで広範囲に及んでいる症例が一定数存在することから，完全切除が困難な場合が多い．手術症例では病理組織学的に断端陽性であることが予後不良因子であるという報告が複数あり[20)〜22]，断端陰性を得るためには広い切除マージンが必要とされる[23]．実際には全周性に大きなマージンで切除可能な症例は限られており，全ての症例で病理組織学的に断端陰性を得ることは容易ではない．

適切な局所治療を行っても半数近くの症例が遠隔転移を生じて死亡するという報告[24]や，5年以内の局所再発が84％にみられるという報告[25]がある．適切な局所治療を行っても遠隔転移を生じて死亡する症例が多いことから，外科的治療そのものに懐疑的な考えも存在する[22]．

7．隆起性皮膚線維肉腫(dermatofibrosarcoma protuberance；DFSP)

DFSPは30〜40歳代の男性の体幹や四肢に好発し，痛みを伴わない皮下腫瘤として発生する．WHO分類では中間悪性型に分類される軟部肉腫であるが，真皮から皮下組織にかけて発生すること，転移は稀であり通常は局所の広範囲切除のみで治療が完結し軟部肉腫の化学療法や放射線治療に関する専門的知識を要しないことなどから，皮膚悪性腫瘍と同様に形成外科や皮膚科で治療する機会が多い．ただし病理組織でfibrosarcomatous transformationなどの高リスクを示す特徴があった際には，軟部肉腫に準じた治療が必要となるので注意が必要である．

NCCN Dermatofibrosarcoma protuberance ガイドライン(ver. 1 2015)では，DFSPは臨床的境界よりも不規則に広範囲に亘って進展していることが多いので，初期治療で腫瘍を完全に切除することが重要であると述べられている．切除の際にはMohs手術やCCPDMAで断端を確認することが推奨されているほか，切除による犠牲が許容範囲内であれば2〜4 cmマージンで固有筋膜(頭皮では骨膜)を含める深さで切除することも推奨されている．切除断端が陽性であった場合には，断端陰性が得られるまで切除を追加する．追加切除不能の場合には切除断端から3〜5 cmのマージンを確保して50〜60 Gyの術後放射線照射を行う．

参考文献

1) Wolf, I. H., Richtig, E., Kopera, D., Kerl, H.：Locoregional cutaneous metastases of malignant melanoma and their management. Dermatol Surg. **30**：244-247, 2004.
2) Heenan, P. J., Ghaznawie, M.：The pathogenesis of local recurrence of melanoma at the primary excision site. Br J Plast Surg. **52**：209-213, 1999.
3) Hayes, A. J., Clark, M. A., Harries, M., Thomas, J. M.：Management of in-transit metastases from cutaneous malignant melanoma. Br J Surg. **91**：673-682, 2004.
4) Brown, C. D., Zitelli, J. A.：The prognosis and treatment of true local cutaneous recurrent malignant melanoma. Dermatol Surg. **21**：285-290, 1995.
5) DeFazio, J. L., Marghoob, A. A., Pan, Y., Dusza, S. W., Khokhar, A., Halpern, A.：Variation in the depth of excision of melanoma：A survey of US physicians. Arch Dermatol. **146**：995-999, 2010.
6) 石原和之：本邦における皮膚悪性腫瘍の統計ならびに予後因子の検討　特に悪性黒色腫について．Skin Cancer. **20**：234-248, 2006.
7) 寺師浩人：【形成外科医のための皮膚軟部組織悪性腫瘍の診断と治療】有棘細胞癌．形成外科．**50**：

1119-1129, 2007.
8) Rowe, D. E., Carroll, R. J., Day, C. L. Jr.：Prognostic factors for local recurrence, metastasis, and survival rates in squamous cell carcinoma of the skin, ear, and lip. Implications for treatment modality selection. J Am Acad Dermatol. **26**：976-990, 1992.
9) Brodland, D. G., Zitelli, J. A.：Surgical margins for excision of primary cutaneous squamous cell carcinoma. J Am Acad Dermatol. **27**：241-248, 1992.
10) Terashi, H., Kurata, S., Tadokoro, T., Ishii, Y., Sato, H., Kudo, Y., Katagiri, K., Itami, S., Takayasu, S.：Perineural and neural involvement in skin cancers. Dermatol Surg. **23**：259-264；discussion 264-265, 1997.
11) 竹之内辰也：【皮膚悪性腫瘍―基礎と臨床の最新研究動向―】基底細胞癌　基底細胞癌の治療　基底細胞癌の治療戦略　概論．日本臨床．**71**：628-632，2013.
12) 寺師浩人，倉田荘太郎，橋本裕之ほか：鼻部基底細胞上皮腫の手術方法　特に部位別，組織別切除方法について．日形会誌．**12**：596-601，1992.
13) 寺師浩人，田原真也，倉田荘太郎，藤原作平，高安　進：鼻部基底細胞癌の治療戦略．Skin Cancer．**18**：278-289，2003.
14) Hatta, N., Yamada, M., Hirano, T., Fujimoto, A., Morita, R.：Extramammary Paget's disease：treatment, prognostic factors and outcome in 76 patients. Br J Dermatol. **158**：313-318, 2008.
15) 神吉晴久，池田哲哉，高井利浩，加茂統良，長野徹，錦織千佳子：当院で過去5年間に経験した乳房外Paget病患者の統計とセンチネルリンパ節生検適応症例の検討．日皮会誌．**119**：3029-3036，2009.
16) 石原　剛，増口信一，原田美穂，伊方敏勝：【『皮膚軟部腫瘍』ガイドライン作成にあたっての私の提言】乳房外Paget病に関するクリニカル・クエッションを作成して．形成外科．**55**：747-754, 2012.
17) Santamaria-Barria, J. A., Boland, G. M., Yeap, B. Y., Nardi, V., Dias-Santagata, D., Cusack, J. C. Jr.：Merkel cell carcinoma：30-year experience from a single institution. Ann Surg Oncol. **20**：1365-1373, 2013.
18) Penel, N., Lansiaux, A., Adenis, A.：Angiosarcomas and taxanes. Curr Treat Options Oncol. **8**：428-434, 2007.
19) Guadagnolo, B. A., Zagars, G. K., Araujo, D., Ravi, V., Shellenberger, T. D., Sturgis, E. M.：Outcomes after definitive treatment for cutaneous angiosarcoma of the face and scalp. Head Neck. **33**：661-667, 2011.
20) Holden, C. A., Spittle, M. F., Jones, E. W.：Angiosarcoma of the face and scalp, prognosis and treatment. Cancer. **59**：1046-1057, 1987.
21) Ohguri, T., Imada, H., Nomoto, S., Yahara, K., Hisaoka, M., Hashimoto, H., Tokura, Y., Nakamura, K., Shioyama, Y., Honda, H., Terashima, H., Moroi, Y., Furue, M., Korogi, Y.：Angiosarcoma of the scalp treated with curative radiotherapy plus recombinant interleukin-2 immunotherapy. Int J Radiat Oncol Biol Phys. **61**：1446-1453, 2005.
22) Fujisawa, Y., Nakamura, Y., Kawachi, Y., Otsuka, F.：Comparison between taxane-based chemotherapy with conventional surgery-based therapy for cutaneous angiosarcoma：a single-center experience. J Dermatolog Treat. **25**：419-423, 2014.
23) Young, R. J., Brown, N. J., Reed, M. W., Hughes, D., Woll, P. J.：Angiosarcoma. Lancet Oncol. **11**：983-991, 2010.
24) 石原和之，斎田俊明，山本明史：血管肉腫の統計．Skin Cancer．**16**：281-288，2001.
25) Morgan, M. B., Swann, M., Somach, S., Eng, W., Smoller, B.：Cutaneous angiosarcoma：a case series with prognostic correlation. J Am Acad Dermatol. **50**：867-874, 2004.

PEPARS No.100：126-131，2015

◆特集／皮膚外科のための皮膚軟部腫瘍診断の基礎

PEPARS

Ⅲ．外科的治療

皮膚軟部悪性腫瘍に対する再建術の考え方

林 利彦[*1] 山本有平[*2]

Key Words：皮膚悪性腫瘍(skin cancer)，悪性軟部腫瘍(sarcoma)，再建(reconstructive surgery)，植皮(skin graft)，局所皮弁(local flap)，遊離皮弁(free flap)，リンパ流(lymph drainage)

ポイント
1）悪性腫瘍の外科治療に際しては腫瘍制御が最も優先される．
2）皮膚軟部悪性腫瘍における切除後の再建では機能性と整容性について深く考慮すべきである．
3）皮膚軟部悪性腫瘍は発症部位が全身に及ぶため部位別のリンパ流を熟知すべきである．
4）原発巣切除，所属リンパ節郭清術および再建術は一貫した治療計画が必要である．

はじめに

再建術を選択するプロセスにおいて腫瘍学的な立場から腫瘍の性質，浸潤程度やリンパ流を含むリンパ節への転移の有無などについて考慮することは重要である．そこで，皮膚軟部悪性腫瘍の再建術を考える時に注意すべき項目として，1)腫瘍切除の再建は一期的に行うべきか，2)植皮，局所皮弁，遊離皮弁の選択について，3)リンパ流が再建の選択に与える影響などを中心に述べる．最後に頭頸部における皮膚悪性腫瘍の再建術について症例ごとに解説する．

Ⅰ．術前評価

腫瘍の広範囲切除を施行する以前に病理学的な確定診断は重要である．そして視診，触診や画像診断をもとに腫瘍の浸潤の程度を予測して適切な切除範囲が決定される．最後に腫瘍切除後に原発部位に腫瘍組織の残存がないことを確認した上で，2次的に再建術を施行することが原則と考える．

再建術の選択においては，切除後の欠損の大きさ，深さ，周囲の血管／神経との位置関係などをあらかじめ予測する必要がある．また，所属リンパ節への転移の有無によっては，所属リンパ節郭清術の皮膚切開が再建術の選択に影響する場合がある．また遠隔転移の有無によっては患者の生命予後との関係を十分に考慮して再建術の適応について検討する．

1．生 検

生検には全摘生検(excisional biopsy)と部分的生検(incisional biopsy)がある．腫瘍を切除する前に良性あるいは悪性であるかを含めて病理学的診断を確定するために生検は必須である．適切な部位より生検が出来れば，診断確定には部分的生検で十分である．ただし，悪性黒色腫では慎重な治療計画の下に生検を行う．症例によっては臨床的に明らかに悪性黒色腫と診断が可能な場合は最初から広範囲切除が行われることもある．

2．画像評価

悪性腫瘍を広範囲切除する場合は，術前に腫瘍の浸潤の程度を把握する必要がある．特に皮下組織に深く浸潤していることが予想される場合はエ

*1 Toshihiko HAYASHI，〒060-8638 札幌市北区北15条西7丁目 北海道大学病院形成外科，客員臨床准教授／北海道大学歯学研究科口腔顎顔面外科，准教授
*2 Yuhei YAMAMOTO，北海道大学医学部形成外科，教授

コー，CT，MRI などの画像検索は必須である．

Ⅱ．再建について

1．腫瘍切除後の再建の時期

理想的には腫瘍切除後の再建の時期は，永久標本によって切除断端を評価し，安全な切除域が十分にとれていることを確認した上で，2 次的に再建することが原則と考える．皮膚悪性腫瘍では悪性黒色腫など術中迅速病理診断が適さない腫瘍も多く，また基底細胞癌の斑状強皮症型のように予想外に病変の浸潤が認められる症例もある．しかし，腫瘍の辺縁部が明らかな場合や高齢者や基礎疾患を有する患者など必要に応じて 1 次的な再建を施行せざるを得ない症例では，術中迅速病理診断などによって再発リスクの低減を可能な限り図るべきである．

2．再建法(植皮，局所皮弁，遊離皮弁)

再建法を決定する因子は，欠損のサイズ，部位，年齢，生命予後などが挙げられる．

植皮はあらゆる欠損サイズに応用できるが，骨が露出したような下床の状態によっては工夫が必要である．比較的に部位に制限はみられないが，場所によっては機能的あるいは整容的に問題を残すことがある．

局所皮弁は color match，texture match に優れているが，欠損のサイズに制限がある．整容的な再建を要する頭頚部においてよく利用されるが，頬部では 40 cm^2以上の欠損サイズでは植皮や遊離皮弁の選択が必要との報告がある[1]．また，原発巣と所属リンパ節が近接している頭頚部においては，術前よりリンパ節郭清術の皮膚切開と局所皮弁のデザインへの影響をよく検討すべきである．

遊離皮弁は，欠損のサイズや部位によらず適応範囲が広い．しかし皮弁の採取部が原発巣と離れているため一般的に局所皮弁と比較して color match，texture match に劣ることが多い．

各々の再建法にはそれぞれ利点，欠点があるが，最後に患者さんの希望をよく聞いた上で適切な再建法を選択することになる．

Ⅲ．リンパ流について

所属リンパ節に転移を認める進行した皮膚悪性腫瘍では，所属リンパ節郭清術を施行する場合に原発巣と所属リンパ節までの中間組織(リンパ管を含む皮下組織あるいは皮膚を含む組織)を含んで連続的切除を施行した方が，腫瘍学的には理想である．過去の報告でも連続的切除は局所再発の制御に有効としている[2]．ただし，連続的切除は整容および機能的な侵襲の大きさから皮膚悪性腫瘍手術では現実的に施行されることは少ない．

また，腫瘍切除後の再建を施行する際には原発巣と所属リンパ節までの中間組織を利用して局所皮弁を施行する症例が多い．しかし，再建術を計画する際に原発巣から所属リンパ節へのリンパ流について議論されることはほとんどない．そこで所属リンパ節に転移を認めるハイリスクの症例においてリンパ管を含む中間組織を利用して局所皮弁で再建することは，腫瘍を播種させる可能性を含めて腫瘍学的な問題が提起される．すなわち悪性腫瘍の転移の可能性が高い症例では望ましくないとも言える．しかし，日常臨床の場では，患者さんの整容性などの利点から中間組織を皮弁として利用する症例も多い．そのような時には，特にハイリスク症例において主なリンパ管を皮弁内に含まないような工夫が重要である．我々は，色素(インドシアニングリーンやインジゴカルミン)を病巣周囲に皮内注射した後，主なリンパ管を確認しながら皮弁を挙上している．特に後述する頬部の再建に Malar-Posterior Auricular-Cervico flap を利用する場合は必須である．この皮弁は，挙上した皮弁の皮膚切開から頚部リンパ節郭清術も可能であり oncoplastic surgery の観点からも有用と考える．

Ⅳ．症例(頭頚部)

1．頭頚部の特徴

各再建術の特徴をリンパ流が複雑な顔面の皮膚悪性腫瘍を利用して解説する．

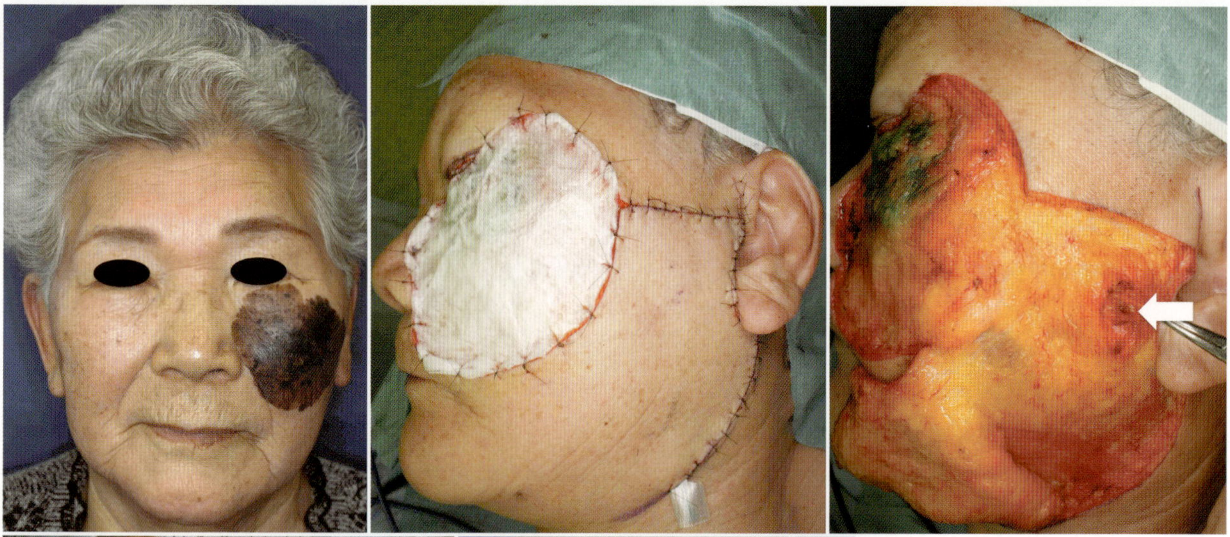

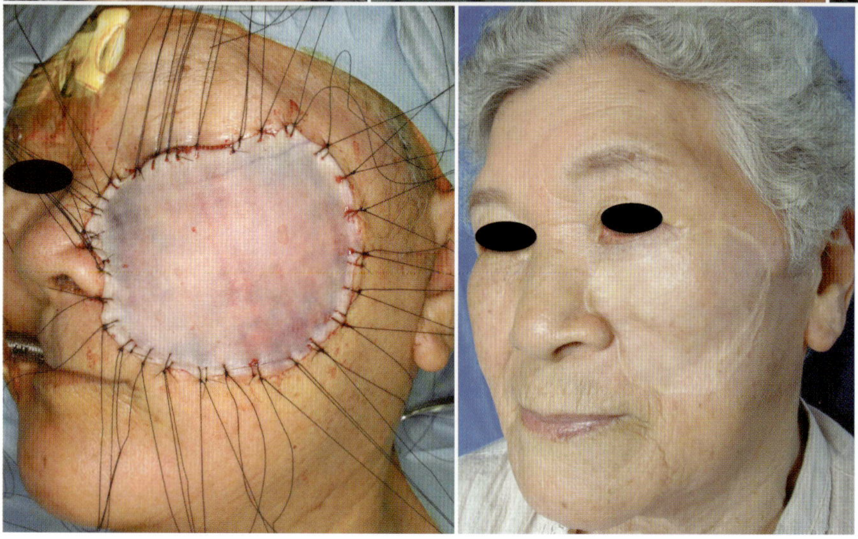

a|b|c
d|e

図 1.

a：術前の状態．左頬部に悪性黒子型のメラノーマを認める．

b：広範囲切除後に人工真皮を貼付した．

c：耳下腺リンパ節のSLNを摘出した．

d：腫瘍の残存がないことを確認後に2次的に分層植皮術で再建した．

e：術後2年の状態．下眼瞼に軽度の外反を認める．

頭頚部は，原発巣と所属リンパ節が近接している．また，所属リンパ節までのリンパ流も複雑である．メラノーマやメルケル細胞癌の治療ではセンチネルリンパ節生検(SLNB)が標準治療となっている．顔面のセンチネルリンパ節(SLN)は耳下腺リンパ節，浅頚リンパ節，顎下リンパ節や上内深頚リンパ節などに存在することが多い[3]．SLNBは，原発巣の広範囲切除と同時に施行されることが多いためSLNBのための皮膚切開が以後の局所皮弁のデザインに影響する．故に，術前に再建術の選択を十分に検討することが重要である．

症例1(植皮術)

左頬部悪性黒子メラノーマの症例である(図1-a)．腫瘍サイズは大きいが，浸潤は比較的軽度であるため広範囲切除後も良好な下床が得られた．腫瘍の残存がないことを確認して2次的に再建を施行している(図1-b)．腫瘍切除と同時にセンチネルリンパ節生検(SLNB)を施行している．センチネルリンパ節(SLN)は耳下腺リンパ節に存在したが転移陰性でありリンパ節郭清術は施行していない(図1-c)．欠損サイズは40 cm^{2}を超えているため植皮あるいは遊離皮弁による再建が選択されるが患者の希望もあり前胸部からの分層植皮術を行った(図1-d)．

植皮術は下床の状態が良好であれば大きな欠損サイズでも利用が可能である．また，手術侵襲が少なく，高齢者でも応用しやすい．またSLNBや所属リンパ節郭清術の皮膚切開のデザインに影響することはない．ただし，植皮が眼瞼縁などの遊離縁に近接している場合は外反変形をきたしやす

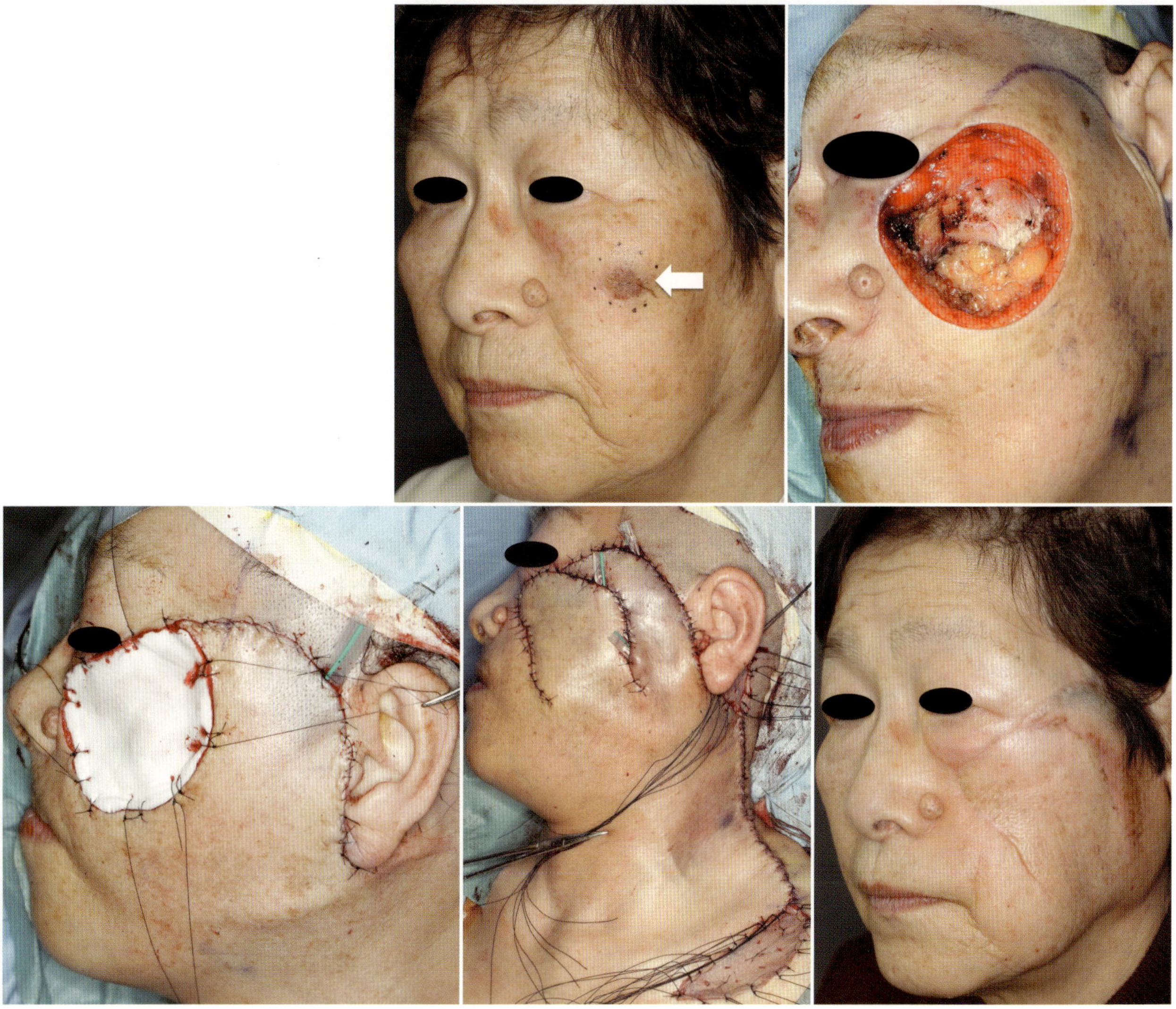

a b / c d e

図 2.

a：術前の状態．左頬部にメルケル細胞癌を認める．
b：下床に骨が露出している．
c：広範囲切除後に人工真皮を貼付し，顎下リンパ節と浅頚リンパ節の SLN を摘出した．
d：腫瘍の残存がないことを確認後に 2 次的に局所皮弁で再建した．
e：術後 6 か月の状態

く，切除された脂肪織などの組織厚を補填することは出来ないため整容的に問題を残す(図 1-e)．

症例 2(局所皮弁術)

左頬部メルケル細胞癌の症例である(図 2-a)．腫瘍サイズは 20×20 mm であり骨膜に近接していたため骨膜を含んで広範囲切除を施行した(図 2-b)．同時に SLNB を施行した．SLN は顎下リンパ節と浅頚リンパ節に存在した．腫瘍の残存がないことを確認して 2 次的に再建を行う計画とした(図 2-c)．欠損サイズは 40 cm^2 以下であるが，下床の一部に骨が露出しているので局所皮弁による再建を選択した．故に SLNB を施行する時に局所皮弁のデザインで皮弁を一度挙上してから SLN を摘出した．皮弁は一旦元の位置に戻し，切除断端が陰性であることを確認した後，2 週後に同じ皮切ラインより皮弁を挙上し欠損側に移行して被覆した(図 2-d)．局所皮弁は color，texture match に優れているが被覆可能な欠損サイズに限界がある(図 2-e)．

皮弁は我々が以前に報告している M(Malar)A

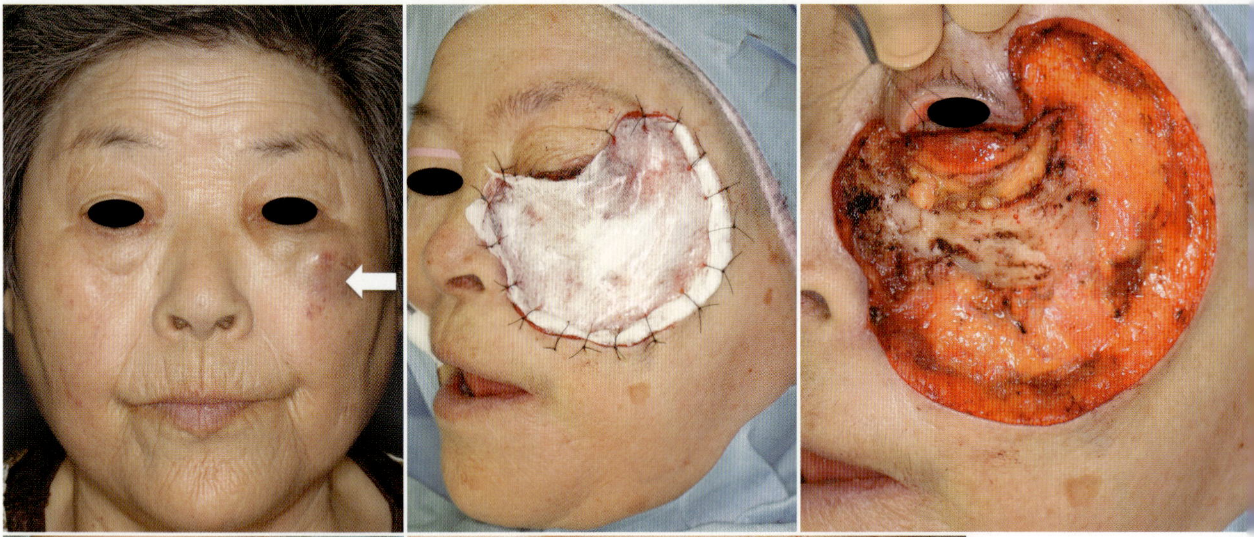

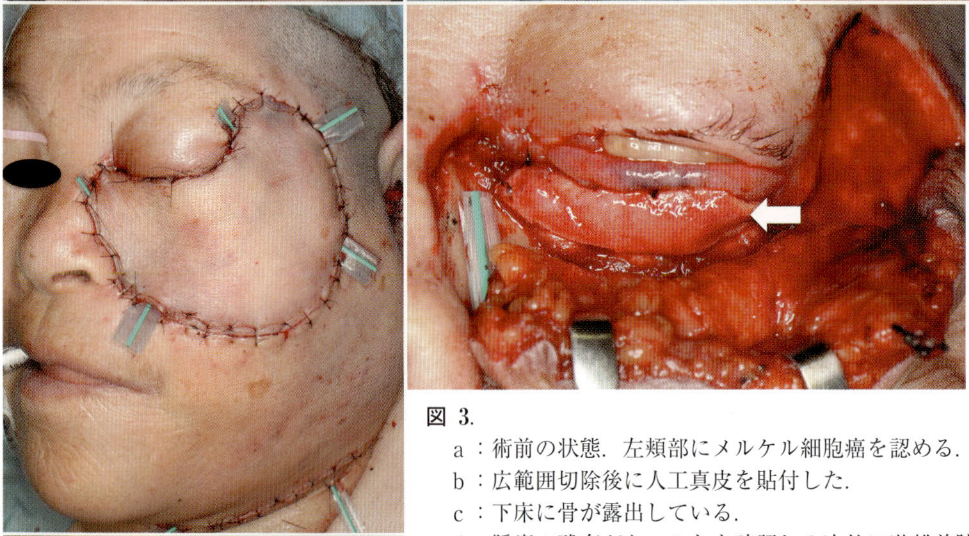

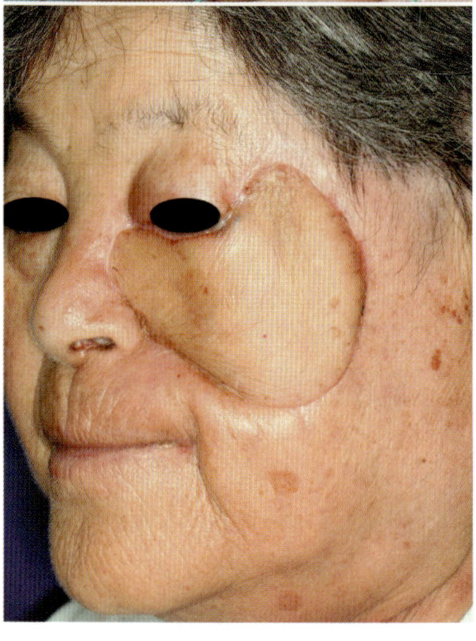

a | b | c
d | e
f

図 3.
a：術前の状態．左頬部にメルケル細胞癌を認める．
b：広範囲切除後に人工真皮を貼付した．
c：下床に骨が露出している．
d：腫瘍の残存がないことを確認し 2 次的に遊離前腕皮弁で再建した．
e：眼瞼の外反予防の支えとして耳介軟骨を移植した．
f：術後照射(60 Gy)施行後の状態

(Posterior Auricular) C (Cervico) flap を利用した．この MAC flap は比較的大きな欠損にも利用が可能であり，同じ皮切ラインより頚部リンパ節郭清術も可能である．

症例 3(遊離皮弁術)

左頬部メルケル細胞癌の症例である(図 3-a)．腫瘍サイズは 60×35 mm であり骨膜に近接していたため骨膜を含んで広範囲切除を施行した．腫瘍の残存がないことを確認して 2 次的に再建を行う計画とした(図 3-b)．SLNB は患者の希望で施行しなかった．欠損サイズは 40 cm^{2}をはるかに超えて，下床にも骨が露出しているので遊離皮弁による再建を選択した(図 3-c)．切除断端が陰性であることを確認した後，2 週後に遊離前腕皮弁で欠損を被覆した(図 3-d)．欠損が下眼瞼縁に及んだので，術後の外反を予防するため耳介軟骨を移植している(図 3-e)．術後に 60 Gy の放射線照射を施行した(図 3-f)．

遊離皮弁は欠損サイズや下床の状態に依らず利用可能である．しかし，color，texture match は局所皮弁に及ばないと考える．

結　語

皮膚軟部悪性腫瘍の切除後の再建術の考え方で重要な点は，治療開始する前に腫瘍学的な見方および再建学的な観点の両方から十分に検討された治療計画に基づいて，切除後の再建法を選択することである．

参考文献

1) Hayashi, T., Furukawa, H., Oyama, A., et al.：An analysis of cheek reconstruction after tumor excision in patients with melanoma. J Craniofac Surg. **25**：e98-101, 2014.
2) Shah, J. P., Goldsmith, H. S.：Incontinuity versus discontinuous lymph node dissection for malignant melanoma. Cancer. **26**：610-614, 1970.
3) Hayashi, T., Furukawa, H., Oyama, A., et al.：Dominant lymph drainage in the facial region：evaluation of lymph nodes of facial melanoma patients. Int J Clin Oncol. **17**：330-335, 2012.

第41回日本熱傷学会総会・学術集会

第41回日本熱傷学会総会・学術集会を下記のごとく開催いたします．会員の皆様ならびに熱傷医療・学術研究にかかわる方々の多数のご参加をお待ち申し上げます．

会　期：平成27年6月18日(木)～6月19日(金)
※6月17日(水)に理事会，社員総会，学術講習会などを開催
6月19日(金)にPBEC講習会を開催予定
6月20日(土)にABLS講習会を開催予定
会　長：横尾和久(愛知医科大学形成外科教授)
会　場：名古屋観光ホテル
〒460-8608　名古屋市中区錦1-19-30
TEL：052-231-7711(代表)
URL：http://www.nagoyakankohotel.co.jp

メインテーマ：Plus Ultra―その先の熱傷医療をめざして
ホームページ：http://www.marobon.com/jsbi41/

内　容：
1）特別講演
Rajiv Sood先生
（インディアナ大学形成再建外科教授）
Huan Jing-ning先生(上海交通大学瑞金医院焼傷整形科教授)
2）教育講演
渡辺秀人先生(愛知医科大学分子医科学研究所教授)
3）招待講演
野田　隆先生(日本旅行作家協会理事)
4）シンポジウム
1．培養表皮移植の生着率向上をめざして(公募・一部指定)
2．重症熱傷における真菌感染対策(公募・一部指定)
3．熱傷のプレホスピタルケア(公募・一部指定)
4．毎日の熱傷処置における問題点と工夫(公募・一部指定)
5）一般演題(口演)
6）各種セミナー等

なお，学術講習会，スキンバンク摘出・保存講習会，ABLS講習会，PBEC講習会についても，上記URLからオンラインで2014年12月1日(月)より申し込み受け付け予定

主催事務局：愛知医科大学形成外科
〒480-1195　愛知県長久手市岩作雁又1-1
TEL：0561-62-3311　FAX：0561-63-4799
事務局長：平松　幸恭
副事務局長：米山　尚子

第39回日本口蓋裂学会総会・学術集会

日　時：平成27年5月21日(木)・22日(金)
会　長：吉本信也(昭和大学医学部形成外科学講座主任教授)
会　場：シェーンバッハ・サボー(砂防会館)
〒102-0093　東京都千代田区平河町2-7-5
メインテーマ：師曰く
学会ホームページ：http://jcpa39.umin.jp/index.html
事前参加登録期間：平成27年1月14日(水)～4月15日(水)

主催事務局：昭和大学医学部形成外科学講座
〒142-8666　東京都品川区旗の台1-5-8
TEL：03-3784-8548　FAX：03-3784-9183
事務局長　土佐　泰祥

運営事務局：株式会社サンプラネット　メディカルコンベンション事業部
〒112-0012　東京都文京区大塚3-5-10　住友成泉小石川ビル7階
TEL：03-5940-2614　FAX：03-3942-6396
E-mail：jcpa39@sunpla-mcv.com

第10回瘢痕・ケロイド治療研究会

会　期：2015年10月9日(金)・10日(土)
会　長：小林誠一郎(岩手医科大学形成外科教授)
会　場：岩手県公会堂　大ホール
〒020-0023　岩手県盛岡市内丸11-2
TEL：019-623-4681
http://www.iwate-kokaido.jp/
内　容：パネルディスカッション，一般演題(口演)，スポンサードセミナー，機器展示など

事務局：
岩手医科大学形成外科
〒020-8505　岩手県盛岡市内丸19-1
TEL：019-651-5111　FAX：019-651-8402
担当：長尾宗朝
E-mail：munetomonagao@max.odn.ne.jp

＊本研究会は，10月8日(木)，9日(金)開催の第24回日本形成外科学会基礎学術集会終了後に開催となります．

第10回日本美容抗加齢医学会

日　時：平成27年11月22日(日)　9時～17時
(受付開始8：20)
会　長：湘南鎌倉総合病院形成外科・美容外科 山下理絵
会　場：横浜シンポジア
横浜市中区山下町2　産業貿易センタービル
会　費：
＜事前登録＞
日本美容外科学会員・日本形成外科学会専門医：
医師　1万円
コメディカルスタッフ　6千円
非会員：医師，コメディカルスタッフ　1万5千円
＜当日登録＞
日本美容外科学会員・日本形成外科学会専門医：
医師　1万3千円
コメディカルスタッフ　8千円
非会員：医師，コメディカルスタッフ　2万円

振込み先：
三菱東京UFJ銀行　大船支店
(普通) 口座番号：5204308　日本美容抗加齢医学会

参加は，当日登録もできますが，同時通訳機の個数確認のため，事前登録をお願いしています．事前登録がないと，同時通訳機をお渡しできないこともあります．

第10回日本美容抗加齢医学会事務局：
担　当：湘南鎌倉総合病院　広報　山地　開
〒247-8533：神奈川県鎌倉市岡本1370-1
TEL：0467-46-1717　FAX：0467-45-0190
E-mail：kouhou@shonankamakura.or.jp

プログラムは，決定し次第，日本美容外科学会ホームページにupdateいたします．

第20回日本臨床毛髪学会

会　期：平成27年12月5日(土)～6日(日)
会　場：総合あんしんセンター
〒750-0850　高知市丸ノ内一丁目7番45号
TEL：088-824-8366
会　長：桑名隆一郎(桑名皮フ科院長)
演題募集期間：平成27年6月1日(月)～8月31日(月)
開催事務局：
桑名皮フ科
〒780-0915　高知市小津町9-13
TEL：088-820-5830　FAX：088-820-5829
E-mail：der-r-kuwana@mte.biglobe.ne.jp

日本頭頸部癌学会主催 第6回教育セミナー

日本頭頸部癌学会
教育委員会委員長　三浦弘規

日本頭頸部癌学会主催第6回教育セミナーを下記の要領で開催いたしますのでご案内申し上げます.

会場は「神戸国際会議場」で第39回日本頭頸部癌学会会場と同じ会場です. 第6回セミナーの各論は1) 鼻・副鼻腔と2) 中咽頭と致しました. 本セミナー受講者には日本がん治療認定医機構の学術単位(3単位), また日本口腔外科学会専門医制度の資格更新のための研修単位(5単位)が与えられますので, 多数のご参加をお待ちしております. 日本耳鼻咽喉科学会専門医の方は学術集会参加票をお持ちください. 5単位が取得できます. また日本頭頸部外科学会主催 頭頸部がん専門医申請資格の学術活動として認められます.

なお, 本セミナーの参加票では翌日からの第39回日本頭頸部癌学会には入場できません. 別途参加費が必要となります.

1. 日　時：平成27年6月3日(水)　12：00～17：00(予定)

2. 会　場：神戸国際会議場　1F　メインホール
〒650-0046　兵庫県神戸市中央区港島中町6丁目9-1
TEL：078-302-5200　FAX：078-302-6485
URL：http://kobe-cc.jp/kaigi/index.html

3. 内　容：テーマ1. 頭頸部癌総論, テーマ2. 鼻・副鼻腔, テーマ3. 中咽頭

4. 受講料：5,000円.「第6回教育セミナー」と明記の上, 下記口座にお振り込みください.
郵便振替口座　00120-2-72710　　日本頭頸部癌学会

5. 応募方法：原則当日受付は行いません. 席に余裕がある場合にかぎり受講のみは可能としますが, いかなる理由であっても当日受付での受講修了証の発行は致しませんのでご注意ください.

・申込用紙を日本頭頸部癌学会HP(http://www.jshnc.umin.ne.jp/pdf/6th_info.pdf)よりダウンロードし, 下記事務局へお送りください.
〒135-0033　東京都江東区深川2-4-11　一橋印刷(株)学会事務センター内,
日本頭頸部癌学会セミナー担当宛にお送りください.
TEL：03-5620-1953　FAX：03-5620-1960
・参加費の振り込みが確認され次第, 参加受付証を郵送いたします.
・申し込み締め切りは平成27年5月22日(金)(必着)です. 先着順に受付いたします.
・参加資格：特に規定はありません(ただし, 一般の方は対象としておりません). 医師以外のメディカルスタッフの方も歓迎いたします. 医学生, 初期研修医, 医師以外のメディカルスタッフの方は, 参加費は無料ですがその場合, 指導教授(医)または本学会員の証明が必要です. 本学会HP内の案内に書式を掲載する予定です.
・定員：500名　なおHPからの事前登録はいたしません.

FAXによる注文・住所変更届け

改定：2015年1月

毎度ご購読いただきましてありがとうございます．

読者の皆様方に小社の本をより確実にお届けさせていただくために，FAXでのご注文・住所変更届けを受けつけております．この機会に是非ご利用ください．

◇ご利用方法

FAX専用注文書･住所変更届けは，そのまま切り離してFAX用紙としてご利用ください．また，注文の場合手続き終了後，ご購入商品と郵便振替用紙を同封してお送りいたします．**代金が5,000円をこえる場合，代金引換便とさせて頂きます．**その他，申し込み・変更届けの方法は電話，郵便はがきも同様です．

◇代金引換について

本の代金が5,000円をこえる場合，代金引換とさせて頂きます．配達員が商品をお届けした際に，現金またはクレジットカード･デビットカードにて代金を配達員にお支払い下さい(本の代金＋消費税＋送料)．(※年間定期購読と同時に5,000円をこえるご注文を頂いた場合は代金引換とはなりません．郵便振替用紙を同封して発送いたします．代金後払いという形になります．送料は定期購読を含むご注文の場合は頂きません)

◇年間定期購読のお申し込みについて

年間定期購読は，1年分を前金で頂いておりますため，代金引換とはなりません．郵便振替用紙を本と同封または別送いたします．送料無料，また何月号からでもお申込み頂けます．

毎年末，次年度定期購読のご案内をお送りいたしますので，定期購読更新のお手間が非常に少なく済みます．

◇住所変更届けについて

年間購読をお申し込みされております方は，その期間中お届け先が変更します際，必ずご連絡下さいますようよろしくお願い致します．

◇取消，変更について

取消，変更につきましては，お早めにFAX，お電話でお知らせ下さい．

返品は，原則として受けつけておりませんが，返品の場合の郵送料はお客様負担とさせていただきます．その際は必ず小社へご連絡ください．

◇ご送本について

ご送本につきましては，ご注文がありましてから約1週間前後とみていただきたいと思います．お急ぎの方は，ご注文の際にその旨をご記入ください．至急送らせていただきます．2～3日でお手元に届くように手配いたします．

◇個人情報の利用目的

お客様から収集させていただいた個人情報，ご注文情報は本サービスを提供する目的(本の発送，ご注文内容の確認，問い合わせに対しての回答等)以外には利用することはございません．

その他，ご不明な点は小社までご連絡ください．

株式会社 全日本病院出版会
〒113-0033 東京都文京区本郷3-16-4-7F
電話03(5689)5989　FAX03(5689)8030　郵便振替口座00160-9-58753

FAX 専用注文書 皮膚・形成 1504

年　月　日

○印	雑誌・書籍名	定価(税込)	冊数
	PEPARS　年間定期購読お申し込み(送料弊社負担) 2015 年 1 月～12 月（No. 97～108；年間 12 冊）	41,040 円	
	PEPARS No. 99 美容外科・抗加齢医療―基本から最先端まで―	5,400 円	
	PEPARS No. 87 眼瞼の美容外科 手術手技アトラス	5,400 円	
	PEPARS No. 75 ここが知りたい！顔面の Rejuvenation―患者さんからの希望を中心に―	5,400 円	
	PEPARS バックナンバー（号数とご入り用の冊数をご記入ください） No.		
	Monthly Book Derma.　年間定期購読お申込み(送料弊社負担) 2015 年 1 月～12 月（No. 226～238；年間 13 冊）	40,716 円	
	MB Derma. No. 229 日常皮膚診療に役立つアレルギー百科	5,832 円	
	MB Derma. No. 223 理路整然 体系化ダーモスコピー	5,184 円	
	MB Derma. バックナンバー（号数とご入り用の冊数をご記入ください） No.		
	Monthly Book OCULISTA　年間定期購読お申し込み(送料弊社負担) 2015 年 1 月～12 月（No. 22～33；計 12 冊）	38,880 円	
	超アトラス眼瞼手術―眼科・形成外科の考えるポイント― 新刊	10,584 円	
	実践アトラス 美容外科注入治療 新刊	8,100 円	
	見逃さない！骨・軟部腫瘍外科画像アトラス	6,480 円	
	医療・看護・介護のための睡眠検定ハンドブック	3,240 円	
	イチからはじめる美容医療機器の理論と実践	6,480 円	
	見落とさない！見間違えない！この皮膚病変	6,480 円	
	アトラスきずのきれいな治し方 改訂第二版	5,400 円	
	図説 実践手の外科治療	8,640 円	
	腋臭症・多汗症治療実践マニュアル	5,832 円	
	匠に学ぶ皮膚科外用療法	7,020 円	
	使える皮弁術―適応から挙上法まで― 上巻	12,960 円	
	使える皮弁術―適応から挙上法まで― 下巻	12,960 円	
	目で見る口唇裂手術	4,860 円	
	多血小板血漿(PRP)療法入門	4,860 円	
	瘢痕・ケロイド治療ジャーナル　No.		

お名前	フリガナ ㊞	診療科
ご送付先	〒　－ □自宅　□お勤め先	
電話番号		□自宅 □お勤め先

バックナンバー・書籍合計 5,000 円以上のご注文は代金引換発送になります

―お問い合わせ先―
㈱全日本病院出版会営業部
電話 03(5689)5989
FAX 03(5689)8030

全日本病院出版会行
FAX 03-5689-8030

年　　月　　日

住所変更届け

お名前	フリガナ
お客様番号	毎回お送りしています封筒のお名前の右上に印字されております8ケタの番号をご記入下さい。
新お届け先	〒　　都道府県
新電話番号	（　　　）
変更日付	年　月　日より ／ 月号より
旧お届け先	〒

※ 年間購読を注文されております雑誌・書籍名に✓を付けて下さい。

- □ Monthly Book Orthopaedics（月刊誌）
- □ Monthly Book Derma.（月刊誌）
- □ 整形外科最小侵襲手術ジャーナル（季刊誌）
- □ Monthly Book Medical Rehabilitation（月刊誌）
- □ Monthly Book ENTONI（月刊誌）
- □ PEPARS（月刊誌）
- □ Monthly Book OCULISTA（月刊誌）

FAX 03-5689-8030
全日本病院出版会行

PEPARS

2007 年

No. 14　縫合の基本手技　増大号
　編集／山本有平

2009 年

No. 27　実践 非手術的美容医療　増大号
　編集／百束比古
No. 33　ケロイド・肥厚性瘢痕の最新治療
　編集／小川　令
No. 34　遊離植皮術のコツと update
　編集／楠本健司
No. 35　キズアトをいかにきれいにするか
—scarless wound healing のために—
　編集／貴志和生

2010 年

No. 37　穿通枝皮弁マニュアル　増大号
　編集／木股敬裕
No. 40　手の外傷
　編集／石川浩三
No. 42　耳介の形成外科
　編集／金子　剛
No. 43　眼瞼形成手技—私の常用する手技のコツ—
　編集／吉村陽子
No. 44　爪治療マニュアル
　編集／大西　清
No. 45　アンチエイジング美容医療 最前線
　編集／青木　律
No. 46　体表悪性腫瘍の部位別治療戦略
　編集／橋本一郎
No. 47　熱傷の初期治療とその後の管理の実際
　編集／仲沢弘明

2011 年

No. 49　口唇部周囲の組織欠損
　編集／四ッ柳高敏
No. 51　眼瞼の退行性疾患に対する眼形成外科手術　増大号
　編集／村上正洋・矢部比呂夫
No. 52　乳房再建術 私の方法
　編集／矢野健二
No. 53　胸壁・腹壁欠損の再建
　編集／小林誠一郎
No. 54　形成外科手術 麻酔パーフェクトガイド
　編集／渡辺克益
No. 55　Craniosynostosis・先天性頭蓋顔面骨異常の治療
　編集／小室裕造
No. 57　下肢組織欠損の修復
　編集／田中克己
No. 58　Local flap method
　編集／秋元正宇
No. 59　会陰部周囲の形成外科
　編集／光嶋　勲
No. 60　悪性腫瘍切除後の頭頸部再建のコツ
　編集／櫻庭　実

2012 年

No. 61　救急で扱う顔面外傷治療マニュアル
　編集／久徳茂雄
No. 62　外来で役立つ にきび治療マニュアル
　編集／山下理絵
No. 63　日常形成外科診療における私の工夫
—術前・術中編—　増大号
　編集／上田晃一
No. 64　いかに皮弁をきれいに仕上げるか
—私の工夫—
　編集／村上隆一
No. 65　美容外科的観点から考える口唇口蓋裂形成術
　編集／百束比古
No. 66　Plastic Handsurgery 形成手外科
　編集／平瀬雄一
No. 67　ボディの美容外科
　編集／倉片　優
No. 68　レーザー・光治療マニュアル
　編集／清水祐紀
No. 69　イチから始めるマイクロサージャリー
　編集／上田和毅
No. 70　形成外科治療に必要なくすりの知識
　編集／宮坂宗男
No. 71　血管腫・血管奇形治療マニュアル
　編集／佐々木　了
No. 72　実践的局所麻酔—私のコツ—
　編集／内田　満

2013 年

No. 73　形成外科における MDCT の応用
　編集／三鍋俊春
No. 74　躯幹の先天異常治療マニュアル
　編集／野口昌彦
No. 75　ここが知りたい！顔面の Rejuvenation
—患者さんからの希望を中心に—　増大号
　編集／新橋　武
No. 76　Oncoplastic Skin Surgery
—私ならこう治す！
　編集／山本有平

No. 77　脂肪注入術と合併症
　編集／市田正成
No. 78　神経修復法―基本知識と実践手技―
　編集／柏　克彦
No. 79　褥瘡の治療 実践マニュアル
　編集／梶川明義
No. 80　マイクロサージャリーにおける合併症とその対策
　編集／関堂　充
No. 81　フィラーの正しい使い方と合併症への対応
　編集／征矢野進一
No. 82　創傷治療マニュアル
　編集／松崎恭一
No. 83　形成外科における手術スケジュール―エキスパートの周術期管理―
　編集／中川雅裕
No. 84　乳房再建術 update
　編集／酒井成身

2014 年

No. 85　糖尿病性足潰瘍の局所治療の実践
　編集／寺師浩人
No. 86　爪―おさえておきたい治療のコツ―
　編集／黒川正人
No. 87　眼瞼の美容外科 手術手技アトラス　**増大号**
　編集／野平久仁彦
No. 88　コツがわかる！形成外科の基本手技―後期臨床研修医・外科系医師のために―
　編集／上田晃一
No. 89　口唇裂初回手術―最近の術式とその中期的結果―
　編集／杠　俊介
No. 90　顔面の軟部組織損傷治療のコツ
　編集／江口智明
No. 91　イチから始める手外科基本手技
　編集／高見昌司
No. 92　顔面神経麻痺の治療 update
　編集／田中一郎
No. 93　皮弁による難治性潰瘍の治療
　編集／亀井　譲
No. 94　露出部深達性熱傷・後遺症の手術適応と治療法
　編集／横尾和久
No. 95　有茎穿通枝皮弁による四肢の再建
　編集／光嶋　勲
No. 96　口蓋裂の初回手術マニュアル―コツと工夫―
　編集／土佐泰祥

2015 年

No. 97　陰圧閉鎖療法の理論と実際
　編集／清川兼輔
No. 98　臨床に役立つ 毛髪治療 update
　編集／武田　啓
No. 99　美容外科・抗加齢医療―基本から最先端まで―　**増大号**
　編集／百束比古

各号定価 3,240 円(税込)
ただし，増大号(No. 14, 27, 37, 51, 63, 75, 87, 99)は定価 5,400 円(税込)
在庫僅少品もございます．品切の場合はご容赦下さい．

(2015 年 4 月現在)

次号予告

大腿部から採取できる皮弁による再建

No.101（2015年5月号）

編集／東邦大学教授　大西　清

大腿前面の有茎皮弁……………………宮本慎平ほか

Anterolateral thigh flap：
遊離皮弁として………………………青　雅一

Posterior Thigh Flap…………………三川信之

大腿筋膜張筋皮弁………………………竹内正樹

薄筋皮弁，薄筋穿通枝皮弁…………渋谷麻衣ほか

Genu Flaps ……………………………佐瀬道郎ほか

プロペラ皮弁……………………………小野真平ほか

大腿部における Veno-accompanying-
artery adipofasicial(VAF)皮弁 …貴志和生ほか

薄筋移植による顔面神経麻痺の動的再建
………………………………………上田和毅

大腿二頭筋短頭による顔面神経麻痺動的再建
………………………………………林　明照

掲載広告一覧

No. 100　編集企画：
林　礼人　順天堂大学先任准教授

PEPARS　No. 100

2015年4月10日発行（毎月1回10日発行）
定価は表紙に表示してあります.
Printed in Japan

発行者　末　定　広　光
発行所　株式会社　全日本病院出版会
〒113-0033 東京都文京区本郷3丁目16番4号
電話（03）5689-5989　Fax（03）5689-8030
郵便振替口座 00160-9-58753

印刷・製本　三報社印刷株式会社　電話（03）3637-0005
広告取扱店　㈾日本医学広告社　電話（03）5226-2791